Volker Eric Amelung / Harald Schumacher

Managed Care

Volker Eric Amelung / Harald Schumacher

Managed Care

Neue Wege im Gesundheitsmanagement

Mit 12 Fallstudien aus den USA,
der Schweiz und Deutschland

Unter Mitarbeit von Andrea Amelung,
Andreas Domdey und Katharina Janus

3., vollständig überarbeitete und erweiterte Auflage

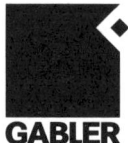

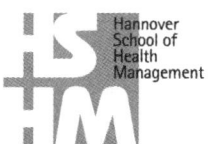

Bibliografische Information Der Deutschen Bibliothek
Die Deutsche Bibliothek verzeichnet diese Publikation in der Deutschen Nationalbibliografie;
detaillierte bibliografische Daten sind im Internet über <http://dnb.ddb.de> abrufbar.

Univ.-Prof. Dr. oec. Volker Eric Amelung ist Professor für Gesundheitssystemforschung in der
Abteilung für Epidemiologie, Sozialmedizin und Gesundheitssystemforschung an der Medizinischen Hochschule Hannover und Geschäftsführer der Hannover School of Health Management.
Seine Forschungsschwerpunkte sind Managed Care, integrierte Versorgung und Krankenhaus-
management.

Univ.-Prof. Dr. Harald Schumacher lehrte an der Hochschule für Wirtschaft und Politik in
Hamburg. Seine Forschungsschwerpunkte waren Gesundheits- und Industrieökonomie.
Prof. Schumacher verstarb im Januar 2001.

An der dritten Auflage haben außerdem mitgewirkt: Dipl. oec. troph. Andrea Amelung, Gesund-
heitsökonomin ebs, Dr. med. dent. Andreas Domdey, MPH, und Dr. rer. pol. Katharina Janus.

1. Auflage 1999
2. Auflage 2000
3. Auflage Juni 2004

Alle Rechte vorbehalten
© Betriebswirtschaftlicher Verlag Dr. Th. Gabler/GWV Fachverlage GmbH, Wiesbaden 2004

Lektorat: Susanne Kramer / Renate Schilling

Der Gabler Verlag ist ein Unternehmen von Springer Science+Business Media.
www.gabler.de

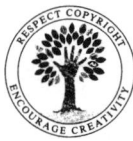
Umschlaggestaltung: Ulrike Weigel, www.CorporateDesignGroup.de
Druck und buchbinderische Verarbeitung: Lengericher Handelsdruckerei, Lengerich
Gedruckt auf säurefreiem und chlorfrei gebleichtem Papier
Printed in Germany

ISBN 3-409-31500-4

Vorwort zur 3. Auflage

Während die beiden ersten Auflagen durch eine wirkliche Teamarbeit mit vielen Stunden gemeinsamer Diskussionen über einzelne Aspekte von Managed Care und den unterschiedlichen Sichtweisen zwischen einem Volks- und einem Betriebswirt entstanden sind, musste ich bei dieser 3. Auflage ohne ihn auskommen. Harald Schumacher, der mehr als nur mein akademischer Lehrer war, verstarb plötzlich und viel zu früh im Januar 2001. Ihm ist diese Auflage gewidmet und ich habe mir während der Überarbeitung oft gewünscht, auf seinen Rat zurückgreifen zu können.

Seit der zweiten Auflage sind vier Jahre vergangen, die eine tiefgreifende Veränderung von Managed Care in seinen unterschiedlichsten Ausprägungen mit sich gebracht haben. Wurde Managed Care Mitte bis Ende der 90er Jahre noch als das Konzept der Zukunft gesehen, hat sich das Bild deutlich gewandelt. Nach einer kurzen Phase der nahezu absoluten Ablehnung Anfang des Jahrzehnts hat sich jetzt wieder eine deutlich differenzierte Einstellung zu Managed Care durchgesetzt. An die Stelle grundsätzlicher Fragen über das Für und Wider treten nun Ansätze über die konkrete Ausgestaltung von einzelnen Elementen von Managed Care. Insofern fühlen wir uns hier auch bestätigt in der Definition aus der ersten Auflage, die hervorgehoben hat, dass Managed Care keine in sich geschlossene Theorie darstellt, sondern einen bunten Strauß aus unterschiedlichen Instrumenten und Organisationsformen. Bereits damals hatten wir deshalb hervorgehoben, dass es unmöglich ist, eine generelle Aussage zu treffen, ob Managed Care „gut oder schlecht" ist, sondern dass jeweils die einzelnen Instrumente und Organisationsformen in ihrer jeweiligen Kombination betrachtet werden müssen. Das ermöglicht zwar keine einfachen Antworten, wird aber der Komplexität des Ansatzes gerecht.

Nichtsdestotrotz hat sich aufgrund von neuen Forschungsergebnissen – und auch in erheblichem Maße durch veränderte Wettbewerbsbedingungen - die Einschätzung von einzelnen Managed Care-Instrumenten und ihrer Kombination verändert. Nach unserer Definition verstehen wir unter Managed Care den Einsatz von Managementinstrumenten im Gesundheitswesen, die zumindest partielle Integration der Funktionen Leistungserstellung und Finanzierung sowie das selektive Kontrahieren. Der Einsatz von Managementinstrumenten im Gesundheitswesen ist heute gar nicht mehr wegzudenken. Die Standardisierung von Leistungsprozessen über guidelines und Disease Management-Programme ist weitgehend uneingeschränkt akzeptiert und in den letzten Jahren wurden erhebliche Fortschritte erzielt. Gleiches gilt für die Adaption von Qualitäts- und Risikomanagementkonzepten für Institutionen im Gesundheitswesen. Die Notwendigkeit wird nicht mehr in Frage gestellt, allerdings „hapert" es teilweise noch an der Umsetzung.

Anders sieht es bei der Frage nach der Integration der Funktionen Leistungserstellung und –finanzierung aus, wo nunmehr auf umfangreiche empirische Ergebnisse zurückgegriffen werden kann. In den USA hat sich gezeigt, dass der Sprung von funktionaler zu klinischer Integration ausgesprochen schwierig ist. Mag es noch relativ einfach sein, verschiedene Systemkomponenten „zusammenzukaufen", erweist es sich als ausgesprochen schwierig, diese auch wirklich auf der Ebene der Leistungserstellung zu integrieren und in unterschiedlichsten Unternehmenskulturen zusammenzuführen. So haben wir dort deutlich mehr Aggregation als Integration gesehen. Da dieses eher mehr Probleme aufwirft als Vorteile bringt, ist es auch nicht verwunderlich, dass die ersten großen Demerger stattgefunden haben und sich institutionelle Arrangements als vorteilhaft herausgestellt haben, die mehr auf Netzwerke (hybride Organisationsmodelle) aufbauen. Haben sich diese doch als deutlich flexibler und einfacher in der Umsetzung erwiesen.

Eine der zentralen Veränderungen in der Einschätzung von Managed Care betrifft den nächsten und weitestgehenden Schritt der Integration. Hier geht es um die tatsächliche Übernahme des Versicherungsrisikos durch die Leistungsersteller. Über so genannte capitation rates (Kopfpauschalen) sollten die Leistungsersteller feste Summen pro Versicherten für eine Zeitperiode erhalten und somit das gesamte Morbiditätsrisiko übernehmen. Hier hat sich deutlich gezeigt, dass capitation, so attraktiv es theoretisch auch sein mag, im kleinen Rahmen, z. B. für Hausärzte, funktionieren mag, nicht aber geeignet ist, um Krankenhäuser oder integrierte Versorgungssysteme zu vergüten. Auch wenn es für die Krankenversicherungen attraktiv erscheint, das gesamte Risiko zu delegieren, stößt man hier an Grenzen. In der Praxis wurden im ersten Schritt feste Summen vereinbart, die dann kontinuierlich bis zu einem Punkt gedrückt wurden, an dem das System kollabierte und die Leistungsersteller derartige Verträge nicht mehr eingehen konnten.

Auch in Deutschland hat die integrierte Versorgung eine turbulente Zeit durchlebt. Nachdem Ende der 90er Jahre eine wahre Euphorie herrschte, muss heute konstatiert werden, dass keines der in der ersten und zweiten Auflage dieses Buches dargestellten Modellvorhaben heute noch existiert. Neben anderen Gründen hat sich gezeigt, dass erhebliche finanzielle Anreize existieren müssen, damit integrierte Versorgung funktionieren kann, und dass, und hier kommen wir zum dritten konstituierenden Element von Managed Care, selektives Kontrahieren möglich sein muss. Integrierte Versorgung wird nur dann funktionieren, wenn sie für die Beteiligten unmittelbaren Nutzen generiert. Die ursprünglichen Regelungen, dass jeder jederzeit beitreten kann, erwiesen sich erwartungsgemäß als ausgesprochen innovationsfeindlich. Mit dem neuen Gesundheitssystemmodernisierungsgesetz (GMG) bestehen berechtigte Hoffnungen, dass die integrierte Versorgung in Deutschland einen erheblichen und nachhaltigen Schub erfahren wird. Auch wenn die konkreten Ausgestaltungen des Paragraphen 140a-d SGB V noch mehr als unklar sind, kann dennoch davon ausgegangen werden, dass zwei wesentliche Problemfelder adressiert wurden: erstens die weitgehende Möglichkeit des selektiven Kontrahierens und zweitens die erheblichen finanziellen Anreize durch die Bereitstellung eines gesonderten Topfes.

Insgesamt lässt sich für die Zeit zwischen der 2. und der 3. Auflage dieses Buches festhalten, dass Managed Care-Instrumente heute in weniger scharfer Form eingesetzt werden. Damit wird den Kritikern von Managed Care sicherlich viel Wind aus den Segeln genommen, aber dies natürlich auch zu dem Preis, dass Managed Care an Steuerungswirkung verliert. In der ersten Phase wurde z. B. völlig unterschätzt, wie schwer Managed Care potentiellen Kunden und dem politischen Umfeld zu vermitteln ist. Nach wie vor kämpft Managed Care mit einem schlechten Image, ganz nach dem Motto, „gut, wenn man gesund ist, aber wehe, man wird krank". Hier bedarf es noch viel Überzeugungsarbeit.

Diese dritte Auflage unterscheidet sich von der zweiten in zwei Bereichen. Erstens wurde ein theoretisches Kapitel über die Principal-Agent-Theorie und die Transaktionskostentheorie eingefügt. Zweitens wurden zu nahezu allen Themengebieten kurze Fallstudien zur Verdeutlichung hinzugefügt. Hier gilt mein besonderer Dank Frau Dr. rer. pol. Katharina Janus, die nicht nur den überwiegenden Teil der Fallstudien aus den USA verfasst hat, sondern gleichermaßen das gesamte Manuskript intensiv und kritisch durchgearbeitet hat. Dr. med. dent. Andreas Domdey hat die Überarbeitung der Kapitel zum Disease- und Qualitätsmanagement übernommen und zwei Fallstudien ausgearbeitet. Darüber hinaus stand er mir in vielen langen, konstruktiven Diskussionen über konkrete versicherungstechnische und medizinische Fragen zur Verfügung. Andrea Amelung hat nicht nur Fallstudien zu Managed Care-Institutionen verfasst, sondern ebenfalls an der gesamten Überarbeitung der neuen Auflage intensiv mitgewirkt. Und dies in Doppelbelastung mit der Geburt unserer Tochter Leonie. Marcos Dintsios hat das Kapitel über Evaluationsverfahren kritisch durchgesehen und wichtige Impulse gegeben. Matthias Schwenkglenks und Prof. Thomas Szuc haben die ausgesprochen spannende Fallstudie zum schweizerischen Gatekeeping verfasst. Ihnen allen gebührt mein besonderer Dank.

Darüber hinaus möchte ich mich an dieser Stelle ganz herzlich bei Frau Daniela Albrecht bedanken, die in mühsamer Kleinarbeit aus den vielen Dokumenten ein druckfähiges Buch geschaffen hat. Außerdem möchte ich mich an dieser Stelle auch bei Frau Schilling und Frau Kramer vom Gabler Verlag sowohl für die konstruktive Zusammenarbeit als auch die Geduld bedanken.

Unsere Leser möchte ich gerne zu einem Gedankenaustausch anregen. Erreichbar sind wir an der Hannover School of Health Management (HSHM) und der Abteilung für Epidemiologie, Sozialmedizin und Gesundheitssystemforschung (Univ.-Prof. Dr. F.W. Schwartz) der Medizinischen Hochschule Hannover (Carl-Neuberg-Str. 1, OE 5410, 30625 Hannover; 0511-532 5417) oder unter amelung.volker@mh-hannover.de.

Hannover im April 2004   Univ.-Prof. Dr. oec. Volker E. Amelung

Vorwort zur 2. Auflage

Die erste Auflage von „Managed Care. Neue Wege im Gesundheitsmanagement" war bereits nach wenigen Wochen vergriffen. Nach nur wenigen Monaten bietet sich eine grundsätzliche Überarbeitung des Buches nicht an. So haben wir uns darauf beschränkt, den Text redaktionell zu überarbeiten, kleinere Ergänzungen vorzunehmen, empirische Daten zu aktualisieren und neue Literaturquellen hinzuzufügen.

Unsere Leser möchten wir gerne zu einem Gedankenaustausch anregen. Erreichbar sind wir an der Hochschule für Wirtschaft und Politik, Von-Melle-Park 9 in 20146 Hamburg oder unter (AmelungV@hwp.uni-hamburg.de und SchumacherH@hwp.uni-hamburg.de). Der Techniker Krankenkasse danken wir wiederum für die finanzielle Unterstützung durch die Schaltung einer Anzeige.

New York / Hamburg im Dezember 1999   Volker E. Amelung Harald Schumacher

Vorwort zur 1. Auflage

Managed Care ist das dominante Thema im amerikanischen Gesundheitssystem und gewinnt zunehmend auch an Bedeutung in der europäischen Diskussion über die Gestaltung von Gesundheitssystemen. Managed Care hat das amerikanische Gesundheitswesen in den letzen zehn Jahren nachhaltig verändert. Der Marktanteil der traditionellen Krankenversicherungen ist von 1988 bis 1996 von über 70 Prozent auf unter 30 Prozent gefallen und mittlerweile sind fast drei Viertel aller über ihren Arbeitgeber versicherten Amrikaner in einer der verschiedenen Formen von Managed Care-Organisationen versichert. Experten gehen davon aus, daß bis zu 20% der Gesundheitsausgaben durch Managed Care eingespart werden können.

In diesem Buch soll der Frage nachgegangen werden, was sich hinter dem Konzept Managed Care verbirgt und welche Lehren aus den amerikanischen Erfahrungen von nunmehr fast zwanzig Jahren Managed Care für die Gesundheitssystemgestaltung gezogen werden können. Dies ist aber kein Buch über das amerikanische Gesundheitswesen, sondern über die dort eingesetzten Organisationsformen und Managementinstrumente. Die sozio-ökonomischen, kulturellen und politischen Unterschiede machen eine unmittelbare Übertragung wenig sinnvoll. Daher konzentrieren wir uns auf solche Organisationsformen und Managementinstrumente, die sich auch in einem auf den Prinzipien des deutschen Gesundheitswesens aufbauenden System implementieren lassen.

Ziel dieses Buches ist es, einen systematischen Überblick über die im Rahmen von Managed Care eingesetzten Organisationsformen und Managementinstrumente zu geben. Mit diesem Buch wollen wir die Diskussion anregen, neue Wege zu gehen, ohne die Grundprinzipien des deutschen Gesundheitssystems aufzugeben. Es ist aber unsere Überzeugung, daß seine Leistungsfähigkeit nur erhalten werden kann, wenn weitreichende Strukturreformen durchgeführt werden.

Die enorme Attraktivität des Konzepts von Managed Care liegt in der Erwartung, daß durch den Einsatz geeigneter Organisationsformen und Managementprinzipien sowohl die Kosten begrenzt werden können, als auch die Qualität der medizinischen Leistungserstellung erhöht werden kann. Managed Care ist weit mehr als eine reine Strategie zur Kostensenkung, sondern gleichermaßen geht es um eine Steigerung der Qualität durch beispielsweise eine verstärkte Evidenzbasierung der Leistungserstellung.

Dabei hat Managed Care eine eigene Begrifflichkeit entwickelt. Die Managed Care-Begriffe - die auch im deutschsprachigen Raum meist in der Originalsprache gebraucht werden - erschließen sich oftmals nicht auf den ersten Blick. Vielfach geben reine Übersetzungen die Bedeutung der Ausdrücke nur eingeschränkt wieder. Begriffe wie „guidelines", „utilization review" oder „health maintenance organization" müssen daher erläutert werden, um ihre Bedeutung und ihren Sinnzusammenhang mit anderen Begriffen voll auszuschöpfen.

Dieses Buch richtet sich an ein sehr breites und heterogenes Zielpublikum. Einerseits wollen wir Studierende der verschiedenartigsten Studiengänge zur Gesundheitsökonomie und zum Gesundheitsmanagement ansprechen, andererseits richtet es sich gleichermaßen an Praktiker aus den unterschiedlichsten Feldern. Diese umfassen sowohl interessierte Ärzte, die sich im Gesundheitsmanagement weiterbilden wollen, als auch Vertreter der Krankenkassen oder reforminteressierte Politiker. Aufgrund des breiten Adressantenkreises haben wir versucht, nicht auf spezifisches Hintergrundwissen zurückzugreifen. Dieses Buch soll sowohl für Ökonomen, Soziologen, Mediziner, als auch für Politologen verständlich sein. Es ist unsere Überzeugung, daß die Herausforderungen in unserem Gesundheitswesen nur gemeinsam gelöst werden können und „Blockbildung" kontraproduktiv ist.

Wesentliches Strukturmerkmal dieses Buches ist es, daß die einzelnen Kapitel in sich geschlossene Einheiten darstellen. Durch entsprechende Verweise (→) wird auf die Zusammenhänge hingewiesen. Dabei war es unser Ziel, das komplexe Themengebiet nicht abschließend zu bearbeiten, sondern eine Einführung zu geben.

Auch wenn es sich bewußt um ein knapp gehaltenes Buch handelt, hätte dies nicht ohne die Unterstützung vieler Mitwirkender entstehen können. Für inhaltliche Anregungen möchten wir uns bei Timm Volmer, Antje Steffen und insbesondere bei Larry D. Brown von der Columbia University bedanken. Für die Durchsicht des Manuskriptes gilt unser Dank darüber hinaus Christiane Melbeck und Anette Wichmann-Palicio.

Der Techniker Krankenkasse danken wir für die finanzielle Unterstützung im Rahmen der Schaltung einer Anzeige. Für verbleibende Fehler sind wir selbstverständlich alleine verantwortlich.

Hamburg im Juni 1999   Volker E. Amelung   Harald Schumacher

Inhaltsverzeichnis

Teil I

Grundideen von

Managed Care

1 Definitionen und Konzepte

Im Rahmen dieser Einleitung soll zuerst auf die Managed Care fördernden und hemmenden Entwicklungstendenzen eingegangen werden, anschließend wird ein definitorisches Gerüst entwickelt werden, um dann konkret auf die Instrumente und Organisationsformen und die daraus resultierenden Konsequenzen einzugehen. Die Berücksichtigung hemmender Faktoren ist notwendig, da nach einer Phase des massiven Wachstums Managed Care in den letzten Jahren zunehmend kritischer – teilweise sogar feindselig – betrachtet wurde und einzelne Marktsegmente sich als nicht nachhaltig herausgestellt haben und wieder verschwunden sind. Trotz aller teilweise auch berechtigerer Kritiken am Konzept Managed Care (vgl. Rechovsky, Hargraves 2002; Draper et al. 2002; Landon et al. 2001; Mechanic 2000 oder Havighurst 2001), besteht kein Zweifel, dass wesentliche Elemente nicht wieder aus unserem Gesundheitswesen wegzudenken sind und mittlerweile als selbstverständlich angesehen werden.

Im zweiten Abschnitt dieses Kapitels werden in einem Exkurs die wesentlichen Strukturmerkmale des amerikanischen Gesundheitswesens dargestellt, da dies zum Verständnis der Organisationsformen erforderlich ist. Im dritten Abschnitt werden zwei theoretische Konzepte zur Analyse von Managed Care-Instrumenten und -Institutionen vorgestellt. Dieser Abschnitt richtet sich primär an die theorieinteressierten Leser und kann auch problemlos übersprungen werden.

Managed Care fördernde und hemmende Entwicklungstendenzen

Die Entwicklung von Managed Care ist maßgeblich von Veränderungen der Rahmenbedingungen der Gesundheitssysteme geprägt. Die zentralen Aspekte sollen hier kurz skizziert werden:

- Ressourcenverknappung,
- Wettbewerb als wirtschaftspolitische Zielgröße,
- Veränderungen des Krankheitspanoramas,
- Veränderte Rolle der Medizin in der Gesellschaft und
- Neue Technologien.

Das Gesundheitswesen sieht sich, wie alle sozialen Sicherungssysteme, mit einer zunehmenden Verknappung der Ressourcen konfrontiert. Unabhängig davon, ob das System mehr marktwirtschaftlich, korporatistisch oder planwirtschaftlich organisiert ist, öffnet sich die Schere zwischen dem Finanzierbaren und dem medizinisch Machbaren. Finanzknappheit dominiert zunehmend die Entscheidungen in der

Gesundheitsversorgung, d. h. nicht nur das medizinisch Machbare ist ausschlaggebend, sondern es wird nach Lösungen gesucht, die gleichermaßen ökonomische Ziele berücksichtigen.

Ein wichtiger Aspekt ist auch die seit Mitte der 70er Jahre in nahezu allen westlichen Industrieländern artikulierte generelle Forderung nach mehr Wettbewerb in allen Wirtschaftssektoren und somit auch im Gesundheitswesen (Brown, Amelung 1999). Von den Reaganomics und Thatcheristen wurde Wettbewerb beispielsweise als eigenständiges Ziel angesehen und nahezu unkritisch gefordert. So hat der oberste amerikanische Gerichtshof bereits damals festgestellt, dass die Medizin kein vom Wettbewerbsgesetz befreiter Berufsstand sei, sondern ein Gewerbe (Light 1997, S. 41). Hiermit einher geht ein Wechsel von einer eher makropolitischen zu einer mehr mikropolitischen Perspektive (Schumacher 1996), die das Hauptaugenmerk auf die Effizienz der einzelnen Institutionen des Gesundheitswesens legt. Die dabei entstandenen Institutionen und Instrumente sind sowohl für die USA als auch für Deutschland teilweise keine Innovationen, sondern die Rückkehr und vor allem Weiterentwicklung bekannter Formen, die nun aber unter anderen Rahmenbedingungen eingesetzt werden.

Viel diskutiert werden im Zusammenhang mit Managed Care auch die Veränderungen im Versichertenkollektiv, d. h. Verschiebungen im Krankheitspanorama. Stichworte sind hier die zunehmende Multimorbidität und die wachsende Bedeutung chronischer Erkrankungen. In diesem Zusammenhang stehen nicht nur die Auswirkungen auf die Gesamtkosten für die Gesundheitsversorgung im Vordergrund, sondern gleichermaßen die veränderten Anforderungen an die Behandlung. Gerade chronisch Kranke sind in einem fragmentierten Gesundheitssystem mit starker Dominanz der Akutversorgung schlecht aufgehoben (Badura, Feuerstein 1994). So geht man in Deutschland von 10 Millionen chronisch Kranken aus, die circa 2/3 der gesamten Krankenhausausgaben verursachen. Managed Care-Ansätze, die ihren Fokus auf die Integration von Leistungsstufen legen, sind deutlich angemessener und können der übergeordneten Zielvorstellung, sowohl qualitätsteigernd als auch kostensenkend zu wirken, eher entsprechen.

Eine wesentliche Rolle spielt auch das Verhältnis der Gesellschaft zum System der Gesundheitsversorgung. Die Leistungserbringer und insbesondere die Ärzteschaft sehen sich einem zunehmenden Druck ausgesetzt den Kostenanstieg zu begrenzen und ihre Leistungserstellung zu begründen. Das Klischee von Ärzten als „Halbgötter in Weiß" bröckelt mehr und mehr ab. Überspitzt formuliert ist diese Entwicklung vergleichbar mit dem Wandel von einem stark autoritätsorientierten Verkäufermarkt zu einem kundenorientierten Käufermarkt, in dem die Konsumenten zunehmend souveräner, kritischer und anspruchsvoller werden (Witte, Amelung 1999; SVRKAiG 2003, S. 181ff; Draper et al. 2002, S. 11). So wird in diesem Zusammenhang immer häufiger vom „empowered consumer" gesprochen. Dies führt zwangsläufig zu erheblicher Verunsicherung bis hin zu Abwehrhaltungen bei den Leistungserbringern, die ihre Rolle neu definieren müssen.

Der letzte Aspekt betrifft die technologischen Veränderungen. Nahezu alle Managed Care-Ansätze basieren auf einer Optimierung der Informationsprozesse (Ziegler 1998). Umfassende Patienteninformationen an allen Stellen der integrierten Versorgung „online" verfügbar zu haben, ist ein wesentliches Element des Konzepts. Gefördert wird dieser Anspruch dadurch, dass neue Technologien der Informationsverarbeitung und –speicherung nicht nur deutlich günstiger geworden sind, sondern sie erlauben auch eine ganz andere Art der Vernetzung. Selbst speicherintensive Röntgenbefunde können heute ohne Qualitätsverluste gemeinsam genutzt werden. Auch auf den eingesetzten Chipkarten können mittlerweile alle wesentlichen Informationen über einen Patienten gespeichert werden, so dass weniger technologische, als vielmehr Datenschutzfragen die Grenzen aufzeigen.

Neben diesen fördernden Faktoren, die auch nach dem so genannten „Managed Care Backlash" nicht an Bedeutung und Relevanz verloren haben, gibt es allerdings zwei bedeutsame, stark interdependente hemmende Faktoren. Zum einen geht es um die Frage des Vertrauens in Managed Care im Allgemeinen und zum anderen um das in for-profit-Organisationen. So sehr Managed Care begrüßt wird, solange man gesund ist (da es mit niedrigeren Prämien verbunden ist), so groß sind auch die Befürchtungen, dass im Falle von Krankheiten Leistungen vorenthalten werden. Gleiches gilt auch für das tief sitzende Misstrauen gegenüber for-profit-Organisationen im Gesundheitswesen. Beides ist zwar nicht nachgewiesen, führt aber zu einer latenten Ablehnung respektive negativen Wahrnehmung und der Forderung nach stärkeren Patientenrechten (Rechovsky et al. 2002). Bis zu einem gewissen Grad handelt es sich hier um einen nicht aufzulösenden Konflikt. Patienten werden grundsätzlich einer zunehmenden Kommerzialisierung ihrer Versorgung kritisch gegenüberstehen und – wohl auch berechtigt – Misstrauen haben. Deshalb muss das Hauptaugenmerk von Managed Care-Organisationen auch darin liegen, Vertrauen aufzubauen. Vertrauen lässt sich primär durch Kontinuität, positive Erfahrungen und entsprechende Öffentlichkeitsarbeit aufbauen. Genau in diesen Bereichen haben amerikanische Managed Care-Organisationen in den letzten Jahren häufig versagt und die Bedeutung unterschätzt.

Definitionen von Managed Care

Wie bei nahezu allen neuen Managementkonzepten gibt es auch bei Managed Care eine Fülle von Definitionsansätzen. Folgende Auflistung stellt eine kleine Auswahl möglicher Definitionen und Begriffsumschreibungen dar.

Ausgewählte Managed Care-Definitionen in der amerikanischen Literatur...

„When one thinks about managed care, one should distinguish between the techniques of managed care and the organizations that perform the various functions. Managed care can embody a wide variety of techniques, ... These include various forms of financial incentives for providers, promotion of wellness, early identification of disease, patient education, self-care, and all aspects of utilization management." (Fox 2001, S. 3)

„Managed care is a system that integrates the efficient delivery of your medical care with payment for the care. In other words, managed care includes both the financing and delivering of care." (Cafferky 1997, S. 3f)

... und in der deutschen Literatur

„Der Begriff Managed Care bezieht sich auf eine Vielzahl struktureller und ablauforganisatorischer Sachverhalte, durch die das Versorgungssystem und die Versorgungsstruktur ... verändert wurde." (Seitz, König, von Stillfried 1997, S. 5)

„Der Begriff Managed Care umschreibt ein Versorgungsprinzip, das auf eine effiziente Allokation von Mitteln und Ressourcen zielt, so daß jeder Patient die „richtige" Art und Menge an präventiven und kurativen medizinischen Leistungen erhält. Überflüssige und fragwürdige Leistungen werden in diesem Prozeß ausgeschlossen. Managed Care wird in einer Vielzahl z. T. sehr unterschiedlicher Organisationsformen angeboten." (Schwartz, Wismar 2003, S. 571)

„Entsprechend bedeutet `Managed Care` zum einen die Anwendung von Managementprinzipien auf die medizinische Versorgung, besonders auf die ärztlichen und pflegerischen Tätigkeiten und das Inanspruchnahme-Verhalten der Patienten, zum anderen meint es die Integration der Funktion Versicherung und Versorgung." (Kühn 1997, S. 7)

„Managed Care ist ein Oberbegriff für eine Vielzahl von Versorgungssystemen, bei denen die klassische Trennung zwischen Kostenträgern und Leistungsanbietern aufgelockert oder aufgehoben wird. Sinngemäß bedeutet Managed Care `gesteuerte Versorgung`, ..." (v. d. Schulenburg et al. 1999, S. 106)

Im Rahmen dieser Arbeit soll unter Managed Care nicht eine geschlossene Theorie verstanden werden, sondern ein Bündel von Managementinstrumenten und Organisationsformen zur Steigerung der Effizienz in der Gesundheitsversorgung.

Diesem Buch zugrunde liegende Managed Care-Definition

Managed Care ist die Anwendung von Managementprinzipien, die zumindest partielle Integration der Leistungsfinanzierung und –erstellung sowie das selektive Kontrahieren der Leistungsfinanzierer mit ausgewählten Leistungserbringern. Ziel ist die effiziente Steuerung der Kosten und Qualität im Gesundheitswesen.

Konstitutiv für das Managed Care-Konzept ist unserer Ansicht nach die Annahme, dass Kosten und Qualität nicht zwangsläufig gegenläufige Ziele sind, sondern Qualitätssteigerung und Senkung der Kosten gleichzeitig erreicht werden können. Durch die unmittelbare Einflussnahme des Leistungsfinanzierers sowohl auf den Leistungserbringer als auch auf den Versicherten, sollen beide Ziele kompatibel gemacht werden. Hier liegt auch die wesentliche Attraktivität des Konzeptes. Managed Care gleichzusetzen mit Kostenreduzierungen ist eine wesentlich zu kurz greifendene Annahme.

Managed Care ist kein Synonym für das amerikanische Gesundheitswesen (siehe Kapitel 2). Auch wenn dort sicherlich die meisten Instrumente und Organisationsformen entwickelt wurden, muss sehr scharf zwischen dem Gesamtsystem und dessen Zielen sowie den eingesetzten Instrumenten und Organisationsformen differenziert werden. Mit diesem Buch wollen wir gerade auch zeigen, dass Managed Care durchaus mit den Zielen des deutschen Gesundheitswesens kompatibel sein kann, weil es primär ein Tool von Instrumenten und Organisationsformen zur Steuerung auf der Ebene der einzelnen Organisationen darstellt.

Es muss deutlich hervorgehoben werden, dass Managed Care kein Ansatz zur Gestaltung des gesamten Gesundheitssystems ist und auch keine spezifischen Rahmenbedingungen voraussetzt. Im staatlichen Gesundheitssystem Großbritanniens wurden gleichermaßen Managed Care–Instrumente eingeführt, wie auch in den skandinavischen Ländern. Wettbewerb kann auch über so genannte „internal markets" in einem im Prinzip dirigistischen System implementiert werden (Jérome-Forgot et al. 1995). In Europa kann die Schweiz als Vorreiter für Managed Care angesehen werden. Die Ergebnisse aus der Schweiz, auf die in diesem Buch vielfach Bezug genommen wird, sind insbesondere aufgrund der kulturellen Ähnlichkeit der Länder und auch der sehr guten Evaluation von besonderem Interesse (zur Schweiz; vgl. Baumberger 2001; Lehmann 2003; Gerlinger 2003)

Dabei soll nicht in Frage gestellt werden, dass Gesundheitssysteme hoch kulturspezifisch sind (Payer 1996). Steuerungsinstrumente, die in länderspezifischen Gesundheitssystemen funktionieren, oder eben auch nicht, müssen nicht in einem anderen Land zwangsläufig zu gleichen Resultaten führen. Deshalb konzentrieren wir uns in diesem Buch auf die Funktionsweisen von Instrumenten und Organisationsformen und nicht auf konkrete empirische Ergebnisse und annektodische Evidenz.

Welche Instrumente und Organisationsformen gehören zu Managed Care?

Managed Care führt zu einer starken Ausdifferenzierung sowohl hinsichtlich der Organisationsformen, als auch bezüglich der eingesetzten Managementinstrumente.

Abbildung 1-1: Institutionen und Instrumente in Managed Care

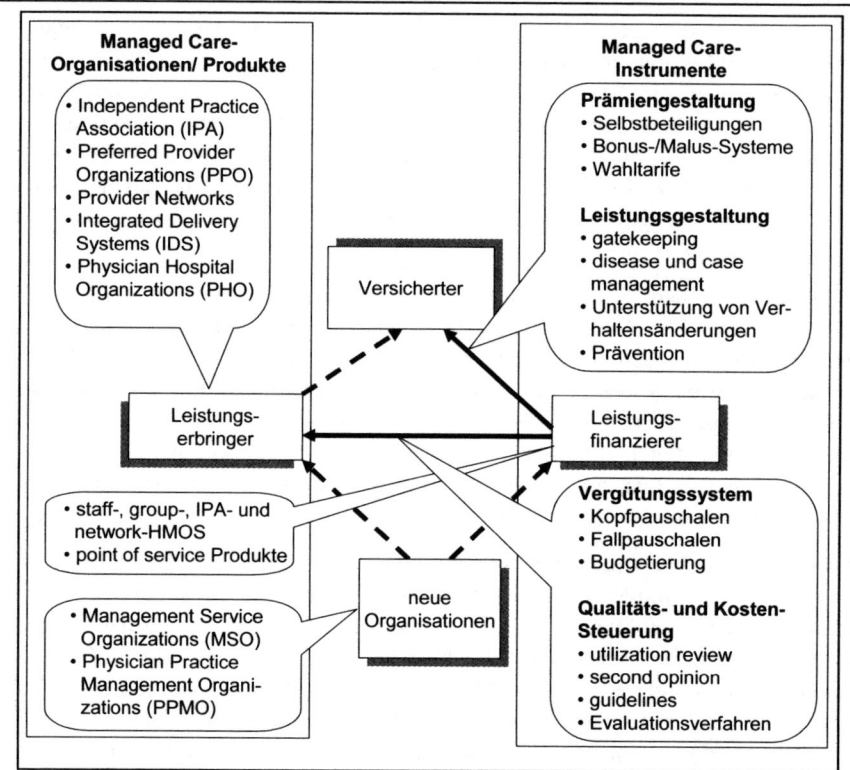

Aus dem ehemals klar strukturierten System wird ein ausgesprochen heterogenes System mit ausgeprägter Differenzierung und mit entsprechender Intransparenz. Diese Differenzierung findet nicht nur zwischen Organisationsformen und Managementinstrumenten statt, sondern auch in deren Ausgestaltung. Es ist beispielsweise ausgesprochen schwierig HMOs zu vergleichen, da jede HMO – was in einem Wettbewerbsumfeld auch nur folgerichtig ist – wieder unterschiedliche Strukturen aufweist und abweichende Wettbewerbsstrategien verfolgt, die es nahezu unmöglich machen, komplette Institutionen zu vergleichen.

Sehr viele der im Rahmen von Managed Care diskutierten Instrumente und Organisationsformen stellen für das deutsche Gesundheitswesen keine wirklichen Innovationen dar, sondern vielmehr die Rückkehr zu längst erprobten Instrumenten. Zum Teil sind, wie bereits erwähnt, lediglich die amerikanischen Begriffe, nicht aber die Instrumente an sich, neu. Auch sind zahlreiche Aspekte seit Jahren vom Sachverständigenrat (SVRKAiG 1989, 1995 und 2003) vorgeschlagen worden.

Was ändert sich für die Beteiligten im Managed Care-Umfeld?

Bevor im nächsten Kapitel konkret auf die einzelnen Instrumente und Organisationsformen eingegangen wird, sollen in folgender Tabelle einige zentrale Veränderungen idealtypisch hervorgehoben werden.

Für die Versicherten bedeutet Managed Care vor allem, dass der Markt für Gesundheitsleistungen intransparenter wird, aber auch deutlich mehr Konsumentensouveränität bietet. Anstelle von „Einheitskost" treten differenzierte Leistungsangebote, denen allerdings hohe Informationskosten über den geeigneten Versicherungsschutz gegenüberstehen. Der Versicherte muss nun seine heutigen als auch zukünftigen – hier liegt eines der zentralen Probleme – Bedürfnisse bestimmen und entsprechende Angebote heraussuchen. Die entscheidende Veränderung ist aber das Verhältnis zum Leistungserbringer, dem Arzt. Anstelle des ausschließlichen Vertreters der Interessen der Versicherten tritt nun ein Leistungserbringer, der tendenziell auch andere Interessen als die des Versicherten vertritt, nämlich jene des Leistungsfinanzierers.

Für die Leistungsfinanzierer bedeutet Managed Care eine deutlich aktivere Rolle. Aus den „Geldsammelstellen" werden managementorientierte Leistungsfinanzierer, die unmittelbar in die Leistungserstellung steuernd eingreifen und selektiv kontrahieren. Neue Gestaltungsspielräume führen auf der einen Seite zu mehr Flexibilität, können aber auch zu einem Verdrängungswettbewerb führen.

Als Verlierer im Managed Care–Konzept sind sicherlich weite Teile der Leistungserbringer anzusehen. Der von ihnen lange Jahre dominierte Markt verschiebt sich hin zu einer Dominanz der Konsumenten und Leistungsfinanzierer. Die Leistungserbringer werden zunehmend zu Marktanpassern, die sich nicht nur neuen Herausforderungen gegenübergestellt sehen, sondern auch einem Verdrängungswettbewerb. Besonders schmerzhaft dürfte wohl die Begrenzung der Entscheidungskompetenz sein. Nicht mehr der Arzt, sondern tendenziell der Leistungsfinanzierer entscheidet, welche Leistungen überhaupt erbracht werden dürfen und wie diese durchzuführen sind. Als Abwehrstrategie bieten sich strategische Allianzen der Leistungserbringer an, die eine Marktmacht entwickeln und Freiräume schaffen sollen. Wobei deutlich hervorgehoben werden muss, das es auch ganz maßgeblich an den Leistungserbringern selbst liegt, ob Managed Care für sie eine Bedrohung oder die Öffnung neuer Möglichkeiten darstellt.

Tabelle 1-1: *Gegenüberstellung von Managed Care und fee for service*

Managed Care-Umfeld	traditionelles System
Managed Care-Instrumente	
• Gatekeeping	• Freie Arztwahl, direkter Zugang zu Spezialisten
• Utilization review	• Kontrolle nur bei Verdachtsmomenten
• Präventionsorientierung	• Kurationsorientierung
• Standardisierung über guidelines	• Weitreichende Therapiefreiheit
• Integriertes Qualitätsmanagement	• Qualitätssicherung
• Integrierte Behandlungsprozesse durch case- und disease Management	• Fragmentierte Behandlungsabläufe mit Informationsverlusten an den Schnittstellen
• Outcomes-Orientierung	• Prozess-Orientierung
Integration der Leistungsfinanzierung und -erstellung	
• Leistungserbringer und –finanzierer teilen sich die Risikoübernahme (risk sharing)	• Das Risiko liegt ausschließlich beim Leistungsfinanzierer
• Delegation des finanziellen Risikos auf die unterste Ebene der Leistungserstellung (Primärärzte)	• Keine finanzielle Einbindung der Primärärzte in das Risiko der Leistungserstellung
• Eigene Ressourcen der Leistungsfinanzierer zur Leistungserstellung	• Strikte Trennung zwischen Leistungserstellung und -finanzierung
• Integrierte Gesundheitsversorgungssysteme	• Fragmentierte Leistungserstellung mit erheblichen Schnittstellenproblemen
• Sachleistungsprinzip	• Kostenerstattungsprinzip
Selektives Kontrahieren	
• Gezielte Auswahl der Leistungsanbieter	• Kontrahierungspflicht
• Differenzierte Systeme zur Auswahl von Leistungsanbietern	• Keine Instrumente zur Beurteilung von Leistungsanbietern
• Einschränkung der Wahlfreiheit	• Freie Wahl des Leistungsanbieters

Die Gewinner im Managed Care–Konzept sind neue Organisationsformen, für die neue Märkte entstanden sind. Überwiegend sind dies managementorientierte Beratungen, die Teilfunktionen im Leistungserstellungsprozess übernehmen. Dies können sowohl Leistungen im medizinischen Prozess sein, z. B. → utilization review oder → disease management, als auch im klassischen Managementbereich, wie die Steuerung eines Netzwerkes. Nach der großen Euphorie Mitte bis Ende der 90er hat sich allerdings gerade in diesem Segment Ernüchterung breit gemacht und viele Geschäftsmodelle sind kläglich gescheitert. Dies war insbesondere der Fall bei Internet-basierten Geschäftsmodellen, die zum überwiegenden Teil vom Markt wieder verschwunden sind. Ausschlaggebend dürfte hierbei gewesen sein, dass etliche nicht über ausreichendes medizinisches Know-how verfügten und es unterschätzt wurde, wie lange es dauert, sich auf dem Markt zu etablieren und entsprechend die Geschäftsmodelle deutlich zu kurzfristig ausgelegt waren.

Nahezu vollständig an Bedeutung verlieren die Verbände und Standesorganisationen. Selektives Kontrahieren und Wettbewerb stehen konsensualen Verhandlungen konträr gegenüber. So ist auch nicht verwunderlich, dass die massivste Kritik am Managed Care–Konzept aus diesen Reihen kommt.

Auch die Rolle des Staates verändert sich erheblich. Anstatt unmittelbar ins Geschehen einzugreifen, reduziert sich seine Rolle auf die Schaffung von wettbewerbsfähigen Rahmenbedingungen und die Sicherstellung einer externen Qualitätskontrolle (Knight 1998, S. 227ff). An dieser Stelle muss nochmals darauf hingewiesen werden, dass die meisten Managed Care-Ansätze auch (teilweise sogar besser) in staatlichen Gesundheitssystemen wie beispielsweise jenes von Großbritannien oder Dänemark eingeführt werden können.

Bevor in den nächsten Teil konkret auf die Organisationsformen und Managementinstrumente im Managed Care-Umfeld eingegangen wird, sollen in den nächsten Kapiteln zunächst das amerikanische Gesundheitswesen kurz betrachtet werden und anschließend zwei theoretische Konzepte zur Beurteilung von Managed Care dargestellt werden.

Literatur

BADURA, B. FEUERSTEIN, G. (1994), Systemgestaltung im Gesundheitswesen, Weinheim

BAUMBERGER, J. (2001), So funktioniert Managed Care. Anspruch und Wirklichkeit der integrierten Gesundheitsversorgung in Europa, Stuttgart

BROWN, L.D. AMELUNG V.E. (1999), „Manacled" Competition in the German Health Insurance Market, in: Health Affairs, May/June, S. 76-91

CAFFERKY, M.E. (1997), Managed Care & You - The Consumer Guide to Managing Your Health Care, Los Angeles

DRAPER, D ET AL. (2002), The Changing Face of Managed Care, in: Health Affairs, Jan.-Feb., S. 11-23

FOX, P. (2001), An Overview of Managed Care, in: KONGSTVEDT, P.R., The Managed Health Care Handbook, Gaithersburg, S. 3-15

GERLINGER, TH. (2003), Gesundheitsreform in der Schweiz – ein Modell für die Reform der Gesetzlichen Krankenversicherung, in: Jahrbuch für kritische Medizin, 38, S. 10-30

HAVIGHURST, C. (2001), Consumers Versus Managed Care: The New Class Actions, Health Affairs, July-Aug., S. 8-27

JÉROME-FORGOT, M. WHITE, J. WIENER, J. (HRSG.) (1995), Health Care Reform Through Internal Markets, Montreal

KNIGHT, W. (1998), Managed Care – What It Is and How It Works, Gaithersburg

KÜHN, H. (1997), Managed Care, WZB-paper, Berlin

LANDON B.E. ET AL. (2001), Health Plan Characteristics and Consumers´ Assessment of Quality, in: Health Affairs, March-April, S. 274-286

LEHMANN, H. (2003), Managed Care. Kosten senken mit alternativen Versicherungs-formen? Zürich

LIGHT, D.W. (1997), Gründe für den Kostenanstieg und Kostenkontrolle im Gesund-heitswesen: Die Vereinigten Staaten, in: ARNOLD, M. LAUTERBACH K.W. PREUß K.-J., Managed Care, Stuttgart

MECHANIC, D. (2000), Managed care and the imperative for a new professional ethic, in: Health Aff (Millwood), Sep-Oct 19 (5), S. 100-111

PAYER, L. (1996), Medicine and Culture, 2. Aufl., New York

RESCHOVSKY, J. HARGRAVES, L. SMITH A. (2002), Consumer Beliefs and Health Plan Per-formance: It is not whether you are in an HMO but whether you think you are, in: Journal of Health Politics, Policy and Law, June, S. 353-377

SACHVERSTÄNDIGENRAT FÜR DIE KONZERTIERTE AKTION IM GESUNDHEITSWESEN (SVRKAiG) (1989), Qualität, Wirtschaftlichkeit und Perspektiven der Gesundheitsversorgung, Jahresgutachten 1989, Baden-Baden

SACHVERSTÄNDIGENRAT FÜR DIE KONZERTIERTE AKTION IM GESUNDHEITSWESEN (SVRKAiG) (1995), Gesundheitsversorgung und Krankenversicherung 2000, Sondergutachten 1995, Baden-Baden

SACHVERSTÄNDIGENRAT FÜR DIE KONZERTIERTE AKTION IM GESUNDHEITSWESEN (SVRKAiG) (2003), Finanzierung, Nutzerorientierung und Qualität, Gutachten 2003, Bonn

SCHULENBURG, J.-M. GRAF VON DER ET AL. (1999), Praktisches Lexikon der Gesundheits-ökonomie, St. Augustin

SCHUMACHER, H. (1996), Die Leistungsfähigkeit von Gesundheitssystemen im Vergleich, in: Hamburger Jahrbuch für Wirtschafts- und Gesellschaftspolitik, 41. Jahr, Hamburg, S. 189-215

SCHWARTZ, F.W. WISMAR, M. (2003), Planung und Management, in: Schwartz, F.W. et al. (Hrsg.), Das Public Health Buch, 2. Aufl., München, S. 558-573

SEITZ, R., KÖNIG, H.-H., STILLFRIED, D. GRAF VON (1997), Grundlagen von Managed Care, in: ARNOLD, M. ET AL. (HRSG.), Managed Care, Stuttgart, S. 3-23

WITTE, R. AMELUNG, V. (1999), Kundenzufriedenheit im Krankenhaus, in: Gesundh.-ökon.Qual.manag, 4, S. 1-10

ZIEGLER, R. (HRSG.) (1998), Change Drivers – Information Systems for Managed Care, Chicago

2 Grundzüge des amerikanischen Gesundheitswesens

Im Folgenden sollen die wesentlichen Grundzüge des hoch komplexen amerikanischen Gesundheitswesens (vgl. Anderson et al. 2003; Hsiao 2002; Huber, Orosz 2003; Bodenheimer, Grumbach 2002; Glied 1997; Brown 1994; Zelman 1996; Mühlbacher 2002; Dranove 2000) aufgezeigt werden. Im Zentrum der Betrachtung stehen dabei die Charakteristika der Leistungsfinanzierer.

Sowohl auf der Seite der Leistungserbringer als auch der Leistungsfinanzierer unterscheidet sich das amerikanische Gesundheitswesen erheblich vom deutschen und anderen europäischen Systemen. Dabei muss aber berücksichtigt werden, dass es „das amerikanische Gesundheitswesen" nicht gibt – auch wenn in der allgemeinen Diskussion immer wieder der Eindruck entstehen mag– , sondern im Wesentlichen eine Vielzahl von Systemen parallel. Die Gesundheitssysteme Kaliforniens und New Yorks unterscheidet sich mindestens im gleichen Maße wie jene Deutschlands und der Niederlande. Aber es gibt in den USA zumindest Marktsegmente, die einheitlich sind. Dies sind insbesondere Medicare, die Versorgung der älteren Amerikaner und die Veteran Affairs, dem Versorgungssystem für aktive und ehemalige Soldaten. Daneben gibt es Gesundheitssysteme auf der Ebene der einzelnen Bundesstaaten, die erheblich voneinander abweichen. In einzelnen Bundesstaaten ist es beispielsweise den Krankenhäusern nicht erlaubt, eigene Ärzte einzustellen und man ist darauf angewiesen, mit Belegärzten zu arbeiten. Auch in anderen Bereichen, wie beispielsweise in Medicaid-Programmen sind die Unterschiede zwischen den Bundesstaaten erheblich.

Besonders unterscheiden sich aber die Bundesstaaten hinsichtlich der Managed Care-Penetration. So gibt es nach wie vor Staaten, die weitgehend Managed Care frei sind und andere, in denen Managed Care nach einer Phase des massiven Wachstums sich nun in einer Phase der Konsolidierung befindet. Die Gründe, warum sich Managed Care nicht gleichmäßig über die USA entwickelt hat ist sowohl in der Attraktivität der Märkte begründet, als auch in den jeweiligen, stark divergierenden rechtlichen Rahmenbedingungen.

Folgende Graphik stellt sehr vereinfacht die komplexen Strukturen dar:

14

Abbildung 2-1: *Grundzüge des amerikanischen Gesundheitssystems*

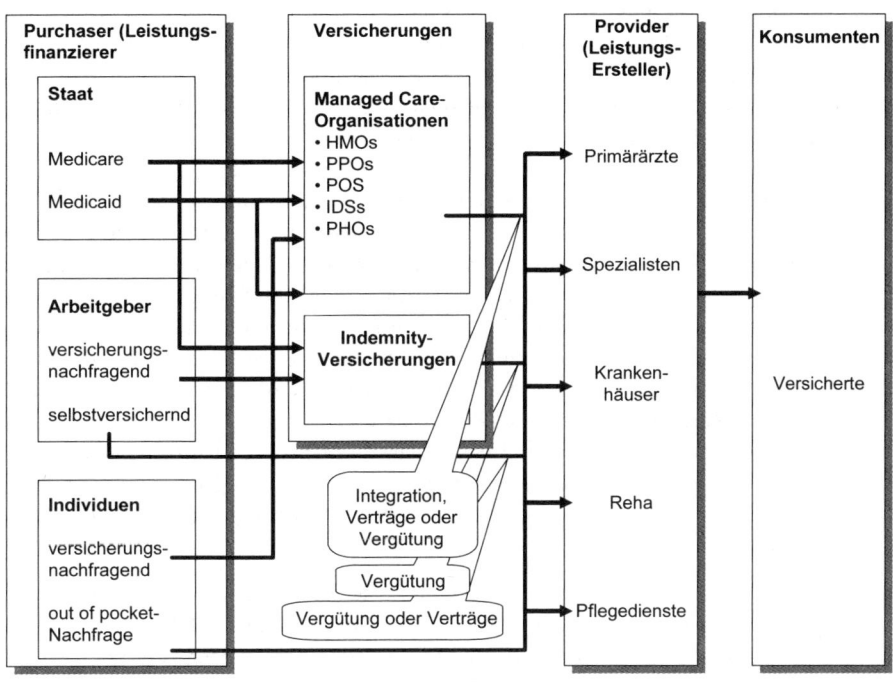

Betrachten wir zuerst die Leistungsfinanzierer von Gesundheitsleistungen. Der amerikanische Staat kommt mit seinen beiden 1965 initiierten Programmen Medicare und Medicaid (Bodenheimer, Grumbach 2002, S.5ff; Tilson, Ross, Calkins 1995, S. 102ff) für knapp die Hälfte der Gesundheitsausgaben auf (45% im Jahr 2000; California Health Care Foundation 2002). Insofern ist es auch nur sehr begrenzt angemessen, von einem privatwirtschaftlich organisierten System zu sprechen.

Medicare übernimmt die Versorgung der über 65jährigen Amerikaner und ausgewählter anderer Berechtigter, wie beispielsweise Dialysepatienten oder Behinderte. Medicare wird über einkommensabhängige Beiträge der Arbeitgeber und Arbeitnehmer finanziert. Das Medicare-Programm besteht aus zwei Teilen. Teil A beinhaltet die obligatorische Krankenversicherung aller Bürger im Rentenalter. Teil B ist dagegen eine freiwillige, private Versicherung – wenn auch subventioniert – zur ambulanten medizinischen Versorgung sowie für ergänzende Leistungen und besseren Service im Krankenhaus (Medigap) (Knight 1998, S. 169). Die Bush-Administration hat 2003 erhebliche Änderungen für Medicare verabschiedet – insbesondere geht es um eine

Leistungsausweitung bei Medikamenten – deren Auswirkungen zurzeit noch nicht umfänglich beurteilt werden können.

Medicaid sorgt für die medizinische Versorgung der ärmsten Amerikaner (medizinische Leistungen und Pflegeversorgung). Der Prozentsatz des individuellen Einkommens in Relation zur Armutsgrenze als Anspruchsgrundlage variiert dabei aber stark je nach Bundesstaat. Im Gegensatz zu Medicare liegt die Finanzierung von Medicaid überwiegend bei den einzelnen Bundesstaaten. Während Medicare von der CMS (ehemals HCFA, Health Care Financing Administration) direkt gesteuert wird, legt diese bei Medicaid nur die Rahmenbedingungen fest, die erfüllt werden müssen. Die Bundesstaaten erhalten Zuschüsse, wenn sie diese Kriterien erfüllen. Beide Programme wurden eingeführt, um die Unterversorgung von Bedürftigen zu reduzieren. Diese beiden Programme sind auch dafür verantwortlich, dass die Unversicherten (z. Z. 43 Mio. Amerikaner) nicht die ärmsten Amerikaner oder Alte sind, sondern so genannte „working poor". Diese haben zwar einen Arbeitsplatz, aber der Arbeitgeber finanziert keine Krankenversicherung. Durch die Verschiebung der Alterspyramide der amerikanischen Bevölkerung sieht sich das Medicare-Programm erheblichen Finanzierungsproblemen ausgesetzt (Knight 1998, S. 169). Entsprechend groß sind auch die Anstrengungen, von der traditionellen Einzelleistungsvergütung und der Vergütung über Fallpauschalen zu günstigeren, pauschalierten Vergütungsformen wie Kopfpauschalen zu kommen.

Neben dem Staat sind die privaten Arbeitgeber die wichtigsten Leistungsfinanzierer von Gesundheitsleistungen (Drake 1997, S. 560ff; Dowd, Feldman 1998, S. 24ff). Zwei Arten können hier unterschieden werden. Erstens jene Arbeitgeber, die die Versicherungsfunktion für ihre Mitarbeiter selbst übernehmen, so genannte self insurer. Dies sind überwiegend Großunternehmen oder solche, die sich mit anderen Unternehmen zusammenschließen, um die Zwischenfunktion Krankenversicherung zu umgehen, da ihr Versichertenkollektiv groß genug ist, das Risiko selbst tragen zu können. Die zweite Gruppe sind Unternehmen, die ihren Mitarbeitern Krankenversicherungen als betriebliche Sozialleistungen anbieten. Je nach Größe des Unternehmens wird entweder nur eine Versicherung angeboten, oder aber die Mitarbeiter können zwischen verschiedenen Varianten auswählen.

Die Bedeutung der Arbeitgeber als Leistungsfinanzierer hat einen historischen und einen steuerrechtlichen Grund. Während des zweiten Weltkrieges gab es in den Vereinigten Staaten einen staatlichen festgeschriebenen Lohnstopp. Nicht davon betroffenen waren aber betriebliche Sozialleistungen, so dass die Unternehmen hier die Möglichkeit der indirekten Lohnerhöhung sahen (Knight 1998, S. 138). Darüber hinaus sind Prämien für Krankenversicherungen steuerbefreit, so dass ein erheblicher Anreiz existiert, den Mitarbeitern solche Sozialleistungen anzubieten.

Die Arbeitgeber waren sowohl die treibende Kraft bei der Forcierung von Managed Care, da sie nach Lösungswegen suchten, die Ende der 80er Jahre jährlich zwischen 15 und 20% steigenden Prämien zu begrenzen (Zelman, Berenson 1998, S. 1) als auch für

„Managed Care Backlash" Anfang des 21. Jahrhunderts. Arbeitgeber reagieren sehr stark nach der aktuellen Arbeitsmarktsituation. Ist der Arbeitsmarkt wie in den letzten Jahren sehr angespannt, sind nicht die Kosten primär entscheidend, sondern dass die Krankenversicherungsprodukte für aktuelle und potentielle Mitarbeiter attraktiv sind.

Die einzelnen Individuen spielen bei der Nachfrage nach Gesundheitsleistungen keine bedeutende Rolle. Ihr Anteil an den Gesundheitsausgaben setzt sich im Wesentlichen aus Selbstbehalten und Zuzahlungen sowie nicht gedeckten Leistungen (out-of-pocket) zusammen. Wie in dem nachfolgenden Kapitel detailliert diskutiert wird, können die Zuzahlungen sehr unterschiedliche Formen annehmen und einen Quasi-Ausschluss bedeuten. Auch muss an dieser Stelle darauf hingewiesen werden, dass die Unversicherten keine Leistungen erhalten, sondern primär über die Notaufnahme und Selbstzahlung versorgt werden. Zusammenfassend stellt sich die Finanzierungsseite wie folgt dar:

Abbildung 2-2: *Finanzierungsquellen des amerikanischen Gesundheitssystems (California HealthCare Foundation 2002)*

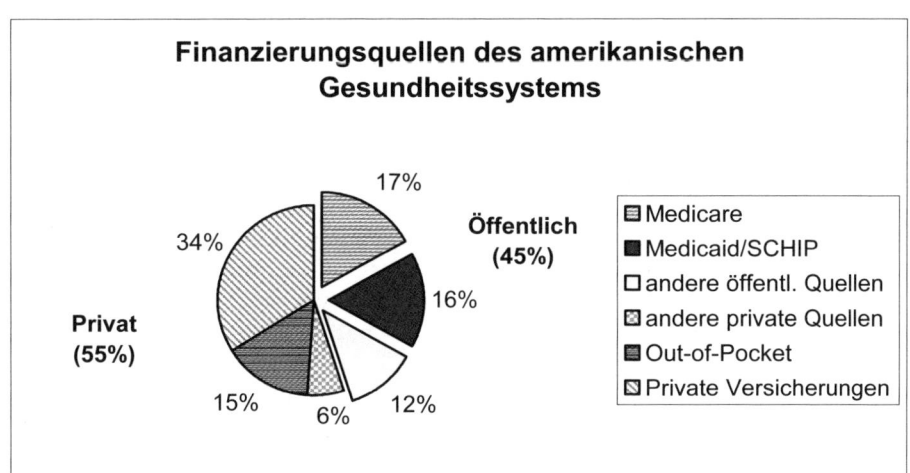

Dabei ist, wie in allen Gesundheitssystemen keine Proportionalität zwischen Finanzierungsquellen und Quellen des Versicherungsschutzes. Folgende Graphik stellt die Quellen des Versicherungsschutzes (respektive den Anteil Unversicherter) dar:

Abbildung 2-3: Quellen des Versicherungsschutzes (California HealthCare Foundation 2002)

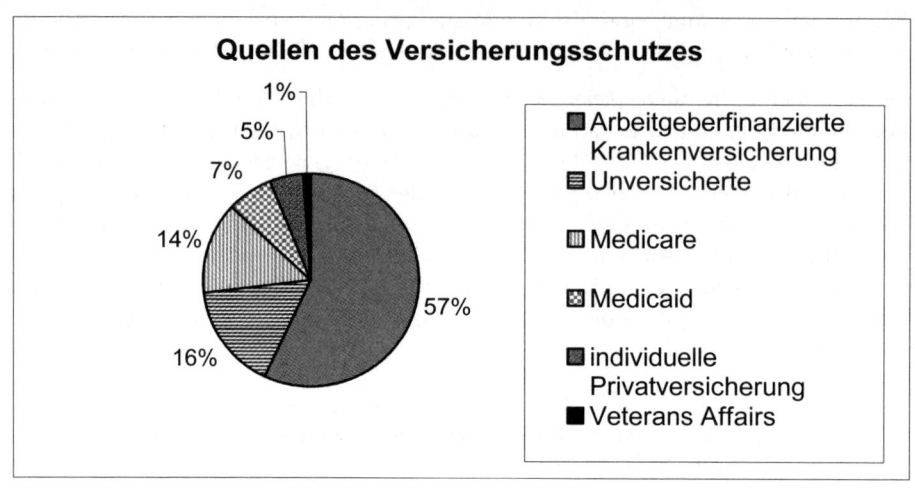

Charakteristisch ist somit für das amerikanische Gesundheitswesen die Finanzierung von Versicherungsleistungen bzw. der Leistungseinkauf durch Dritte. Dies können entweder staatliche Institutionen oder Arbeitgeber sein (Brown 1994). Dabei ist hervorzuheben, dass aufgrund von kartellrechtlichen Bestimmungen und strategischen Ausrichtungen jeder Nachfrager sein eigenes Vergütungssystem hat. Gleiche Leistungen werden nicht nur unterschiedlich hoch vergütet, sondern auch die Art der Vergütung (Einzelleistungen, Tages- oder Kopfpauschalen) variiert. Der Versicherte selbst tritt nur mittelbar in Erscheinung und hat auch - noch - nur sehr wenig Einfluss auf die Gestaltung des Gesundheitssystems.

Aber genauso wie das deutsche ist auch das amerikanische System in weiten Teilen nicht kapitalgedeckt und somit auch nicht demographiefest (Amelung, Glied, Topan 2003). Insbesondere Medicare wird somit mittelfristig nicht finanzierbar sein und bedarf dringend tiefgehender Reformen, respektive einer Kapitaldeckung.

Auf der Seite der Leistungsanbieter (provider) muss zwischen Versicherungen, traditionellen Anbietern von Gesundheitsleistungen wie Krankenhäusern und Pflegeheimen und den MCOs als Zwischenform differenziert werden. Traditionelle Versicherungen, es wird auch von indemnity-Versicherungen oder schlicht dem fee for service-System gesprochen, vergüten die Leistungserbringer auf der Basis von Einzelleistungen. Der Marktanteil von indemnity-Versicherungen ist von 1988 mit 71% der Versicherten auf 26% (1996) zurückgegangen. Entsprechend ist der Anteil von MCOs im selben Zeitraum von 29% auf 74% angestiegen (Zelman, Berenson 1998, S. 58).

Literatur

AMELUNG, V. GLIED S. TOPAN A., (2003), Health Care and the Labor Market: Learning from German Experience, in: Journal of Health Politics, Policy and Law 28 (4), august, S. 693-714

ANDERSON ET AL. (2003), It´s the Price: Why the United States is so Different from Other Countries, Health Affairs 22 (3), S. 89-105

BODENHEIMER, T. GRUMBACH, K. (2002), Understanding Health Policy – A Clinical Approach, 3. Aufl., McGraw Hill

BROWN, L.D. (1994), Who Shall Pay? Politics, Money, and Health Care Reform, in: Health Affairs, Spring (II), S. 175-184

CALIFORNIA HEALTHCARE FOUNDATION (2002), Health Care Costs, online-Präsentation October 2002, www.chcf.org, Zugriff am 8. April 2004

DOWD, B. FELDMAN R.D. (1998), Employer Premium Contributions and Health Insurance Costs, in: MORRISEY, M.A., Managed Care & Changing Health Care Markets, Washington, S. 24-54

DRAKE, D.F. (1997), Managed Care – A Product of Market Dynamics, in: JAMA, 277 (7), S. 560-563

DRANOVE, D. (2000), The Economic Evolution of American Health Care, Princeton

GLIED, S. (1997), Chronic Condition, Cambridge

HSIAO, W. (2002), Erfahrung mit staatlicher und privater Regulierung im US-amerikanischen Gesundheitssystem, in: Managed Care, 8, S. 13-15

HUBER, M. OROSZ, E. (2003), Health Expenditure Trends in OECD Countries, 1990-2001, in: Health Care Financing Review, Fall 2003, 25 (1), S. 1-22

KNIGHT, W. (1998), Managed Care – What It Is and How It Works, Gaithersburg

MÜHLBACHER, A. (2002), Integrierte Versorgung. Management und Organisation, Bern

TILSON, H.H. ROSS, M. CALKINS, D. (1995), Medicare and Medicaid, in: CALKINS, D. FERNANDOPULLE R.J. MARINO B.S., Health Care Policy, Cambridge

ZELMAN, W.A. (1996), Changing Health Care Marketplace, San Francisco

ZELMAN, W.A. BERENSON, R.A. (1998). The managed care blues – and how to cure them, Washington, D.C.

3 Theoretische Konzepte zur Beurteilung von Managed Care

Der folgende Abschnitt widmet sich ausschließlich an erheblich theorieinteressierte Leser. Anhand der beiden aus der Neuen Institutionenökonomie (Coase 1988 und 1993; Demsetz 1967, 1968 und 1988; North 1991; Jensen, Meckling 1976; Hart, Moore 1990; Furubotn, Pejovich 1974; Alchian, Demsetz 1972; Sloan 1988) stammenden Ansätze sollen einige Grundgedanken zur Gestaltung von Institutionen und von Anreiz- und Kontrollsystemen vorgestellt werden. Die Transaktionskostentheorie (Williamson 1975, 1985, 1986 und 1993; Windsperger 1996) liefert ein Analyseraster für die Beurteilung vertikaler Integration entlang der Wertschöpfungskette (und somit beispielsweise auch zur Beurteilung integrierter Versorgungssysteme). Die Prinzipal-Agenten-Theorie (Pratt, Zeckhauser 1985; Pauly 1968; Mooney 1993; Akerlof 1970; Arrow 1963) konzentriert sich auf Delegationsbeziehungen und der ihnen inhärenten Informationsasymmetrien. In kaum anderen Bereichen ist es derart offensichtlich, dass erhebliche Informationsasymmetrien zwischen demjenigen, der Aufgaben delegiert (z. B. dem Patienten) und jenen, der Aufgaben ausführt (z. B. einem Arzt) bestehen. Die Prinzipal-Agenten-Theorie geht nun der Frage nach, wie Verträge in einer derartigen Konstellation am sinnvollsten gestaltet werden können.

Transaktionskostentheorie

Grundgedanken

Der Begründer der Transaktionskostentheorie Coase fragte sich bereits 1937 in seinem wegweisenden Artikel „The Nature of the Firm" (Coase 1937), warum es in einem Wirtschaftssystem, in dem der Koordinationsmechanismus der Marktpreis ist, überhaupt Unternehmen gibt. Kernpunkt seiner Analyse ist die Frage, warum nicht alle Transaktionen über den Markt abgewickelt werden bzw. als Gegenpol, warum es nicht nur ein einziges großes Unternehmen gibt. Coase ging davon aus, dass die Kosten von Transaktionen ausschlaggebend sind, ob eine Transaktion über den Markt oder über ein Unternehmen abgewickelt wird. An dem Punkt, an dem die Grenzkosten der beiden Organisationsformen identisch sind, handelt es sich um einen Gleichgewichtszustand (Fontaniri 1996, S. 96).

Williamson (1975) hat Anfang der 70er Jahre die Ideen von Coase wieder aufgegriffen und wesentlich weiterentwickelt. Dabei hat er sich vor allem mit der Frage auseinandergesetzt, welche Faktoren die Höhe von Transaktionskosten bestimmen und somit versucht empirische Untersuchungen möglich zu machen.

Entscheidend bei den Überlegungen Coase's als auch Williamson's ist, dass es alternative Organisationsformen - von Markt bis Unternehmen mit einer Vielzahl hybrider Formen - gibt, die sich in ihrer Effizienz unterscheiden. Zielsetzung der Transaktionskostentheorie ist es nun, die Bestimmungsfaktoren zu ermitteln und das geeignete transaktionskostenoptimale institutionelle Arrangement zu bestimmen. Damit richtet sich die Transaktionskostentheorie auch an eine der meist diskutierten Fragen im Gesundheitsmanagement: die der optimalen Gestaltung von Schnittstellen zwischen Leistungsanbietern (z. B. ambulanter Sektor und stationärer Sektor oder stationärer Sektor und Rehabilitation). Seit Jahren wird die Fragmentierung der Leistungserstellung und der unkoordinierte Übergang zwischen Schnittstellen nicht nur aus Kosten-, sondern gleichermaßen aus Qualitätsgründen als eine wesentliche Schwachstelle im deutschen Gesundheitswesen angesehen.

Transaktionen sind vom Wortursprung her „Übertragungen" oder „Vermittlungen" (Fontaniri 1996, S. 97). Entsprechend sind Transaktionskosten Kosten, die durch die Durchführung von Übertragungen entstehen. Williamson spricht vom „..economic equivalent of friction in a physical world." (1985, S. 19). Noch prägnanter formuliert Arrow, indem er von den Betriebskosten eines Wirtschaftssystems spricht (Arrow, in: Williamson 1985, S. 9) und damit hervorhebt, dass es sich um Koordinationskosten handelt. Das Gegenstück zu Transaktionskosten sind die in einer Institution anfallenden Organisationskosten, beziehungsweise salopp formuliert Kosten der Bürokratie.

Ziel der Transaktionskostentheorie ist nun herauszufinden, welches institutionelle Arrangement die Transaktionskosten minimiert. Dabei dürfen selbstverständlich die aus einem institutionellen Arrangement resultierenden Produktionskosten nicht unberücksichtigt bleiben.

Transaktionskosten

Transaktionskosten werden in zwei Phasen und fünf Kostenarten unterteilt (in Anlehnung an Picot et al. 1997):

Abbildung 3-1: Transaktionskosten

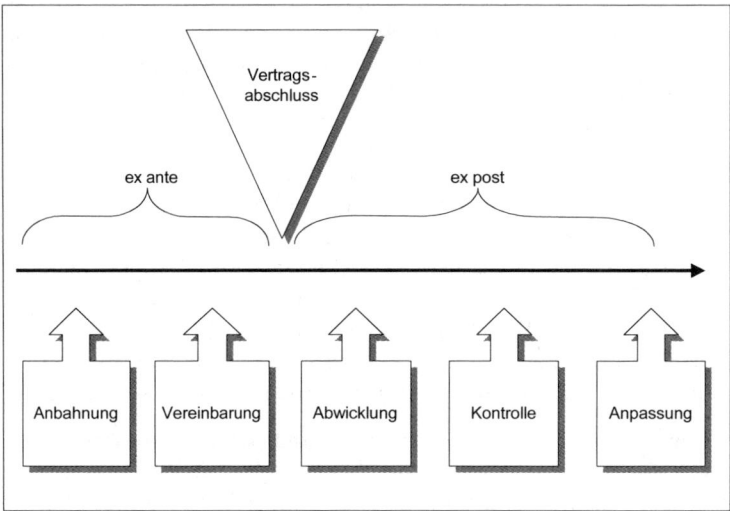

Anbahnungskosten entstehen vor der Vertragsverhandlung. Sie werden in der Literatur häufig auch als Such- und Informationskosten bezeichnet. Hierzu gehören beispielsweise Kommunikationskosten, Beratungskosten, bestimmte Gemeinkosten aus Beschaffung, Absatzmarketing und Entwicklungsvorbereitung (Picot et al. 1997, S. 66). Es handelt sich somit im Wesentlichen um jene Kosten, die für die Teilnahme am Marktgeschehen notwendig sind. Einfacher ausgedrückt handelt es sich um die Kosten des Findens, der Kontaktaufnahme und der Prüfung der Konditionen potentieller Marktpartner. Diese Kosten fallen an, wenn ein Patient sich ein geeignetes Krankenhaus für seine elektiven Eingriffe (z. B. eine TEP) sucht. Hier wird auch offensichtlich, dass sowohl das Werbeverbot als auch Gebührenordnungen transaktionskostenmaximierend sind, da die Informationsbeschaffung und Beurteilung erschwert wird.

Vereinbarungskosten sind primär Verhandlungs- und Vertragsabschlusskosten. Die Transaktionspartner haben sich gefunden und schließen Verträge. Die Höhe der Transaktionskosten hängt von der Komplexität des Vertragswerkes (Vertragsinhalte müssen spezifiziert werden) und der Transaktionshäufigkeit ab. Auf die besondere

Bedeutung der Transaktionshäufigkeit wird anschließend im so genannten organizational failure framework noch detaillierter eingegangen. Im Wesentlichen handelt es sich auch hier um Personalkosten, die sich zusammensetzen aus den unmittelbaren Verhandlungs- und den Entscheidungskosten. Die Höhe der Vereinbarungskosten hängt unmittelbar vom notwendigen Spezifizierungsgrad ab. Im deutschen Gesundheitswesen sind diese Kosten denkbar gering, da beispielsweise das SGB V weitestgehend den Leistungsumfang bestimmt und Gebührenordnungen (lediglich der Multiplikator steht teilweise zur Disposition) finanzielle Verhandlungsspielräume ausschließen. Gleichermaßen sind Fallpauschalen und Sonderentgelte (→ Vergütungssysteme) transaktionskostenminimierend.

Die dritte Art von Transaktionskosten sind **Abwicklungskosten**. Hierbei handelt es sich um die Steuerung des Tauschprozesses sowie um die allgemeinen Managementkosten. Zur Steuerung des Tauschprozesses gehört beispielsweise die Aufnahme und Entlassung. Unter allgemeinen Managementkosten sind die Kosten zur Führung eines Unternehmens zu verstehen. Im Krankenhaus handelt es sich um die Kosten für die zentralen Dienste (Personalwesen, Controlling, Rechnungswesen um nur einige zu nennen) und des Direktoriums. Generell geht es hierbei um die Frage, in welchem Maße die Overheadkosten eines Krankenhauses beispielsweise mit der Make-or-buy-Entscheidung korrelieren.

Weitere Transaktionskosten sind die **Kontrollkosten**. Hierbei handelt es sich um Qualitäts- und Terminüberwachung sowie die Entwicklung von Einkaufsrichtwerten. Somit umfassen die Kontrollkosten nicht nur die Kosten zur Ermittlung von Vereinbarungsverletzungen, sondern auch die generelle Vorteilhaftigkeit einer Vereinbarung wird überprüft. Entsprechend können Kontrollkosten in Überprüfung der Gutseigenschaften und Controllingkosten unterteilt werden. Der §137 des Sozialgesetzbuch V schreibt sogar explizit vor, dass die Krankenhäuser sich an einer externen Qualitätskontrolle (→ Qualitätsmanagement) beteiligen müssen. Auch die Einführung von → guidelines und → disease management soll qualitätssicherstellend wirken, da sie Handlungsspielräume einengen.

Die letzte Transaktionskostenkategorie sind so genannte **Anpassungskosten**. Hierunter werden jene Zusatzkosten subsumiert, die aufgrund nachträglicher Änderungen (Qualität, Quantität, Preis und Termine) entstehen. Die Gründe hierfür liegen in nicht ausreichend spezifizierten, bzw. in nicht ausreichend spezifizierbaren Verträgen. Als Bestandteil der Anpassungsphase oder aber als eine eigenständige Phase sind eventuelle Vertragsaufhebungskosten zu berücksichtigen.

Gründe für Marktversagen: das Organizational Failure Framework von Williamson (1975)

Auf der Grundlage der Transaktionskostentheorie entwickelte Williamson ein Modell zur Bestimmung der Determinanten für Marktversagen. Das Organizational Failure Framework bildet dabei die Grundlage für die Bestimmung optimaler Koordinationsmuster. Grundgedanke ist die Annahme, dass die Höhe der Transaktionskosten sowohl von Bedingungskonstellationen als auch von den gewählten Gestaltungsaktivitäten abhängt (Picot et al. 1997, S. 67). Folgende Graphik stellt das Modell dar.

Abbildung 3-2: Das Organizational Failure Framework (Williamson 1975, S. 40)

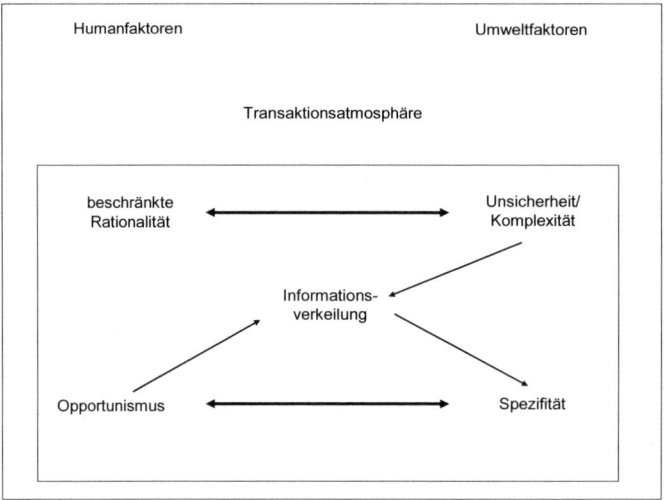

Eine der zentralen Annahmen ist, dass die beiden entscheidenden Human- und Umweltfaktoren paarweise einander gegenübergestellt werden müssen. Aussagen zur begrenzten Rationalität sind nur in Kombination zu solchen über Unsicherheit und Komplexität relevant. Betrachten wir zuerst die vier Dimensionen.

Unter **beschränkter Rationalität** verstehen wir, dass menschliches Verhalten zwar intendiert rational ist, aber nur begrenzt (Simon 1997, Vorwort). Vollständige Rationalität ist aus drei Gründen nicht möglich. Erstens, weil gewisse Informationen prinzipiell nicht zur Verfügung stehen, zweitens ein vollständiger Informationsstand zu kostspielig zu erreichen wäre und drittens die menschlichen Kapazitäten (sprachlich und neurophysikalisch) schlicht begrenzt sind. Robinson (1997) hebt die Bedeutung für das Gesundheitswesen deutlich hervor: „Bounded rationality ... place severe straints on contractual relationsships in health care, given a wide variety of possible diagnosis and treatments for any sets of presenting symptoms and the diversity of views on appropriate and inappropriate care." Dies wird aber erst in Kombination mit *Unsicherheit und Komplexität* zu einem Problem. Unsicherheit wird dabei als Maß für die Unvorhersehbarkeit und Anzahl notwendiger Änderungen definiert (Picot et al.

1997, S. 68). Komplexität misst die Anzahl unterschiedlicher Zustände, die ein System annehmen kann. Beides ist im Gesundheitswesen von zentraler Relevanz. Sowohl die begrenzte Rationalität, die sich in der intensiven Diskussion über evidence based medicine (→ Evaluation) ausdrückt, als auch die hohe Unsicherheit bei Diagnosen, die gerade bei multimorbiden Patienten sehr hoch ist und Standardisierungen erschwert. Gleichermaßen ist die Umweltunsicherheit durch schnelle technologische Veränderungen gekennzeichnet, die dazu führen können, dass Behandlungsmethoden sich in kürzester Zeit verändern.

Hinsichtlich des individuellen Verhaltens wird davon ausgegangen, dass Individuen ihren eigenen Nutzen unter Restriktionen maximieren und dazu auch **Opportunismus** – „a condition of selfinterest seeking with guile" (Williamson 1993, S. 92) – einsetzen. Der Manager oder Arzt verfolgt somit nicht mehr primär das Unternehmensziel, sondern eigene Ziele, die zwar mit den Unternehmenszielen kompatibel bzw. identisch sein können, nicht aber müssen. Dies ist wiederum nur in Kombination mit Spezifität ein Problem. Unter **Spezifität** verstehen wir die gegenseitige Abhängigkeit zwischen Tauschpartnern, d. h. inwieweit anderweitige Nutzung möglich ist. Hochspezifisch sind Verträge dann, wenn eine sehr hohe Abhängigkeit besteht, d. h. eine Leistung im Prinzip nicht erstellt werden kann, wenn ein Partner ausfällt. Nichtspezifisch sind Leistungen, wenn ein Wechsel der Vertragspartner ohne Kosten möglich ist. Ein Beispiel für hochspezifische Verträge im Gesundheitswesen sind Wartungsverträge für individuell angepasste Computerprogramme zur Steuerung der Leistungserstellung. Je spezifischer Leistungen sind, desto größer ist die Gefahr, erpressbar zu sein (→ Prinzipal-Agenten-Theorie). Unspezifische Verträge sind der Einkauf von Kugelschreiber oder Waschmitteln. Einfach ausgedrückt misst die Spezifität, ob ein Gut problemlos auch anderen Nachfragern angeboten werden kann oder ob man seinen Vertragspartnern „ausgeliefert" ist.

Abgerundet wird die Analyse durch eine Betrachtung der Transaktionsatmosphäre und –häufigkeit. Opportunismus beispielsweise ist keine starre Größe, sondern hängt ganz maßgeblich von externen Faktoren kultureller, technologischer, wirtschaftlicher und rechtlicher Art ab. Der Grad opportunistischen Verhaltens korreliert beispielsweise mit dem Risiko, seine Approbation zu verlieren. Die Transaktionshäufigkeit spielt anschließend zur Bestimmung des optimalen institutionellen Arrangements eine zentrale Rolle, ist aber kein inhaltliches Entscheidungskriterium.

Markt, Hierarchie oder Kooperationen

Kern der Transaktionskostentheorie ist die Bestimmung des optimalen institutionellen Arrangements. Einfach ausgedrückt, sollen Leistungen über den Markt hinzugekauft, Joint-ventures oder andere Kooperationen angestrebt oder sollten sie vollständig in ein Unternehmen integriert werden. Williamson reduzierte die Analysekriterien auf die Dimensionen Spezifität und Häufigkeit. Folgende Abbildung stellt das Entscheidungsmodell dar:

Abbildung 3-3: *Analysekriterien*

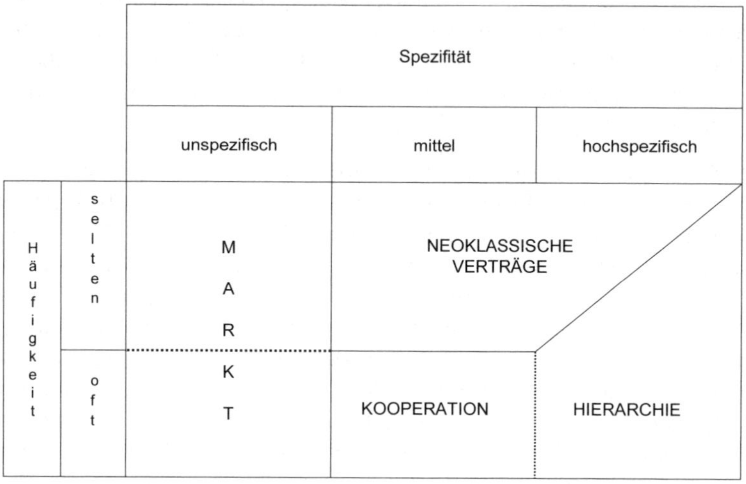

		Spezifität		
		unspezifisch	mittel	hochspezifisch
H ä u f i g k e i t	s e l t e n	M A R K T	NEOKLASSISCHE VERTRÄGE	
	o f t		KOOPERATION	HIERARCHIE

Kritisch muss hier angemerkt werden, dass es keine fundierten Aussagen dazu gibt, wann eine Transaktion selten und wann sie häufig ist und auch bei der Bewertung der Spezifität besteht erheblicher Gestaltungsspielraum. Deshalb bietet es sich an, nicht nur in den vier von Williamson vorgeschlagen Kategorien zu argumentieren, sondern von einem Kontinuum auszugehen.

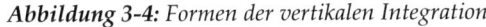

Abbildung 3-4: *Formen der vertikalen Integration*

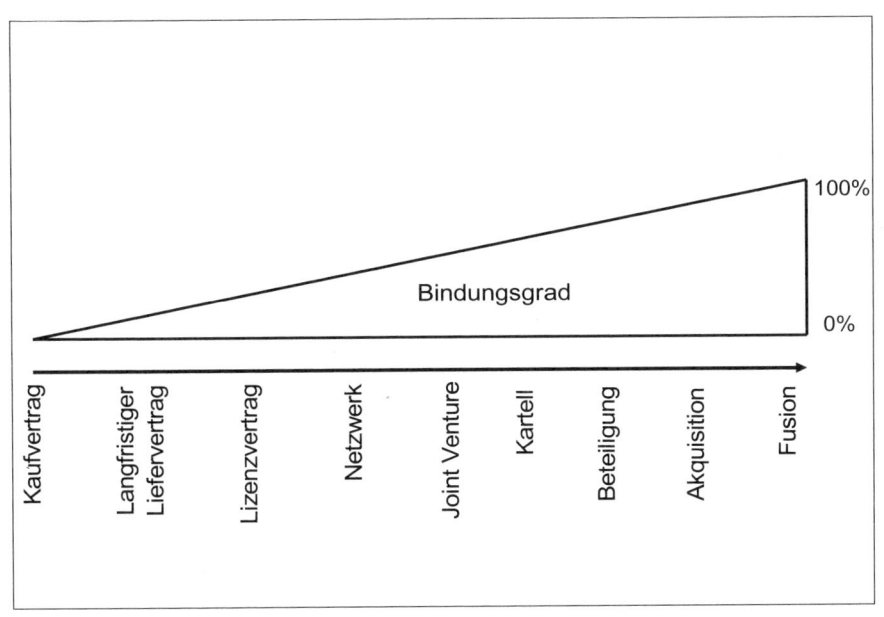

Die Graphik zeigt deutlich, dass es eine Vielzahl von Zwischenstufen gibt. Unter Zuhilfenahme der Terminologie der Transaktionskostentheorie lässt sich nun für die einzelnen Varianten argumentieren, wenn auch die Theorie noch nicht in der Lage ist, quantitative Aussagen zu machen, da die Operationalisierung von Transaktionskosten weitgehend unmöglich ist.

Eignung der Transaktionskostentheorie im Gesundheitswesen

Ein wesentliches Problem der Transaktionskostentheorie im Gesundheitswesen ist die ausgesprochene Komplexität und Varietät der Wertschöpfungskette. Die klassische Darstellung ambulanter Sektor, Krankenhaus und Rehabilitation als vertikale Integration ist nicht zwangsläufig der Regelfall, wenn überhaupt. Ist für einen Zeitschriften-verlag die Papierproduktion eindeutig eine vorgelagerte und der Zeitschriftenkiosk eine nachgelagerte Produktionsstufe, verhält sich das Verhältnis zwischen ambulanten Sektor und Rehabilitation zum Krankenhaus häufig anders. Der niedergelassene Fach-arzt ist, wenn er einen Patienten an das Krankenhaus überweist, eine vorgelagerte Produktionsstufe. Der Patient wird aber beispielsweise bei einem Schlaganfall direkt eingeliefert, und der Facharzt ist im Rahmen der Rehabilitation eine nachgelagerte

Produktionsstufe. Gleichermaßen erbringt er, wenn der Patient abschließend von ihm behandelt wird und nicht ins Krankenhaus eingewiesen wird, eine abgeschlossene Wertschöpfung. Zwei Schlüsse lassen sich hieraus ziehen: erstens ist die Reihenfolge im Gesundheitswesen weitestgehend variabel, d. h. es kann nicht generell von vor- und nachgelagerten Produktionsstufen gesprochen werden. Teilweise verläuft die Wertschöpfungskette sogar schleifenartig, so dass eine Produktionsstufe mehrmals involviert ist. Gerade bei multimorbiden und/oder chronisch Kranken ist eine klassische Wertschöpfungskette überhaupt nicht zu bestimmen. Zweitens ist, vieles, was auf den ersten Blick nach vertikaler Integration aussieht, Diversifikation. Es werden nicht vor- oder nachgelagerte Produktionsstufen integriert, sondern andere Leistungserbringer im Gesundheitswesen, um ein umfassenderes Sortiment anbieten zu können. Um dies zu analysieren, eignet sich aber nicht die Transaktionskostentheorie, sondern eher die Wettbewerbsstrategie nach Porter (1996).

Prinzipal-Agenten-Theorie

Grundlagen

Der zweite theoretische Ansatz, der zur Analyse von Managed Care-Institutionen und-Instrumenten herangezogen werden soll, ist die Prinzipal-Agenten-Theorie. Die Grundgedanken der Theorie sind ausgesprochen trivial. Der Prinzipal engagiert einen Agenten, der für ihn Aufgaben erfüllen soll. Diese Aufgaben beinhalten auch gewisse Entscheidungskompetenzen (Jensen, Meckling 1976). Eine sehr praxisnahe Grundannahme ist dann, dass der Agent nicht zwangsläufig die gleichen Ziele haben muss wie der ihn beauftragende Prinzipal. Und genau hier setzt die Theorie an. Die Prinzipal-Agenten-Theorie geht davon aus, dass der Agent – zumindest – auch, eigene Interessen verfolgt, die entgegen denen des Prinzipals liegen. So empfinden viele Manager es als ein Prestigeobjekt, einen möglichst großen Firmenwagen zu haben. Dies muss aber überhaupt nicht im Interesse der Unternehmenseigner (Prinzipal) sein, die die Geschäftsführung an einen angestellten Manager (Agent) delegieren. Genauso ist es im Gesundheitswesen. Der Patient (Prinzipal) delegiert die Behandlung an den Arzt (Agent). Auch hier bestehen berechtigte Zweifel, dass der Arzt nur das Interesse des Patienten vor Augen hat oder ob er nicht auch eigene – mit denen des Patienten nicht kompatible – Interessen verfolgt. So können etliche medizinische Tests für den Arzt sehr viel Sinn machen, nicht aber für den Patienten. Neben den divergierenden Zielen ist auch die Risikoneigung unterschiedlich. Die Prinzipal-Agent-Theorie geht im Wesentlichen davon aus, dass der Prinzipal risikoneutral und der Agent riskoavers agiert.

Das ganze Problem tritt aber nur dann auf, wenn Unsicherheit besteht und die verfügbaren Informationen unterschiedlich sind (Arrow 1985, S. 37). Unterschiedlicher Zugang zu Informationen und deren Verarbeitung ist ein Kernelement der Theorie. So hebt Arrow hervor, dass „...the physician-patient relation (...) a notorious case (is). Here the physician is the agent and who chooses actions affecting the welfare of the principal (the patient). The very basis of the relation is the superior knowledge of the physician. Hence, the patient cannot check to see if actions of the physician are as deligent as they could be." (Arrow 1985, S. 38). Die Annahme, dass der Agent, an den Aufgaben delegiert werden, gegenüber dem delegierenden Prinzipal einen Informationsvorsprung hat - es wird hier von Informationsasymmetrien gesprochen - ist ebenfalls eine der wesentlichen Kernannahmen der Prinzipal-Agenten-Theorie. Der Abbau dieses Informationsvorsprunges und somit auch die Möglichkeit der Kontrolle ist nicht möglich oder zumindest nicht kostenlos. Natürlich könnte man Medizin studieren, um den Arzt zu überprüfen. In den Fällen, in denen dies nicht unmöglich ist, ist es zumindest zeitaufwendig und kostspielig.

Nun beschäftigt sich die Prinzipal-Agenten-Theorie mit der Frage, wie unter solchen Umständen Verträge ausgestaltet sein müssen. Wegen der differierenden Interessen und der Informationsasymmetrien gibt es nur theoretisch eine optimale Lösung (first-best). Ziel der Prinzipal-Agenten-Theorie ist es nun, die Differenz zwischen einer erreichten (second-best) und der theoretischen Lösung zu minimieren. Diese Differenz stellen die Agency-Kosten dar, die es zu minimieren gilt.

Diese Agency-Kosten setzen sich aus drei Kostenarten (Jensen, Meckling 1976, S. 318) zusammen:

1. Signalisierungskosten des Agenten, der seine Leistungsbereitschaft und –fähigkeit dokumentieren will. Hierzu gehören beispielsweise Zertifizierungen.

2. Überwachungs- und Kontrollkosten, d. h. alle Kosten, die der Prinzipal zur Verringerung der Informationsasymmetrie aufwendet.

3. Residualverluste, jene Agency-Kosten die trotz Signalisierung und Kontrolle verbleiben.

Wie hoch diese Agency-Kosten sind, hängt von folgenden Faktoren ab (Richter, Furubotn 1996):

1. Einstellungen/Präferenzen des Agenten,

2. Leichtigkeit, mit der der Agent seine Präferenzen anstelle der des Prinzipals durchsetzen kann,

3. Risikoneigung,

4. Kosten der Überwachung und

5. Risiko des Garantieverlustes.

Aufgabe der Prinzipal-Agenten-Theorie ist es nun - unter diesen Bedingungen - Vertragskonstellationen zu finden und bestehende zu überprüfen. Dies wird in der Praxis dadurch erschwert, dass es sich nicht um eine Prinzipal-Agenten-Beziehung handelt, sondern um ein Geflecht solcher, die in Konkurrenz zueinander stehen können. So ist der Krankenhausarzt nicht nur Agent des Patienten, sondern auch der Krankenhausleitung. Jedes Wirtschaftssubjekt ist nun in eine schier unendliche Anzahl von teilweise interdependenten Prinzipal-Agenten-Relationen eingebunden.

Im Folgenden sollen zuerst die wesentlichen Informationsasymmetrien und die daraus resultierenden Verhaltensunsicherheiten dargestellt werden, um anschließend geeignete Koordinationsmuster zu diskutieren.

Informationsasymmetrien und Verhaltensunsicherheiten

Die Typologisierung von Informationsasymmetrien und die Analyse der daraus resultierenden Verhaltensunsicherheiten sind ein Kernbestandteil der Prinzipal-Agenten-Theorie. Drei Arten von Informationsasymmetrien werden unterschieden (in Anlehnung an Spremann 1990, S. 566f):

1. Hidden characteristics: Ex-ante feststehende Ausprägungen (z. B. Talent, Fähigkeit oder Qualifikation)

2. Hidden action/information: Ex-ante variable Ausprägungen (Anstrengung, Sorgfalt, Fairness oder Kulanz), auch im nachhinein nicht erkennbar und

3. Hidden intention: Ex-ante variable Ausprägungen (Anstrengung, Sorgfalt, Fairness oder Kulanz), im nach hinein erkennbar.

Beim ersten Fall sprechen wir von Qualitätsunsicherheit oder hidden characteristics. Das Verhalten des Agenten ist exogen festgelegt und durch den Prinzipal nicht zu beeinflussen. Entscheidend ist, dass er von den Eigenschaften nichts wusste. Hieraus resultiert das Problem der adversen Selektion. Im zweiten Fall sprechen wir von hidden action und dem daraus resultierenden moral hazard. Auch ex-post bleibt es dem Prinzipal verborgen, dass der Agent sich nicht den Zielen des Prinzipals entsprechend verhält. Variablen sind sein Einsatz, Fleiß oder die Sorgfalt. Der dritte Fall unterscheidet sich dadurch, dass dem Prinzipal ex-post durchaus deutlich gemacht wird, welches die Zielsetzungen des Agenten sind. Verhaltensmerkmale sind Entgegenkommen, Kulanz oder Fairness. Hier sprechen wir von hidden intention. Diese drei Informationsasymmetrien und die Verhaltensunsicherheiten sollen im Folgenden etwas näher betrachtet und ihre Relevanz für das Gesundheitswesen herausgestellt werden. **Hidden characteristics** und **adverse Selektion** beziehen sich auf die Phase vor Vertragsabschluss. Im Wesentlichen geht es hierbei um die Selektion geeigneter Vertragspartner. Unter hidden characteristics werden Eigenschaften des Agenten verstanden, die erst nach Vertragsschluss offenkundig werden und auch nachträglich nicht zu ändern sind. Spremann spricht hier zu Recht von Qualitätsunsicherheit (Spremann 1990, S. 567f), d. h., ex-ante besteht Ungewissheit über die Leistungen bzw. das Leistungspotenzial des Agenten. Dies klingt noch sehr abstrakt, wird aber deutlicher, wenn man konkrete Beispiele betrachtet. Eine typische Prinzipal-Agenten-Beziehung existiert zwischen einer Versicherung und jemanden, der eine Versicherung sucht.

Die asymmetrische Informationsverteilung, bzw. der Informationsvorsprung des A-
genten (sucht die Versicherung), soll am Beispiel einer jungen Frau dargestellt werden.
Die junge Frau hat gegenüber der Versicherungsgesellschaft einen Informationsvorsprung, da nur sie weiß, ob Kosten für eine Schwangerschaft und Geburt zu erwarten
sind. Milgrom und Roberts (1992, S. 149) formulieren treffend, dass „Childbearing
plans are a privately known, unobserved characteristic of the insurance buyer that has
huge effect on insurance costs." Aufgrund ihres Informationsvorsprunges wird sie,
falls sie plant in nächster Zeit schwanger zu werden, diejenige Versicherung wählen,
die diesbezüglich die umfangreichsten Leistungen anbietet. Mit dieser Versicherung
werden dann sämtliche gebärwilligen Frauen kontrahieren wollen. Diese Argumentation mag absurd klingen, ist es aber nicht. In den USA wird die negative Risikoselektion als derart bedeutend eingestuft, dass die Kosten von privaten Individualversiche-
rungen nicht mehr getragen werden (Milgrom, Roberts 1992, 149). Aus dieser
Informationsasymmetrie resultiert adverse Selektion. Hierunter verstehen wir die
erhöhte Attraktivität von Angeboten auf diejenigen, die davon überproportional profitieren. Streitsüchtige Menschen fühlen sich von Rechtsschutzversicherungen besonders angesprochen, weniger fleißige Ärzte fühlen sich von einem festen Gehalt besonders angesprochen, und derjenige, der weiß, dass er nur noch sehr kurz leben wird,
fühlt sich von der Idee einer Lebensversicherung besonders dann angesprochen, wenn
die Versicherung von seiner kurzen Restlebenserwartung nichts weiß und diese auch
nicht beurteilen kann.

Hidden Action/Information und **Moral Hazard** entstehen durch Handlungsspielräume nach Vertragsabschluss, d. h. es handelt sich hier um ex-post Opportunismus. Der
Prinzipal ist nicht in der Lage das Verhalten des Agenten vollumfänglich zu kontrollieren und muss davon ausgehen, dass dieser den Handlungsspielraum zu seinen
Gunsten (differierende Nutzenfunktionen) ausnutzt bzw. ausnutzen kann. Entscheidend ist hierbei aber, dass das Verhalten des Agenten seiner freien Willensbildung
unterliegt, d. h. er entscheidet selber, wie er sich verhalten will.

Kann der Prinzipal bei hidden action-Problemen die Anstrengungen des Agenten
nicht messen bzw. ist der Aufwand zur Messung zu hoch und kann somit nicht zwischen Anstrengung des Agenten und Zufallsereignissen unterscheiden, liegt das Problem bei hidden informations etwas anders. Arrow (1985, S. 35) spricht hier von „Beur-
teilungsmängel trotz Beobachtbarkeit". Dem Agenten fehlen derart die Fachkennt-
nisse, dass er trotz Beobachtbarkeit kein Urteil fällen kann. Dies dürfte im Gesundheitswesen eine erhebliche Rolle spielen. Klassisch ist hier nämlich das Verhältnis
zwischen Patienten (Prinzipal) und Arzt (Agenten). Durch seinen Wissensvorsprung
und die für den Patienten fremde Sprache ist dem Arzt möglich, vor den Augen des
Patienten moral hazard zu betreiben und dieser hat keine Möglichkeit es zu merken.
Entscheidend ist bei dieser Konstellation, dass der Arzt den Patienten mit selektiven
Informationen versorgt, bzw. Informationen vorenthält (hidden information). Klassisch ist dieses Phänomen auch bei der Auskunftspflicht der Ärzte vor einer Operation. Der Arzt ist hier in der Lage, die Informationen zu selektieren oder, was eher der

Regelfall sein dürfte, Informationen zu verschlüsseln, so dass sie für den Prinzipal wertlos werden. So wird treffend argumentiert, dass zwischen „information" und „knowledge" unterschieden werden muss. Informationen können viele gegeben werden, entscheidend ist aber, ob sie zu Wissen, d. h. personengebundenen Informationen, transformiert werden und somit den Patienten in die Lage versetzen Entscheidungen auf der Basis von Wissen zu treffen.

Moral hazard kann als Verhaltensänderung nach Vertragsabschluss verstanden werden und zwar zu Lasten der Interessen des Prinzipals. Am Beispiel von Versicherungen lässt sich dies verdeutlichen. Der Abschluss einer Krankenversicherung kann dazu verleiten, präventive Maßnahmen zu vernachlässigen (zum Beispiel regelmäßiges Zähneputzen) oder Risiken einzugehen, die ohne Versicherungsschutz vermieden werden würden (zum Beispiel Verletzungen durch Risikosportarten). Moral hazard spielt aber auch eine wichtige Rolle im Verhältnis zwischen Versicherung und Leistungserbringer. Eine Versicherung delegiert die Leistungserstellung an ein Krankenhaus, z. B. der Erneuerung einer TEP. Nach Vertragsabschluss stellen sich aus der Sicht der Versicherung zwei moral-hazard-Probleme. Erstens stellt sich die Frage, ob der in Rechnung gestellte Leistungsumfang berechtigt ist, oder ob eine Leistungsmengenausweitung auf Kosten der Versicherung stattgefunden hat. Es könnten möglicherweise mehr Krankenhaustage eingesetzt worden sein, als unbedingt nötig wären. Der Patient ist am Tag vor der Operation bereits aufgenommen worden, obwohl eine Aufnahme am gleichen Tag auch ausreichend gewesen wäre. Aber es besteht auch ein Qualitätsproblem. Es ist für die Krankenversicherung sehr schwer festzustellen, ob die Qualität der abgelieferten Leistung angemessen ist. Entscheidend ist immer wieder, dass die Kontrolle entweder nicht möglich oder aber unangemessen kostspielig ist.

Hidden Intention und das daraus resultierende **Hold up** wird für beide Vertragspartner nach Vertragsschluss offensichtlich. Im Wesentlichen geht es um die Gestaltung von Vertragslücken, die nach Vertragsschluss geregelt werden. Dies kann kulant oder aber eben auch egoistisch erfolgen. Wie entschieden wird, bleibt aber nicht verborgen, sondern wird ersichtlich. „Es wird von A (dem Prinzipal, Anmerkung d.V.) als mehr oder weniger „unfair" eingestuft. Jedoch kann A seinem Partner B (dem Agenten, Anmerkung d.V.) weder juristisch noch physisch zu jener Gegenleistung zwingen, die er als „fair" ansieht und erhofft." (Spremann 1990, S.69). Die Gefahr erpressbar zu sein ist vor allem bei spezifischen Investitionen (→ Transaktionskostentheorie) ein entscheidendes Problem. Als Beispiel könnte ein langfristiger Versorgungsvertrag zwischen einem Krankenhaus und einem unabhängigen Labor genommen werden. Gerade in Bereichen, in denen Medizintechnologie eine derart bedeutende Rolle spielt, müssen solche Verträge relativ offen gestaltet werden. Die offene Gestaltung schafft diskretionäre Spielräume, den Prinzipal „über den Tisch zu ziehen". Oder ein Krankenhaus investiert in ein Herztransplantionszentrum, weil sie einen hervorragenden Spezialisten in ihren Reihen haben. Diese Investitionen werden weitgehend zu sunkcosts, wenn diese Spezialisten das Krankenhaus verlassen. Nachdem das Zentrum errichtet worden ist, kündigt der Arzt.

Koordinationsmuster

Nachdem die Informationsasymmetrien und möglichen Verhaltensunsicherheiten aufgezeigt wurden, stellt sich zwangsläufig die Frage nach einem geeigneten Koordinationsmuster. Folgende Tabelle (in Anlehnung an Picot, Reichwald, Wiegand 2003) gibt einen Überblick:

Abbildung 3-5: Koordinationsmuster

Informationsasymmetrien						
	hidden characteristics			Hidden action/ Hidden information		hidden intention
Informationsproblem des Prinzipals	Qualitätseigenschaften unbekannt			Anstrengungen nicht beobachtbar oder beurteilbar		Absichten unbekannt
Problemursache	Verbergbarkeit der Qualitätseigenschaften			Ressourcenplastizität Kontrollkosten		Ressourcenabhängigkeit, R-einmalig oder R-entzeihbarkeit
Verhaltensspielraum des Agenten	vor Vertragsschluss			nach Vertragsschluss		nach Vertragsschluss
Beispiel	Abschluss einer Zusatzversicherung Private Krankenversicherung			Arzt-Patient-Beziehung		Krankenhaus-Labor
Problem	Adverse Selektion			Moral Hazard		Hold-up
Kooperationsdesign	Signaling/ Screening	Self-Selection	Interessen-angleich	Interessen-angleich	Monitoring	Interessenangleich
Beispiele aus dem Gesundheitswesen	Zertifizierung Rankings	Deductables	Reputation	Gatekeeping	Utilization Review	Joint-Venture Garantieleistungen

Die nachfolgenden Koordinationsmuster verstehen sich als Strategie gegen die Verhaltensunsicherheit. Zuerst betrachten wir wiederum die aus hidden characteristics resultierende **adverse Selektion**. Ausgangspunkt bei Qualitätsunsicherheit und der Gefahr adverser Selektion ist, dass die Qualitätsprüfung hohe Kosten verursachen würde und gleichzeitig der entscheidungstheoretische Informationswert sehr hoch ist (Spremann 1990, S. 578). Es bieten sich zwei grundsätzliche Wege der Qualitätsprüfung an. Erstens die Offenbarung, die wiederum aus zwei Varianten besteht: ausgehend vom Prinzipal das Screening, d. h. das systematische Durchleuchten des Marktes (zum Beispiel Rankings), oder aber vom Agenten aus initiiert, das Signaling. Hier werden dem Prinzipal Signale „ausgesendet", die die Qualität des Agenten dokumentieren sollen. Entscheidend ist somit, ob der mit dem Informationsvorsprung oder mit dem Informationsdefizit die Initiative ergreift. Dies ist im Gesundheitswesen dann relevant, wenn selektiv kontrahiert werden kann. Dann müssen die aus dem Marketing bekannten klassischen Instrumente der Kommunikationspolitik eingesetzt werden.

Zweitens, das Selbstwahlschema (self-selection), bei dem Anreize zur individuellen Selbsteinschätzung so gesetzt werden, dass das Problem nicht mehr relevant ist. Ausgangspunkt hierbei ist die Annahme, dass der Versicherte seine Risikostruktur am besten kennt und entsprechend Anreize zur Offenbarung gesetzt werden müssen. Im Rahmen von Managed Care spielen hier vor allem → copayments und → deductibles eine wichtige Rolle. Allen ist gemein, dass Fehlentscheidungen - aus der Sicht des Prinzipal - vorgebeugt werden und das davon ausgegangen wird, dass die Investition in Informationen sich lohnt.

Adverse Selektion und als Strategie der Prinzipale das cream skimming, mit anderen Worten die Rosinen-Pickerei, haben im Gesundheitswesen eine zentrale Bedeutung, da die Kosten sehr ungleich verteilt sind (GEK 2003). Wenige Versicherte sind in der Lage, auch eine relativ große Krankenversicherung zu ruinieren. Gleiches gilt für Patienten. Es gibt durchaus einige Beispiele von Krankenhäusern, die die Aufnahme von Patienten mit sehr kostspieligen Behandlungen sich schlicht nicht leisten können und Patienten deshalb verlegt werden.

Zentral für das moral-hazard-Problem ist, dass der Prinzipal auch nach Vertragsschluss nicht in der Lage ist, dass Verhalten des Agenten zu beurteilen. Es ist ihm vor allem nicht möglich, zwischen exogenem Risiko und dem Verhalten des Agenten zu unterscheiden (Spremann 1990, S. 571). Im Wesentlichen bieten sich zwei Strategien zum Umgang mit moral hazard an. Entweder werden Informationsasymmetrien abgebaut und somit die Beurteilbarkeit der Anstrengungen des Agenten erhöht oder es werden Anreize gesetzt, die es auch für den Agenten vorteilhaft werden lassen, die Interessen des Prinzipals zu verfolgen, mit anderen Worten wird eine Interessenharmonisierung angestrebt. Folgende Abbildung stellt mögliche Formen in den drei relevanten Konstellationen dar:

Abbildung 3-6: Varianten des moral hazards

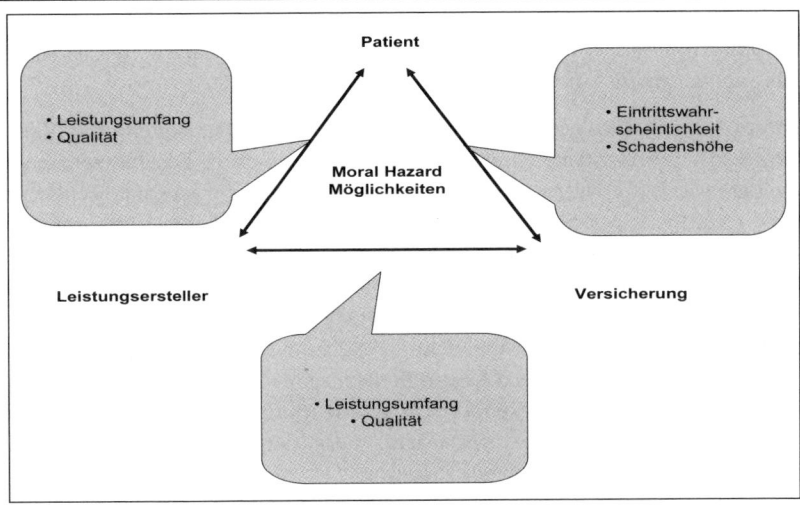

Die Abbildung zeigt, dass moral hazard und die entsprechenden Strategien auf allen drei Ebenen relevant sind. Betrachten wir zuerst das Monitoring, das im Prinzip nichts anderes als Kontrolle ist, aber positiv klingt. Ziel des Monitorings ist die Einengung diskretionärer Handlungsspielräume. Instrumente hierfür sind klassische Managementinstrumente wie das Rechnungswesen, Management-Informationssysteme, Berichtswesen oder Planungssysteme, Institutionen wie der Aufsichtsrat, Stiftungsrat oder andere Kontrollorgane und vor allem der Markt. Der Markt, sowohl ein fiktiver, interner Markt als auch ein externer, dürfte wohl als das wirksamste Monitoring-Instrument angesehen werden, da es im Prinzip fast keine Kosten verursacht, aber sehr offenlegend ist. Verschiedene Unternehmen oder auch Abteilungen eines Unternehmens werben um einen Auftrag. Die Ausnutzung eines deskretionären Handlungsspielraumes ist im Prinzip nicht möglich, weil dieses von den konkurrierenden Unternehmen bzw. Abteilungen sofort aufgedeckt werden würde. Der Markt wirkt auch hier „reinigend".

Betrachten wir nun die konkreten Instrumente im Gesundheitswesen. Zwischen Patienten und Leistungserbringern bieten sich beispielsweise Kostenerstattung und Einzelleistungsvergütung als Monitoringinstrumente an. Durch die Kostenerstattung (→ Vergütungsformen) soll einerseits die Hemmschwelle des Betrugs durch den Arzt gesenkt werden (kein moral-hazard-Problem), und auf der anderen Seite Transparenz über die Leistungen geschaffen werden. Die größte Bedeutung haben Monitoringinstrumente aber in der Beziehung zwischen dem Leistungserbringer und der Versicherung. Durch Instrumente wie → utilization review und → guidelines soll der

Handlungsspielraum möglichst eingeengt werden. Anstelle fallweiser Überprüfungen werden standardisierte Behandlungsformen vorgegeben bzw. Handlungsschritte bedürfen der Genehmigung. Aber auch zwischen Versicherung und Patienten spielen Monitoringinstrumente eine Rolle. Die Einführung von Zahnarztheften ist nichts anderes als ein Instrument zur Verhinderung von moral hazard.

Neben dem Aufbau eines Monitoringsystems besteht die Möglichkeit, über die Strukturierung von Anreizsystemen moral hazard zu verhindern. Die Nutzenfunktionen der beteiligten Akteure sollen möglichst kompatibel gemacht werden. Typisches Beispiel im Gesundheitswesen ist die Anstellung von Ärzten durch Krankenkassen (→ HMO) und die anschließende erfolgsabhängige Entlohnung. Der Arzt partizipiert am Erfolg des Systems und maximiert die eigenen Interessen durch verfolgen der Gesamtsysteminteressen. Gleichermaßen sind Selbstbeteiligungen (→ copayments und deductables) ein Instrument der Anreizangleichung. Auch hier haben beide Seiten ein Eigeninteresse an der Reduzierung von Gesundheitsausgaben. Ein verbreitetes Instrument ist auch der Einsatz eines Gatekeepers (→ gatekeeping), der die nachfolgenden Behandlungsstufen koordiniert und überwacht. Wenn der Gatekeeper über ein Budget verfügt, eignet er sich ideal zur Anreizanpassung.

Prinzipal-Agenten-Theorie zur Analyse von Steuerungselementen im Gesundheitswesen

Es ist sicherlich kein Zufall, dass bereits Arrow (1963) in der Argumentation über Prinzipal-Agenten-Probleme häufig auf Fragen aus dem Gesundheitswesen zurückgegriffen hat. Dies hat unterschiedliche Gründe.

Die Bedeutung adverser Selektion bzw. umgekehrt, die Attraktivität von cream skimming ist im Gesundheitswesen ausgesprochen hoch. Wenige Patienten, z. B. Herztransplantationspatienten, sind in der Lage, eine Krankenkasse erheblich zu belasten. Sämtliche Ansätze im Gesundheitswesen, die auf wettbewerbsorientierte Steuerung ausgerichtet sind, müssen ihr Hauptaugenmerk auf Risikoselektion legen. Der Erfolg einer HMO ist maßgeblich durch den Versichertenmix determiniert. Die Prinzipal-Agenten-Theorie eignet sich hervorragend, um diese Problemstellung zu systematisieren und Lösungsvorschläge zu machen.

Es gibt wenige Bereiche, in denen Informationsasymmetrien derart offensichtlich sind, wie im Gesundheitswesen. Dies wird auch noch dadurch verstärkt, dass Patientenrechte die Informationsasymmetrie sogar rechtlich fixieren. Der diskreditionäre Spielraum der Leistungserbringer ist enorm. Dies wird durch die Möglichkeit von eigeninduzierter Nachfrage verstärkt. Mit anderen Worten, der Arzt arbeitet weitgehend außerhalb des Blickfeldes des Leistungsfinanzierers und kann sein Auftragsvolumen ganz erheblich selbst beeinflussen. Unter derartigen Rahmenbedingungen bietet die Prinzipal-Agenten-Theorie sehr viele Ansätze zur effizienteren Gestaltung der Vertragsbeziehungen.

Ohne hier weiter ins Detail gehen zu wollen, kann festgehalten werden, dass die Prinzipal-Agenten-Theorie mit ihrer Konzentration auf Informationsasymmetrie und Verhaltensunsicherheit einen wesentlichen Beitrag zur Strukturierung und Lösung von Problemen im Gesundheitswesen beitragen kann und vor allem Grundlage für nahezu alle Ansätze im Rahmen des Managed Care – Konzeptes ist. Managed Care setzt bei der Reduzierung von Informationsasymmetrien und der Schaffung von positiv steuernden Anreizsystemen an.

Literatur

AKERLOF, G. (1970), The Market for "Lemons": Quality Uncertainty and the Markets, in: Quarterly Journal of Economics, 84, S. 488-500.

ALCHIAN, A. DEMSETZ H. (1972), Production, Information Costs, and Economic Organization, in: AER Dec., S. 777-95.

Arrow, K. (1963), Uncertainty and the Welfare Economics of Medical Care, in: American Economic Review, December 53(5), S. 941-973.

ARROW, K. (1985), The Economics of Agency, in: PRATT, J.W. ZECKHAUSER R., Principals and Agents, Bosten, S. 1-38

COASE, R. (1937), The Nature of the Firm, Economia, 4, S. 386-405

COASE, R. (1988), The firm, the market and the law, Chicago 1988.

COASE, R. (1993), The Nature of the Firm, in: WILLIAMSON, O. WINTER, S.G. (HRSG.), The Nature of the Firm – Origins, Evolution, and Development, New York, S. 18-47

DEMSETZ, H. (1967), Toward a Theory of Property Rights, in: The American Economic Review,58, 347-360.

DEMSETZ, H. (1968), The Cost of Transacting, in: Quarterly Journal of Economics QLE, 82, S. 33-53.

DEMSETZ, H. (1988), Ownership, control and the firm. The Organization of Economic Activity series, 1, Oxford

FONTANIRI, M. (1996), Kooperationsgestaltungsprozesse in: Theorie und Praxis, Berlin

FURUBOTN, E. PEJOVICH, S. (1974), The Economics of Property Rights, Cambridge

GROBE, TH. DÖRNING, H. SCHWARTZ, F.-W. (2003), GEK-Gesundheitsmonitor, Schwäbisch-Gmünd

HART, O. MOORE, J. (1990), Property Rights and the Nature of the Firm, in: Journal of Political Economy 98 (6) Dec., 1990, 1119-58.

JENSEN, M. MECKLING, W. (1976), Theory of the Firm: Managirial Behavior, Agency Costs and Ownership Structure,in: The Journal of Financial Economics, 3 (1997), S. 305-60

MILGROM, P.R. ROBERTS, J. (1992), Economics, Organization and Management, Englewood Cliffs

MOONEY, G. (1993), Agency in health care: getting beyond first prinziples, in: Journal of Health Economics, 125-135.

NORTH, D. (1991), Institutions, Institutional Change and Economic Performance, Cambridge

PAULY, M. (1968), The Economics of Moral Hazard: Comment, in: AER, 58, 531-537.

PICOT, A. DIETL, H. FRANCK, E. (1997), Organisation, Stuttgart

PICOT, A. REICHWALD, R. WIEGAND, R. (2003), Die grenzenlose Unternehmung, 5.Aufl. Wiesbaden

PORTER, M.E. (1996), Wettbewerbsvorteile, 4. Auflage, Frankfurt

PRATT, J.W. ZECKHAUSER, R.J. (HRSG.) (1985), Principals and Agents: The Structure of Business, Boston

RICHTER, R. FURUBOTN, E. (1996), Neue Institutionenökonomik. Eine Einführung und kritische Würdigung, Tübingen

ROBINSON, J.C. (1997), Physician-Hospital Integration and the Economic Theory of the Firm, in: Medical Care Research and Review, 54, S. 3-24

SIMON, H.A. (1997), Administrative Behavior, 4. Auflage, New York

SLOAN, F. (1988), Property Rights in the Hospital Industry, in: FRECH, H.-E., Health care in America: San Francisco, S. 103-127

SPREMANN, K. (1990), Asymmetrische Informationen, in: ZfB, Heft 5/6 , S. 561-568

WILLIAMSON, O. (1975), Markets and Hierarchies, New York.

WILLIAMSON, O. (1985), THE Economic Institutions of Capitalism, New York.

WILLIAMSON, O. (1986), Economic Organization, Brighton.

WILLIAMSON, O. (1993), The Logic of Economic Organization, in: WILLIAMSON, O. WINTER S.G. (HRSG.), The Nature of the Firm – Origins, Evolution, and Development, New York

WINDSPERGER, J. (1996), Transaktionskostenansatz der Entstehung der Unternehmenorganisation, Heidelberg

Teil II

Managed Care-Organisa-

tionen und -Produkte

1 Vorbemerkungen

Unter Managed Care Organisationen (MCOs) werden Institutionen verstanden, die ausgewählte Managed Care-Instrumente einsetzen und zumindest bis zu einem gewissen Grad die Funktionen Versicherung und Leistungserstellung integrieren.[1] Neben diesen MCOs existieren Institutionen, die im Managed Care-Umfeld agieren. Hierzu gehören insbesondere spezialisierte Unternehmensberatungen, die bei der Entwicklung und Umsetzung der Managed Care-Instrumente behilflich sind, respektive Beratungsleistungen zum Umgang mit Managed Care-Instrumenten anbieten. Wie bereits in der Einleitung über das amerikanische Gesundheitswesen dargestellt, handelt es sich nicht nur um neue Organisationsformen, da ihre Wurzeln auf die 20er und 30er Jahre zurückgehen.

Als charakteristisch für ein Wettbewerbsumfeld kann die Ausdifferenzierung von Organisationsformen und die Produktdifferenzierung angesehen werden. Je stärker der Wettbewerb ist, desto ausgeprägter sind diese Tendenzen. In diesem Entwicklungsstadium befand sich Managed Care im amerikanischen Gesundheitswesen Ende der 90er Jahre. Immer neue Organisationsformen und Produkte drängen auf den Markt und lösen alte Organisationsformen ab bzw. entstehen neben ihnen. Dies hat zur Folge, dass traditionelle Darstellungen von MCOs mit einer simplen Unterteilung in drei oder vier versicherungsbasierte Organisationstypen heute nicht mehr geeignet sind (Zelman 1996, S. xi; Wagner 2001, S. 18).

Nach dem massiven Wachstum von Managed Care bis Ende der 90er Jahre hat in den letzten drei Jahren eine erhebliche Konsolidierung stattgefunden (Janus 2003). Unter dem Stichwort „Managed Care Backlash" wurden viele Gründe diskutiert, warum Managed Care Organisationen viele der Erwartungen nicht haben erfüllen können und einige der eingesetzten Instrumente – insbesondere jene die nahezu das gesamte finanzielle Risiko an die Leistungsersteller delegieren – wieder verschwunden sind (vgl.: Peterson 1999; Reinhardt 1999; Friedman, Goes 2001; Sullivan 2000; Havighurst 2001; Draper et al. 2002). In den folgenden Kapiteln wird auf diese Entwicklungen noch detailliert eingegangen.

Auch die traditionelle faktische Gleichsetzung von Organisationen und Produkten entspricht nicht mehr den Marktgegebenheiten (Landon et al. 1997; Gold, Hurley 1997), da es fast keine Ein-Produkt-Unternehmen mehr gibt, sondern Mehr-Produkt-Unternehmen (Health Plans) entstanden sind.

---

[1] Siehe zum Nachfolgenden auch Amelung (1999).

Diese agieren sowohl mit unterschiedlichen Produkten in gleichen Märkten (Anbieten von Alternativen) als auch mit unterschiedlichen Produkten in unterschiedlichen Märkten (z. B. spezielle Produkte nur für Medicare-Versicherte). Dabei ist charakteristisch, dass die unterschiedlichen Marktsegmente (Arbeitgeber, Medicare, Medicaid) mit völlig unterschiedlichen Strategien bearbeitet werden (Robinson 1999a, S. 7). Für den behandelnden Arzt kann dies bedeuten, dass er je nach Status des Patienten, andere Instrumente und Strategien umzusetzen hat.

Folgende Abbildung stellt die Entwicklung vom traditionellen Marktumfeld zum heutigen System in so genannten „reifen" Managed Care-Märkten dar:

Abbildung 1-1: *Entwicklung vom Ein- zum Mehr-Produkt-Unternehmen*

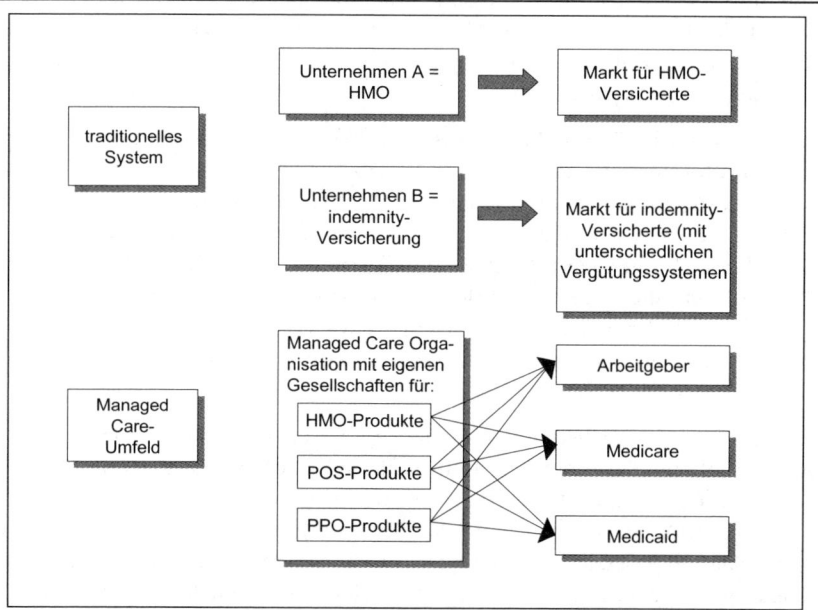

Dabei besteht die Möglichkeit, dass die dargestellte MCO ursprünglich ein Krankenhaus oder aber auch eine Versicherungsgesellschaft war. Als Systematisierung bietet es sich an, nach dem Ursprung der angebotenen Leistung zu differenzieren und nicht nach dem des Initiators, d. h. des Eigentümers. Unter Ursprung wird somit nicht eine Institution verstanden, sondern der inhaltliche Ausgangspunkt. Ein HMO-Produkt ist, unabhängig davon, ob es von einem Krankenhaus oder einer Versicherung angeboten wird, ursprünglich ein Versicherungsprodukt. Analog sind Management Service Organisationen, unabhängig vom Eigentümer, beratungsorientierte Produkte. Auch bei dieser Systematisierung gibt es Überschneidungen, die aber weniger problematisch sind als bei anderen Einteilungen.

Folgende Abbildung zeigt einen Überblick über die wesentlichen Formen:

Abbildung 1-2: *Typologie von MCOs und Institutionen im Managed Care-Umfeld*

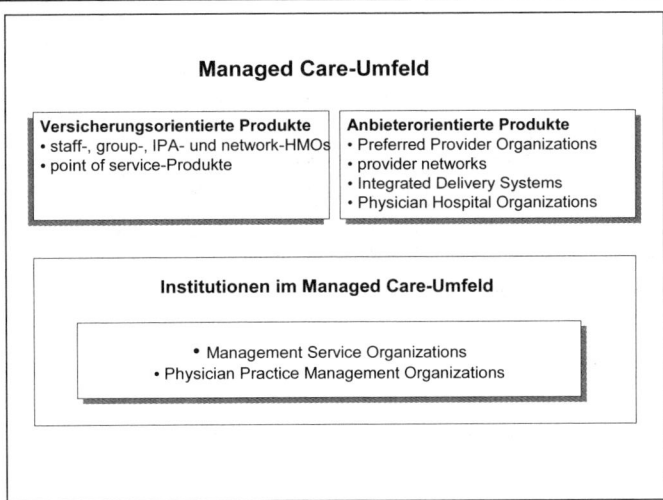

In einem Wettbewerbsumfeld sind - wie bereits erwähnt - die reinen Formen kaum anzutreffen. Im Folgenden wird deshalb im Sinne der Zielsetzung dieses Buches primär auf die Kerngedanken und Steuerungsaspekte eingegangen.

Auch wenn der „Managed Care Backlash" zu gewissen Verschiebungen innerhalb der Segmente geführt hat, ist der Trend weg von klassischen Indemnity-Versicherungen ungebrochen. In nur fünf Jahren ist deren Marktanteil von 45% auf ca. 10% gesunken. Hier kann sicherlich von einem Marktzusammenbruch gesprochen werden und trotz der momentanen Kritik an Managed Care und der leichten Markteinbrüche von einem völligen Marktumbruch.

Abbildung 1-3: *Kongstvedt et al. 2001*

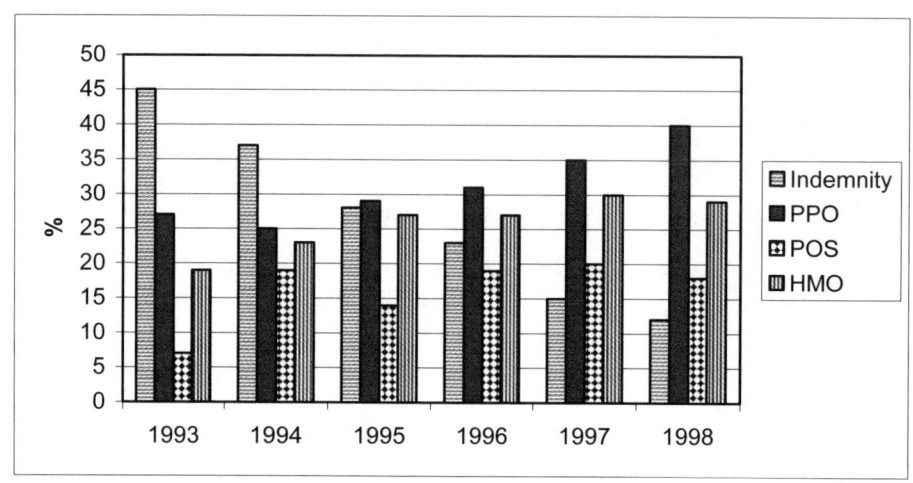

In den folgenden Abschnitten werden die einzelnen Organisationsformen ausführlicher dargestellt.

2 Versicherungsorientierte Managed Care-Organisationen und -Produkte

Häufig werden Versicherungen als Ursprung von MCOs betrachtet. Auch wenn dies für die Wiederbelebung von Managed Care seit Mitte der 70er Jahre durchaus zutrifft, liegen die Ursprünge in den USA eher bei der Risikoübernahme durch die Leistungs-ersteller in den 20er Jahren in Form der so genannten Prepaid Group Practices (PGP). In ländlichen Regionen boten Ärztegruppen den Einwohnern an, gegen einen festen monatlichen oder jährlichen Betrag die Leistungen der Group Practice unein-geschränkt zu nutzen. Leistungen außerhalb der Group Practice waren nicht gedeckt (Brown 1998; Erdmann 1995, S. 11ff).

Der Begriff Health Maintenance Organization (HMO) wurde von dem amerikanischen Arzt Paul Ellwood Anfang der 70er Jahre (Knight 1998, S. 6ff) geprägt, um die negativ besetzte Prepaid Group Practice-Bezeichnung abzulösen. Den Durchbruch erlangten HMOs jedoch nicht durch Markterfolge, sondern durch staatliche Regulierungen. Das von Nixon initiierte HMO-Gesetz von 1973 legte fest, dass Arbeitgeber, die mehr als 25 Mitarbeiter beschäftigen und die ihren Mitarbeitern Krankenversicherungen als Sozi-alleistungen anbieten, mindestens ein HMO-Produkt offerieren müssen (Barrett 1997, S. 49f.). Nur durch diese staatliche Anschubförderung, die die Türen zu den potenziel-len Kunden öffnete, konnten sich HMOs durchsetzen.

Charakteristisch für alle Arten von HMOs ist darüber hinaus, dass sie Managed Care-Instrumente zur Steuerung der Leistungserstellung einsetzen. Sie verstehen sich nicht als reine Finanzierungsstelle, sondern sie greifen aktiv in den Leistungserstellungs-prozess ein.

Bei versicherungsorientierten Managed Care-Produkten müssen neben den unter-schiedlichen Varianten von HMOs auch point of service-Produkte (POS) analysiert werden.

2.1 Staff-, group-, IPA- und network-HMOs

Grundgedanken

Managed Care wird nach wie vor häufig mit HMOs gleichgesetzt, obwohl die klassische Form, d. h. die weitgehend vollständige Verschmelzung der Funktionen Versicherung und Leistungserstellung, in der Praxis fast nicht mehr existiert. Auch gibt es nicht lediglich eine Form von HMOs, vielmehr haben sich sehr unterschiedliche Ausgestaltungen, mit stark differierendem Markterfolg, herausgebildet (vgl. Janus 2003; Wagner 2001).

Alle HMOs haben jedoch eines gemeinsam: Sie heben die Trennung zwischen Leistungsfinanzierung und -erbringung zumindest partiell auf. In ihrer engsten und ursprünglichsten Form erbringen HMOs sämtliche Leistungen selbst oder beauftragen die Leistungserbringung ausgewählter Leistungen für eine definierte Personengruppe (Mitglieder). Auch bei nicht unmittelbar selbst erbrachten Leistungen wird indirekt durch die Vertragsgestaltung Einfluss auf den Prozess der Leistungserstellung genommen. Die HMO erhält einen ex ante festgelegten Monats- oder Jahresbeitrag und übernimmt dafür das volle finanzielle Risiko der Leistungserstellung. Entscheidend ist, dass die HMO bei dieser Form nur für die selbst erbrachten oder in Auftrag gegebenen Leistungen aufkommen muss. In diesen ursprünglichen closed-panel HMOs wurden Leistungen außerhalb des Systems nicht finanziert, d. h. der Versicherungsschutz beschränkte sich auf die eigenen Anbieter. Aus Marketinggründen wurden diese Restriktionen in den letzten Jahren zunehmend gelockert, da es zumindest in Ballungsgebieten kaum möglich ist, ein Versicherungsprodukt zu verkaufen, das die freie Wahl derart stark begrenzt. Deshalb wurden Modelle entwickelt, bei denen beispielsweise externe Leistungsersteller nur in dem Umfang vergütet werden, den die gleiche Leistungserstellung im eigenen System kosten würde (open panel). Der Versicherte kann dann selbst entscheiden, ob er im System ohne Zuzahlung oder außerhalb des Systems bei Übernahme der Mehrkosten behandelt werden möchte. Heute sind mehr als 75% der HMOs so genannte open-panel HMOs (Zelman 1997, S. 25). Aber nicht nur Vermarktungsaspekte sind dafür entscheidend: Durch die Öffnung schafft die HMO Wettbewerbsdruck nach innen und kann ein vollständigeres Leistungsangebot offerieren. Dies gilt insbesondere für die tertiäre Versorgung mit Hochleistungsmedizin, die ohne diese Option nicht angeboten werden könnte. In den letzten Jahren hat sich der Trend zur Rücknahme von restriktiven Managed Care-Elementen verstärkt (Draper et al. 2002, S.13) und dies kann auch als die entscheidende Veränderung durch den Managed Care Backlash angesehen werden. Dabei darf aber nicht außer Acht gelassen werden, dass dadurch auch die Steuerungsfähigkeit eingeschränkt wird und somit das Potenzial von Managed Care als Konzept erheblich geschwächt wird. So wird der neuerliche Anstieg der Gesundheitsausgaben Anfang dieses Jahrzehntes in den USA von etlichen Analysten genau hierauf zurückgeführt.

Wesentliches Charakteristikum ist auch die Umkehrung der Anreize. Eine HMO verdient wegen der Vergütungsform grundsätzlich nicht an der Krankheit der Mitglieder, sondern an deren Gesundheit. Der Verdienst der Leistungsersteller an der Krankheit und somit das geringe finanzielle Interesse an der Gesundheit, gilt seit jeher als wesentliche Schwäche des Einleistungsvergütungssystems (→ Vergütungssysteme). Der Verdienst an der Gesundheit führt dazu, dass die Prävention von Krankheiten einen größeren Stellenwert bekommt, beziehungsweise bekommen sollte. So haben HMOs theoretisch ein sehr großes Interesse an allen Formen von vorbeugenden Maßnahmen (Fitness-Programme, Raucherentwöhnungsprogramme etc.), weil diese Investitionen einen hohen return on investment haben. Jede Mark, die für Impfungen ausgegeben wird, verhindert ein Mehrfaches der Folgekosten, die durch mangelhaften Impfschutz entstehen können. Diese Argumentation wird immer wieder von Befürwortern des HMO-Ansatzes genutzt, sie stimmt jedoch nur dann, wenn das System weitestgehend geschlossen ist. Investitionen in die Gesundheit der Mitglieder werden dann sehr fragwürdig, wenn - wie in den USA - jährlich 25% der Bevölkerung ihren Wohnort oder den Arbeitgeber wechseln und infolgedessen auch die Versicherungsgesellschaft. Dieser Vorteil des Konzeptes funktioniert im Prinzip nur in einem statischen Umfeld, nicht aber in einer derart auf Mobilität ausgerichteten Gesellschaft wie die der USA.

Die Pluralität verschiedener HMO-Modelle ist kein Zufall, sondern Ergebnis des Wettbewerbs zwischen den Organisationsformen. Keine MCO hat ein Interesse daran, HMO-Produkte anzubieten, die in der Wahrnehmung der Kunden mit denen der Hauptkonkurrenten identisch sind. So mögen sich die Eigenschaften eines Mercedes und eines BMW durchaus ähneln, aber es werden bewusst Produktdifferenzierungen vorgenommen. Analog ist es bei amerikanischen MCOs.

Aber auch die Ärzte sind indirekt Kunden, die die Produkte der MCOs prüfen und auswählen. Damit eine MCO mit ihrem HMO-Produkt erfolgreich ist, muss sie möglichst maßgeschneidert den Bedürfnissen der Ärzte entsprechen.[2]

Aus marketing-strategischen Gründen werden immer wieder neue Begriffe kreiert, die sich inhaltlich nur marginal unterscheiden. Für die Analyse besonders problematisch ist die Vermischung der einzelnen Elemente innerhalb einer Organisation. Es ist durchaus üblich, dass ein Teil der Ärzte Mitarbeiter sind (staff-Model), andere wiederum einer Ärztegruppe (group-Model) und noch andere wiederum einer IPA (Independent Practice Association) angehören. Auch dies ist im Wesentlichen auf Marktgegebenheiten und historische Entwicklungen zurückzuführen. So ist es teilweise schlicht nicht möglich, gewisse Spezialisten einzustellen, so dass andere Vertragsformen gewählt werden müssen als beispielsweise für Primärärzte. Kommen Teaching-Hospital-Funktionen (Ausbildung von Ärzten an den Universitätskliniken) hinzu, steigt die Komplexität nochmals. In einem renommierten New Yorker Krankenhaus-

---

[2] Der Arzt ist aus zwei Gründen wichtig: Erstens als Leistungsersteller und zweitens, gleichermaßen bedeutend, als Schnittstelle zum Patienten. Wechselt ein Arzt die MCO, nimmt er eine nicht unerhebliche Anzahl Versicherte mit.

system konnten acht verschiedene, sich teilweise überschneidende Organisationsmodelle gezählt werden, die parallel existieren.

In den letzten Jahren hat, wie aus der Graphik ersichtlich wird, nach einem erheblichen Wachstum bei den HMO-Mitgliedern ein erheblicher Markteinbruch und eine Verschiebung zwischen Marktsegmenten stattgefunden. Insgesamt ist der Marktanteil von 37,9% (1999) auf 31,7% (2001) gesunken (Aventis 2002, S. 5). Parallel dazu ist ein erheblicher Konzentrationsprozess festzustellen: obwohl von 606 IPA-HMOs (1999) im Jahre 2001 nur noch 353 aktiv waren, ist der Anteil an Versicherten in IPA-HMOs nicht ansatzweise proportional gesunken (Aventis 2002, S. 8).

Abbildung 2-1: *Mitgliederzahl in HMOs (Hoechst Marion Roussel 1998, S. 6; Aventis Pharmaceuticals 2002, S. 8)*

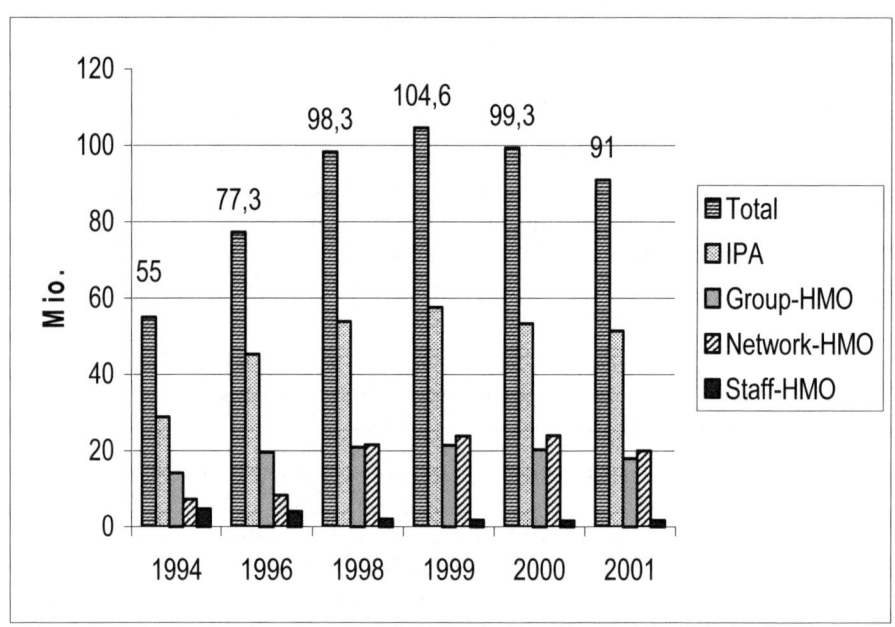

Die Bedeutung von HMOs ist aber nicht über die gesamten USA gleich verteilt, sondern es gibt sowohl starke regionale Unterschiede (Ost- vs. Westküste), als auch zwischen Metropolregionen und ländlichen Gebieten. So leben über 72% der HMO-Versicherten in Ballungsgebieten mit mehr als einer Millionen Einwohnern (Eliopoulos 1999, S. 6).

Im Folgenden wird primär auf das Vertragsverhältnis zwischen der HMO und den Ärzten eingegangen, wobei die grundsätzlichen Aussagen für sämtliche relevanten Berufsgruppen gelten.

Staff-HMO

Staff-HMOs sind die reinste Form von HMOs. Die Ärzte und andere Leistungsersteller sind von der HMO angestellt und beziehen ein regelmäßiges Gehalt. Leistungserstellung und Finanzierung sind vollständig in einer Hand, und die Leistungsersteller sind weisungsgebunden. Da die angestellten Ärzte in der Regel eine erfolgsabhängige Komponente in ihrem Gehalt haben, ist ihre Zielfunktion weitgehend identisch mit der der Leistungsfinanzierer. Das Problem der angebotsinduzierten Nachfrage entfällt, da in diesem System kein Anreiz für eine Mengenausweitung besteht. Dafür bestehen aber erhebliche Anreize der Leistungsvorenthaltung und daraus resultierend ein erheblicher Bedarf an interner und externer Kontrolle.

Abbildung 2-2: Struktur einer staff-HMO

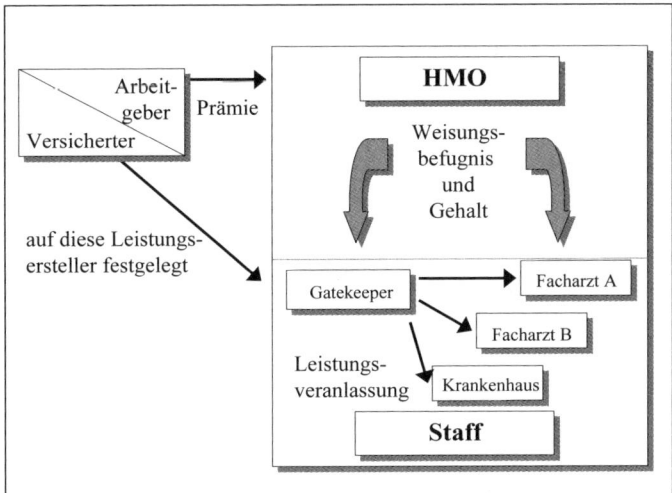

Staff-Modelle weisen zwar durch den direkten Einfluss auf die Leistungserstellung erhebliche Vorteile auf, sind aber aus verschiedenen Gründen eher unbeliebt. In den USA ist es für Ärzte ausgesprochen unpopulär und in einigen Staaten sogar verboten, angestellt zu sein (wobei über Exklusivverträge dies umgangen werden kann). Auch im Krankenhaus-Sektor hat sich aus juristischen und historischen Gründen das Belegarztsystem durchgesetzt, d. h. die Ärzte sind nicht vom Krankenhaus angestellt, sie rechnen direkt mit den jeweiligen Versicherungen ab und bleiben Eigentümer ihrer Praxen. Entsprechend sind nur 10% der amerikanischen Ärzte fest im Krankenhaus angestellt und 90% arbeiten vollständig oder überwiegend in der ambulanten medizinischen Versorgung (Erdmann 1995, S. 58). Die Anreize dafür, die gewohnte und angesehene Selbständigkeit aufzugeben, müssen daher signifikant sein. Außerdem sind staff-Modelle generell mit hohen Investitionen verbunden, da die Ressourcen nicht nur gesteuert, sondern auch akquiriert werden müssen. Inhärent ist damit auch das hohe Risiko für Fehlinvestitionen.

Auch bei den Versicherten sind staff-HMOs nicht beliebt, da das Vertrauen zu einem angestellten Arzt geringer ist als zu einem freiberuflichen und somit vermeintlich unabhängigeren. Angestellten Ärzten haftet der Ruf an, die Interessen des Krankenhauses nach hoher Auslastung der Betten zu stark bei ihren Entscheidungen zu berücksichtigen. Den staff-HMOs ist es in der Praxis nicht gelungen, die Versicherten davon zu überzeugen, ihre Wahlfreiheit weitgehend einzuschränken (Robinson 1999a, S. 19).

Ein staff-Model kann sich generell auch nur auf klassische medizinische Fächer beschränken. Eine kleinere staff-HMO wird beispielsweise nicht über die entsprechende Nachfrage verfügen, um ein Herztransplantationsteam vorzuhalten, sondern diese Leistungen auf dem Markt hinzukaufen.

Entsprechend ist die Bedeutung von staff-HMOs nicht nur sehr begrenzt und schrumpfend. Von 36 staff-HMOs 1997 waren 2001 nur noch 16 aktiv (Aventis 2002, S. 8). Nicht desto trotz stellt die staff-HMO die Ursprungsversion dar und hat den Weg für andere Modelle geebnet.

Fallstudie 1: Kaiser-Permanente – Der Klassiker

Kaiser Permanente kann als eines der wenigen Modelle der USA angesehen werden, das über Jahrzehnte erfolgreich Leistungserstellung (Krankenhäuser und Ärztenetzwerke) und Leistungsfinanzierung (in Form einer HMO) in einem System organisiert und koordiniert hat (Janus 2003).

Ausgangslage

Kaiser Permanente ist die größte not-for-profit HMO der USA und hat 8,1 Millionen Mitglieder in 9 Bundesstaaten und dem District of Columbia. Das System versteht sich als ein kooperativer Ansatz zwischen Medizinern und Managern, die sich die Verantwortung für Organisation, Finanzierung (Kopfpauschalen basiert) und die Bereitstellung von qualitativ hochwertigen Gesundheitsservices teilen. Die heute unter dem Namen Kaiser Permanente bekannte Organisation besteht seit 1952 und ist damals aus der Notwendigkeit entstanden, für Werftarbeiter eine Krankenversicherung anzubieten. Kaiser Permanente ist eine Kooperation zweier Organisationen: der not-for-profit Kaiser Foundation Health Plan and Hospitals und den Permanente Medical Groups (11,345 Ärzte) – eine in jeder Region und mittels Exklusivverträgen an die Foundation gebunden. Als staff-HMO organisiert und koordiniert Kaiser Permanente die Gesundheitsversorgung der Mitglieder inklusive Vorsorge, pränataler Versorgung, Impfungen, Medikamentenversorgung, stationärer und ambulanter Services.

Modell
Die folgende Grafik gibt einen Überblick über die Organisationsstruktur von Kaiser Permanente:

Abbildung 2-3: Organisationsstruktur von Kaiser Permanente (Janus 2003, S.228)

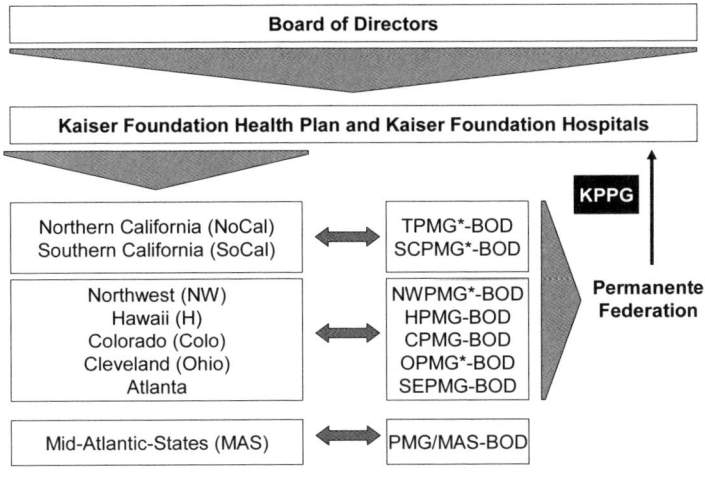

Abbreviations: TPMG: The Permanente Medical Group; SCPMG: Southern California Permanente Medical Group; NWPMG: Northwest Permanente Medical Group; HPMG: Hawaii Permanente Medical Group; CPMG: Colorado Permanente Medical Group; OPMG: Ohio Permanente Medical Group; SEPMG: Southeast Permanente Medical Group; PMGMAS: Permanente Group Mid-Atlantic States; KPPG: Kaiser Permanente Partnership Group

Mitglieder des BOD (Board of Directors) der verschiedenen Permanente Medical Groups, die mit einem Stern gekennzeichnet sind, haben in 2003 die Permanente Federation gebildet. Die Zusammensetzung wechselt jedoch auf rotierender Basis. Die Permanente Federation wurde geschaffen, um die Partnerschaft und die Kooperation zwischen den Permanente Medical Groups zu stärken. Sie hat einen executive director und ein executive committee, welches Teil der KPPG (Kaiser Permanente Partnership Group) ist. Die KPPG koordiniert die Schnittstelle zwischen der Kaiser Foundation Health Plan and Hospitals und den Permanente Medical Groups.

Beurteilung

Kaiser Permanente hat Pionierarbeit in Bezug auf integrierte Gesundheitsversorgung geleistet, indem es die Erstellung und Finanzierung von Gesundheitsleistungen entlang eines Kontinuums innerhalb eines Systems verbunden hat.

Dennoch sollte ein Ansatz wie der von Kaiser kritisch betrachtet werden, da mit einem hohen Grad an Integration auch Nachteile verbunden sind:

- Die Flexibilität nimmt ab. Dies hat Kaiser Permanente vor allem in der zweiten Hälfte der 90-ziger Jahre erfahren, als sich das Konzept Managed Care im speziellen und der Gesundheitsmarkt im allgemeinen gewandelt hat. Eine große und voll integrierte Organisation war nicht in der Lage schnell und flexibel zu reagieren und hatte erhebliche finanzielle Einbußen zu verzeichnen.

- Eine Verlagerung von HMO zu PPO Produkten im Zuge der Nachfrage nach mehr Flexibilität hat Kaiser Permanente dazu bewegt, sich auf die Qualität der Versorgung im Kontinuum zu konzentrieren, um so Wettbewerbsvorteile zu generieren und den Mitgliederstamm zumindest zu erhalten.

- Insbesondere in Bezug auf Qualität ist Kaiser Permanente vielfach in die Diskussion geraten. Die gängige Kritik an Managed Care (Managed Costs statt Managed Care) und dem damit häufig verbundenen Vergütungssystem der Kopfpauschalen trifft vor allem auf ein System wie Kaiser zu. Juristische Verfahren gegen Kaiser Permanente wegen zurückgehaltener Versorgungsleistungen sind in Kalifornien an der Tagesordnung.

Weitere Informationen zu Kaiser Permanente : www.kaiserpermanente.org

Group-HMO

Bei group-HMOs sind die Ärzte nicht direkt bei der HMO angestellt, sondern organisieren sich in großen Praxen (group practices). Diese wiederum kontrahieren häufig exklusiv mit einer HMO (Shapiro 1997, S. 13) und werden in der Regel über eine Kopfpauschale (→Vergütungssysteme) entlohnt. Damit eine HMO ausreichend Einfluss ausüben kann, sollte ihr Auftragsvolumen mehr als 20% des Auftragsvolumens der group practice ausmachen.

Abbildung 2-4: Struktur einer group-HMO

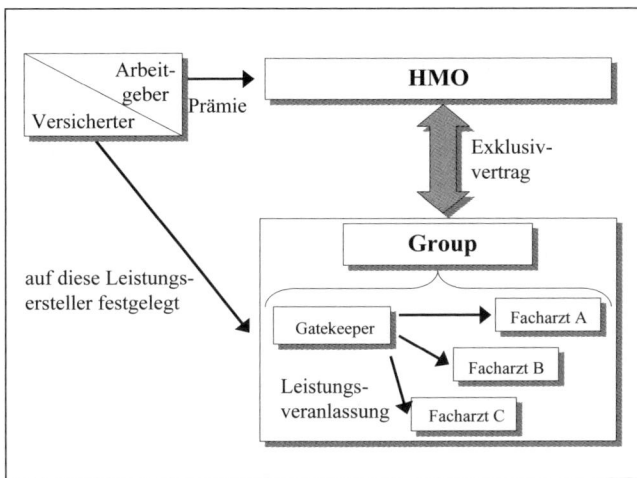

Die interne Vergütung bleibt davon unberührt und kann entweder ebenfalls über Kopfpauschalen oder aber über Einzelleistungsvergütung erfolgen. Die Ärzte bleiben formal selbständig. Trotzdem besteht normalerweise ein enger Kontakt zwischen HMO und der group practice. So ist es üblich, dass die HMO die group practice bei administrativen Aufgaben unterstützt und nach außen sogar der Eindruck entstehen kann, es würde sich um ein staff-Modell handeln (Wagner 2001, S. 30). Hierin liegt auch der Grund für die Fehleinschätzung, dass es in den USA sehr viele staff-HMOs gäbe.

Sowohl staff- als auch group-HMOs sind klassische closed panel-HMOs. Beide Formen haben den Nachteil, dass sie nur eine sehr begrenzte Wahlmöglichkeit anbieten können.

Entsprechend ist auch hier ein massiver Rückgang von 94 (1997) group-HMOs auf 54 (2001; Aventis 2002, S. 8), wobei aus der Anzahl nicht auf die Größe der einzelnen Institutionen geschlossen werden kann.

IPA-HMO

Charakteristisch für IPA-HMOs (Independent Practice Association) ist, dass die Ärzte ihre Praxis behalten und nicht ausschließlich Patienten einer HMO behandeln, sondern diese nur einen begrenzten Anteil ihres Patientenstammes ausmachen (Bodenheimer 1999, S. 584). Diese Form entspricht sehr viel stärker den Bedürfnissen der Ärzte. Auch wenn akzeptiert wird, dass sie sich der einen oder anderen Form von

MCOs anschließen müssen, bleibt ein großes Maß an Autonomie bestehen (Zelman 1996, S. 26).

Abbildung 2-5: *Struktur einer IPA-HMO*

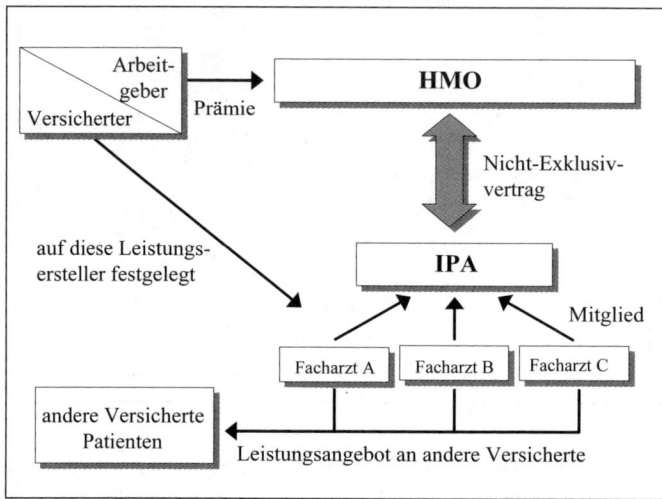

Die IPA ist quasi eine Dachorganisation für freiberuflich tätige Ärzte. Die Ärzte behalten ihre Selbständigkeit, organisieren sich jedoch über die IPA. Der Grundgedanke für die Gründung einer IPA ist einfach. Sowohl gegenüber den MCOs als auch gegenüber den Krankenhäusern müssen die einzelnen Ärzte befürchten, dass sie übervorteilt werden. Die einzige Möglichkeit, dieser Gefahr zu begegnen, ist der Zusammenschluss zu einer „Gegenmacht". In den 1102 IPAs (1998) waren über 338´000 Ärzte organisiert, wobei einige Ärzte gleichzeitig mehreren IPAs angehören (Hoechst Marion Roussel 1999, S. 29)

Dies gewinnt vor allem deshalb an Bedeutung, weil durch Managed Care eine neue Form der Professionalisierung stattgefunden hat. An Stelle von klassisch verwalteten Krankenversicherungen, die darüber hinaus auch noch non profit-Organisationen waren, treten nun for profit-Organisationen mit großem Gewinninteresse. Als Strategie gegen diese Kommerzialisierung und Professionalisierung organisieren sich die Ärzte in IPAs.

Da die HMO für die IPA nur eine Patientenquelle unter anderen ist, bestehen keine Exklusivverträge. Weil sämtliche Ärzte, die den Auswahlkriterien (→ Qualitätsmanagement) einer IPA genügen, beitreten können, werden sie auch als open panel-Organisationen bezeichnet (Wagner 2001, S. 32).

Die Entwicklung von IPAs kann sowohl von einer HMO initiiert, als auch unabhängig davon erfolgen. Im ersten Fall übernimmt die HMO eine dominante Rolle beim Aufbau der IPA und fordert dafür in der Regel eine größere Exklusivität beim Kontrahieren. Im zweiten Fall kontrahiert eine HMO mit einer bestehenden IPA, die ihrerseits mit verschiedenen HMOs Verträge abschließt (Wagner 2001, S. 32).

Im Außenverhältnis werden IPAs meistens über eine Kopfpauschale (→ Vergütungssysteme) honoriert. Im Innenverhältnis werden die beteiligten Ärzte dann entweder ebenfalls über Kopfpauschalen, Einzelleistungsvergütung oder Mischformen vergütet.

IPA-HMOs haben gegenüber den staff- und group-HMOs aus der Sicht der Initiatoren erhebliche Vorteile. Die Kooperation mit einer IPA erfordert kein Kapital, sondern ist ausschließlich eine Managementaufgabe. Aus der Sicht der HMO ist nicht nur der geringere Kapitalbedarf entscheidend, sondern auch die große Flexibilität. HMOs können über diese Variante mit sehr vielen Leistungsanbietern kooperieren, was ein entscheidendes Verkaufsargument darstellt. Die klassische Angst der Versicherten bei HMO-Produkten, dass sie im Zweifelsfall keine ausreichende Auswahl haben, kann mit IPA-HMOs weitgehend ausgeschlossen werden. Über die IPA werden indirekt Verträge mit sehr vielen Ärzten abgeschlossen, was dazu führt, dass den Versicherten Listen von Vertragsärzten vorgelegt werden können, die an Telefonbücher erinnern. Aus diesem Grund sind IPA-HMOs die Gewinner im Verteilungskampf um Versicherte und werden sich vermutlich auch weiterhin durchsetzen.

Aus der Sicht der HMO weisen IPA-Modelle aber auch erhebliche Probleme bzw. Nachteile auf. Durch die Aggregation von Verhandlungsmacht und eine deutliche Erhöhung der Management-Skills lassen sich nur ungünstigere Vertragskonditionen als bei Einzelverhandlungen durchsetzen. Die IPA ist in der Lage, und das ist ihr entscheidendes Rekrutierungsargument gegenüber Ärzten, bessere Vertragskonditionen für die Ärzte auszuhandeln, und dies sowohl finanziell als auch hinsichtlich des Erhaltes einer möglichst weitgehenden Autonomie.

Network-HMO

Network-HMOs sind eine Erweiterung von group-HMOs. Damit eine HMO ihre Produkte verkaufen kann, muss sie über einen ausreichenden Marktabdeckungsgrad verfügen. Selbst eine große HMO kann aber häufig einen Markt nur begrenzt abdecken, was zu erheblichen Unannehmlichkeiten für die Mitglieder bzw. zu signifikanten Wettbewerbsnachteilen führt. Da die MCOs direkt mit den Arbeitgebern Verträge schließen, lassen sich Produkte, die geographisch die Wohnorte der Mitarbeiter nicht vollumfänglich abdecken, nicht verkaufen. Deshalb bilden HMOs Netzwerke, um einen ausreichenden geographischen Abdeckungsgrad zu erreichen. Diese networks können sowohl spezialisierte als auch allgemeinmedizinische Gruppenpraxen umfassen.

Abbildung 2-6: *Struktur einer network-HMO*

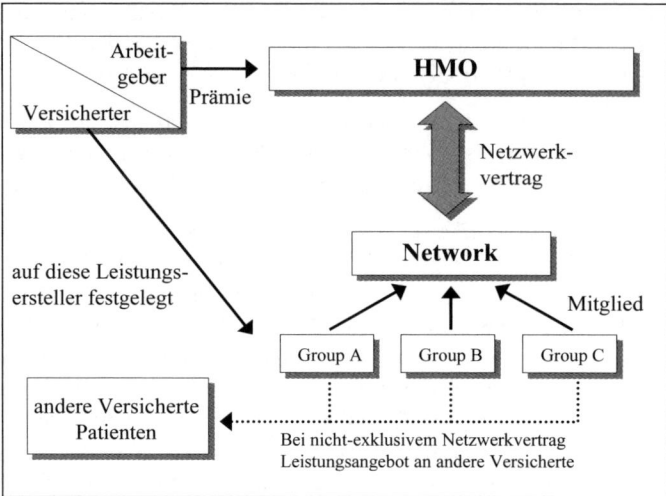

Network-HMOs sind der Versuch, die Vorteile von staff- und group-HMOs und IPA-HMOs zu verbinden und die Nachteile zu reduzieren. Auf der einen Seite soll das Angebot möglichst umfassend sein, ein in Metropolregionen existenzielles Interesse. Andererseits soll die Kontrolle über die Art der Leistungserstellung höher sein als bei IPA-HMOs, bei denen der unmittelbare Einfluss auf die Leistungserstellung, wie bereits dargestellt, sehr begrenzt ist.

Es bleibt aber ein genereller, nicht aufzulösender Konflikt. Denn es ist nicht möglich, auf der einen Seite eine nahezu vollständige Kontrolle über die Leistungserstellung zu haben, der Kerngedanke von HMOs, und andererseits die absolute Wahlfreiheit der Versicherten wie in einem klassischen indemnity-System zu garantieren. Es gibt immer einen trade-off zwischen Kontrolle und Wahlfreiheit. Die zentrale Aufgabe einer HMO ist es, herauszufinden, wie viel Wahlfreiheit aus Marketinggründen benötigt wird, und welche Kontrolle über den Ressourceneinsatz (Vertragslösungen oder Eigentum) angestrebt werden sollte. Für die erste Frage lassen sich keine generellen Aussagen machen, da die Gesundheitsversorgung ein lokaler Markt ist. In New York müsste beispielsweise die three state area (City of New York, New Jersey und Connecticut) der Metropolregion mit ihren 10 Mio. Einwohnern möglichst weitgehend abgedeckt werden. Da dies nicht realistisch ist, finden sich in solchen Märkten auch fast ausschließlich open panel-HMOs, bei denen auch externe Leistungsanbieter konsultiert werden können.

Fallstudie 2: Prosper – Gesund im Verbund, ein Projekt der Bundesknappschaft zur übergreifenden IV

Am **1. Oktober 1999** ging in **Bottrop** das erste von mittlerweile 3 integrierten Versorgungsnetzen der Bundesknappschaft, Prosper – Gesund im Verbund, an den Start. Aufgrund der positiven Umfrageergebnisse und der Einsparungen bei Prosper hat die Bundesknappschaft weitere integrierte Versorgungsnetze eingeführt. Im **April 2001 im Saarland** und im **Oktober 2002 in Recklinghausen**. Recklinghausen ist mit 10.000 eingeschriebenen Versicherten schon jetzt das größte Netz. Insgesamt werden derzeit 25.000 bis 30.000 Versicherte im Netz versorgt.

Ausgangslage
Die Knappschaft ist nicht nur die älteste solidarische Sozialversicherung der Welt, sondern zählt mit einem Gesamt-Haushaltsvolumen von rund 25 Milliarden Euro zu den größten Sozialversicherungsträgern Deutschlands. Sie verbindet heute als einziger Träger in Deutschland die 3 Leistungsbereiche Rentenversicherung, Kranken- und Pflegeversicherung sowie einen eigenen Sozialmedizinischen Dienst mit 180 Ärzten und verfügt über ein eigenes medizinisches Netz, bestehend aus 5 eigenen Rehakliniken mit über 800 Betten, 7 Krankenhäusern mit 3267 Betten und 1350 Knappschaftsärzten. Sie bietet ihren Versicherten in den 3 Kernregionen Versicherung und Versorgung aus einer Hand und stellt somit eine „Rundum"-Versorgung bereit.

Die Knappschaft übernimmt einerseits die Aufgabe einer Krankenkasse, andererseits gemeinsam mit dem Verband der Knappschaftsärzte die Funktion einer Kassenärztlichen Vereinigung. Sie ist nicht am Honorarverteilungsmaßstab der regionalen Kassenärztlichen Vereinigungen beteiligt, sondern verwaltet ihr eigenes Budget. Die Knappschaftsärzte rechnen ihre Leistungen direkt über die Zentrale der Bundesknappschaft ab.

Das Ziel ist eine Erhöhung der Qualität und der Wirtschaftlichkeit der Versorgung sowie eine Verbesserung der Patienten- und Serviceorientierung.

Grundsätze
Niedergelassene Knappschaftsärzte haben sich zu einem Netzwerk um ein regional betriebenes Knappschaftskrankenhaus zusammengeschlossen. (Teilnehmende Ärzte: In Bottrop 48 von 52, im Saarland 72 von 81 und in Recklinghausen 108 von 121 niedergelassenen Ärzten.)

Vertreter aus ambulant tätigen Netzärzten und Chefärzte als Repräsentanten der Netzkrankenhäuser bilden die Netzwerkkonferenz. In Arbeitsgruppen und Qualitätszirkeln werden gemeinsame Behandlungsleitlinien und Therapiekonzepte erarbeitet und Behandlungsfälle beraten. Die Teilnahme an den Qualitätszirkeln wird den Netzärzten honoriert (150 Euro). Ein Netzvorstand unterstützt den Informationsfluss zwischen niedergelassenen und Krankenhausärzten. Netzkoordinatoren sind intern verantwortlich für konstante und reibungslos funktionierende Netzaktivitäten. Zur verbesserten Vernetzung und Transparenz für alle am medizinischen Prozess Beteiligten, stehen den Ärzten EDV-Systeme zur Verfügung und es wurde eine intranetbasierte elektronische Patientenakte eingeführt, auf die alle im Netz ambulant und stationär beteiligten Ärzte Zugriff haben (zur Wahrung des Datenschutzes mit Einverständniserklärung des Patienten). Daneben erhalten die eingeschriebenen Patienten ein Gesundheitsbuch, in das Befunde, Arzttermine, Therapien, Empfehlungen, Medikamente, etc. eingetragen werden. Die Teilnahme an dem Versorgungsnetz ist freiwillig und jeder Patient hat ein Recht auf freie Arztwahl. Natürlich können die Vorteile nur genutzt werden, wenn das Ärztenetz der Bundesknappschaft, indem nahezu alle Fachrichtungen vertreten sind, genutzt wird.

Der Erfolg, bzw. die Bestimmung der Wirtschaftlichkeit des Netzes wird anhand repräsentativer Vergleichsgruppen gemessen und wissenschaftlich begleitet (z. B. Prosper vom Lehrstuhl für Gesundheitsökonomie der Universität Trier). Dazu werden Netz- und Referenzgruppen gebildet, deren Gesamtkosten gegenüber gestellt und verglichen werden.

Ergebnisse
Im Jahr 2002 kam es alleine mit Prosper in Bottrop zu Kosteneinsparungen von rund 1,53 Millionen Euro (7% der Ausgaben). Zudem sank seit dem Startschuss von Prosper im 1999 bis Ende 2002 die Krankenhausverweildauer von 12 auf 8,9 Tage.

Die Ergebnisqualität wird durch halbjährliche Befragungen der Versicherten im Netz geprüft.

Mit dem Gewinn aus den Einsparungen werden die Kosten des Netzwerk-Managements gedeckt. Die Versicherten werden über eine Bonusregelung in Form von Sachgütern belohnt, es erfolgt eine direkte aufwandsbasierte Entschädigung für die Netzärzte, wobei auch Rücklagen für den Ausbau einer EDV-Netzinfrastruktur gebildet werden. Auch für die Bundesknappschaft ist ein Gewinnanteil vorgesehen, der als Aufwandentschädigung an die Krankenhäuser weitergereicht wird.

Gewichtiger Faktor für den Erfolg ist v. a. die komplexe Struktur der Bundesknappschaft. Sie ist gleichzeitig Versicherungs- und Krankenhausträger und verfügt über ein nicht gedeckeltes sektorübergreifendes Budget. Darüber hinaus sorgt eine gute Kommunikation und Verständigung zwischen den unterschiedlichen Akteuren des Netzes in der Netzkonferenz und in den Qualitätszirkeln für reibungslose Abläufe. Außerdem ist innerhalb des Netzwerkes das Konflikt- und Konkurrenzpotenzial relativ gering. Dass das Netz beispielgebend ist, liegt nicht zuletzt auch daran, dass hier der Krankenversicherungsträger Bundesknappschaft eine entscheidende Rolle zum Gelingen einer IV spielt. Eine Krankenversicherung muss insbesondere auch niedergelassenen Ärzten eine langfristige Perspektive für die Entwicklung integrierter Anbietersysteme bieten. Nicht nur die Leistungsanbieter, sondern auch die Krankenkassen müssen bereit und fähig sein, wie die Bundesknappschaft in den Aufbau integrierter Anbietersysteme zu investieren und Prozesse im Hinblick auf die Personal- und Organisations-entwicklung mit anzustoßen und zu gestalten.

Weitere Informationen zu prosper: www.bundesknappschaft.de

2.2 Point of service-Produkte

Neben den verschiedenen Formen von HMOs sind point of service-Produkte (POS) die zweite Kategorie von versicherungsorientierten Managed Care-Produkten. Die Versicherten können die Leistungserbringer frei wählen, allerdings bei erhöhter Zu-zahlung (→ Versicherungsverträge).

Abbildung 2-7: Struktur eines point of service-Produktes

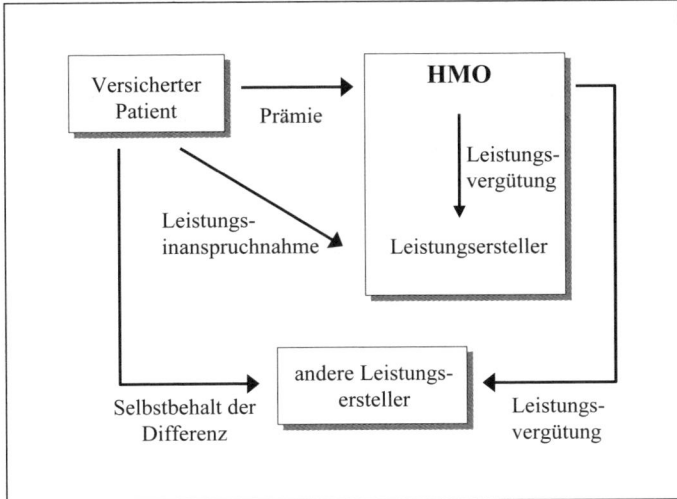

Somit ist das POS ein hybrides Produkt. Innerhalb des Systems handelt es sich um eine klassische HMO (in welcher Ausgestaltung auch immer) mit Hausarztmodell (→ gatekeeping) und dem Einsatz der üblichen Managed Care-Instrumente. Die Leis-tungserbringer in diesem System werden über Kopfpauschalen (→ Vergütungs-systeme) vergütet. Außerhalb dieses engen Systems besteht für den Versicherten die Möglichkeit, jeden anderen Leistungserbringer frei auszuwählen. Die Vergütung der Nichtmitglieder des Systems erfolgt über die Einzelleistungsvergütung (Shi, Singh 1998, S. 318). Allerdings gibt es meistens Einschränkungen. So ist es üblich, dass beispielsweise Spezialisten, die nicht zum System gehören, zwar konsultiert werden können, aber die Überweisung vom gatekeeper nach wie vor notwendig ist.

Der Versicherte hat somit die freie Wahl, ob er im System behandelt werden will und dann auch keine Zuzahlungen zu entrichten hat, oder aber außerhalb beispielsweise bei einer Zuzahlung von 20% (Robinson, Steiner 1998, S. 12).

Die Wahlfreiheit wird von den Versicherten sehr hoch eingeschätzt, gleichwohl kaum genutzt. Amerikanische Untersuchungen haben ergeben, dass 90% der POS-Versicherten nie außerhalb des Systems Leistungen in Anspruch nehmen (Cafferky 1997, S. 23). Weil POS-Produkte deutlich teurer sind und die Kunden einen Preisaufschlag von 10-20% zahlen, handelt es sich um einen erheblichen Einnahmenzuwachs, ohne dass gravierende Mehrausgaben zu erwarten sind, da der „HMO-freie" Bereich relativ gering ist. Mittlerweile wird davon ausgegangen, dass rund 70% der HMOs POS-Produkte offerieren (Cafferky 1997, S. 23) und diese Form der open end-HMOs eine zunehmende Bedeutung erlangen wird.

Es handelt sich aus der Sicht der HMO somit um eine nahezu optimale Kombination. Der bedeutendste Teil der Leistungserstellung kann kontrolliert und gesteuert und gegen eine verhältnismäßig geringe Konzession können die entscheidenden Marketingnachteile (Einschränkung der Wahlfreiheit) einer HMO aufgehoben werden. So verwundert es nicht, dass mittlerweile 66,6% (2001) der HMOs POS-Produkte anbieten, wohingegen der Anteil 1997 lediglich bei 57,4% lag (Aventis 2002, S. 16). Durch die anhaltende Kritik an zu restriktiven Managed Care-Ansätzen ist davon auszugehen, dass auch wenn die Steuerungsfähigkeit eingeschränkt ist, diese Art von hybriden Instrumenten und Organisationsformen sich mittel- und langfristig durchsetzen werden.

3 Anbieterorientierte Managed Care-Organisationen und -Produkte

Managed Care führte auch dazu, dass die Anbieter von Gesundheitsleistungen neue Organisationsformen gebildet haben. Die unmittelbare Reaktion sind so genannte Independent Practice Associations (IPAs), die als Interessenvertreter der Ärzte bezeichnet werden können und Preferred Provider Organisationen (PPOs), die als Verkaufsgenossenschaften (Kühn 1997, S.12) bezeichnet werden können. PPOs, respektive PPO-Produkte können und werden grundsätzlich von allen Marktteilnehmern entwickelt. So kann eine Arztgruppe, eine Versicherungsgesellschaft, ein Krankenhaus oder auch ein großer Arbeitgeber eine PPO initiieren (Shi, Singh 1998, S. 317). Insofern ist die Zuordnung zu den anbieterorientierten Managed Care-Produkten eher historisch zu verstehen, da dort ihr Ursprung liegt. Außerdem soll hier der Schwerpunkt auf PPOs als Institutionen und nicht der Vertrieb von PPO-Produkten gelegt werden. In ähnliche Richtung gehen die erst seit kurzem auf dem Markt agierenden Provider Sponsored Organizations (PSOs), die direkt mit den Leistungsfinanzierern, in den USA insbesondere Medicare, kontrahieren. PSOs wollen die Zwischenstufe der Versicherungsgesellschaften umgehen. Eine vierte Form sind so genannte Networks. Sie können primär als Instrument zum Aufbau von Marktmacht verstanden werden und sollen deshalb auch nur kurz abgehandelt werden. Als fünfte Form können integrierte Versorgungssysteme (integrated delivery systems, kurz IDSs) genannt werden. Sie stellen die weitreichendste Form einer MCO dar, in der sämtliche Teilfunktionen von der Finanzierung bis zur Leistungserstellung integriert sind. Eine Sonderstellung nehmen die Physician Hospital Organizations (PHOs) ein, die einen Zusammenschluss zwischen den Krankenhäusern und ihren Ärzten darstellen.

3.1 Independent Practice Association (IPA)

Bereits im Abschnitt 2.1 wurde ausführlicher auf IPA-HMOs eingegangen und der Grundgedanke einer IPA skizziert. Dabei muss wie dargestellt, der Aufbau einer IPA nicht zwangsläufig im Zusammenhang mit dem Kontrahieren mit einer HMO gesehen werden. In erster Linie ist eine IPA der Zusammenschluss von weiterhin freiberuflich tätigen niedergelassenen Ärzten zur gemeinsamen Interessenvertretung.

Dabei stehen drei Aspekte im Fordergrund: erstens, der Aufbau von Marktmacht, zweitens die Professionalisierung des Managements und drittens die Steuerbarkeit der

Leistungserstellung. IPA bündeln ärztliche Interessen und können je nach Größe sogar den Wettbewerb vollständig ausschließen. Je stärker und gebündelter die Einkäufer von Gesundheitsleistungen (Krankenversicherungen aller Art und Arbeitgeber im Wesentlichen) auftreten, desto wichtiger ist der Aufbau von Gegenmacht zum Ausgleich. Mehrfach wurde bereits darauf hingewiesen, dass Managed Care zu einer Professionalisierung des gesamten Gesundheitswesens geführt hat und auch weiter führen wird. Die dadurch entstehenden Mehraufwendungen für administrative Aufgaben kann ein einzelner Arzt nicht sinnvoll erbringen, da er weder über ausreichende Mengen noch über entsprechende Qualifikationen verfügt. IPAs haben, da sie nicht zwangsläufig jeden Beitrittswilligen aufnehmen die Möglichkeit, das Portfolio an teilnehmenden Ärzten zu steuern und dadurch auch die Attraktivität für Versicherungsunternehmen zu steigern. Diese Steuerungsmöglichkeit betrifft sowohl Qualitäts- und Qualifikationsdimensionen, als auch die Zusammensetzung in Hinblick auf unterschiedliche Fachgruppen (z. B. Anzahl der Allgemeinmediziner).

Fallstudie 3: Hill Physician Medical Group – Amerikas größte IPA

Ausgangslage
Hill Physicians wurde 1984 gegründet und ist heute mit 2.200 Haus- und Fachärzten, die in über 1.500 Praxen in Nordkalifornien tätig sind, die größte IPA der USA. Mehr als 300.000 Menschen haben Hill Physicians als ihre IPA durch einen von sechs Health Plans, mit denen Hill Physicians Verträge hat, gewählt (Janus 2003). Basierend auf diesen Verträgen delegiert der Health Plan die Verantwortung für die vereinbarte medizinische Leistungserbringung an Hill Physicians. Die Einkünfte der IPA kommen ausschließlich von diesen Health Plans und basieren auf Kopfpauschalenvergütung. Hill Physicians kompensiert daraufhin die Ärzte für die erbrachten Leistungen.

Seit 1984 hat Hill Physicians eine exklusive Managementorganisation, PriMed, die die Organisation von Hill Physicians maßgeblich beeinflusst hat. PriMed beschäftigt 400 Mitarbeiter, die Hill Physicians im Rahmen eines langfristigen Managementvertrages in Bezug auf Management und Verwaltung unterstützen. Diese exklusive aber gleichzeitig unabhängige Partnerschaft wird als der entscheidende Faktor für den Erfolg der Organisation angesehen. PriMed hat eine organisatorische Unterstützungsstruktur für Hill Physicians aufgebaut, die die Medical Group mit Daten über Praxismuster und mit der Implementation eines Systems zur kontinuierlichen Qualitätsverbesserung versorgt, um die Performance innerhalb der Organisation zu erhöhen. Der CEO und der COO halten jeweils 22 Prozent der Anteile von PriMed, während der Rest der Anteile von Hill Physicians Medical Group (28 Prozent) und von Catholic Healthcare West (28 Prozent) gehalten wird.

Abbildung 3-1: Organisationsstruktur der PriMed Management Consulting Services Inc.

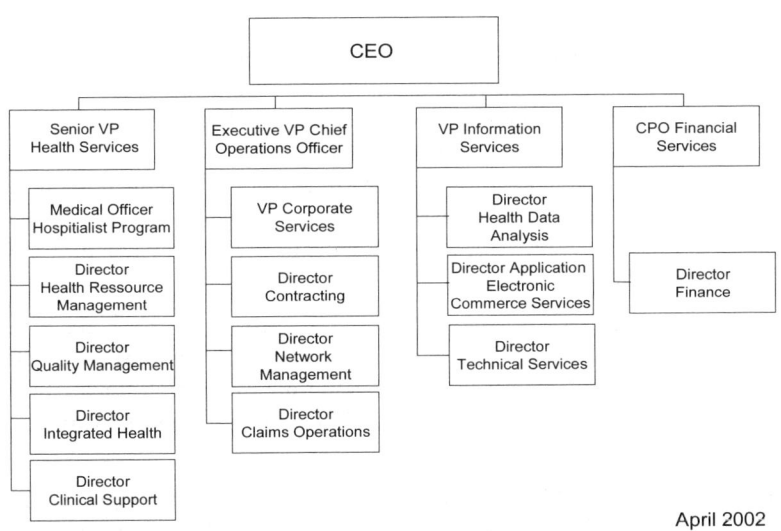

April 2002

Beurteilung

Obwohl der Umfang des Managementapparats auf den ersten Blick recht groß erscheint, darf das Volumen der durchgeführten Transaktionen bei immerhin 2.200 Ärzten nicht unterschätzt werden. Der Verwaltungskostenanteil liegt mit 12 Prozent sogar unter dem in der Branche üblichen von 15 Prozent.

Diese drei Prozent entsprechen einer Einsparung zugunsten des Systems von fast $ 10 Millionen pro Jahr und werden in erster Linie Economies of Scale und dem bereits erreichten Standardisierungsgrad zugeschrieben. Weiterhin hat PriMed ein Call Center eingerichtet, dass etwa 40.000 Anrufe pro Monat entgegen nimmt und dadurch Feedback an das Qualitätsmanagement gibt. Standardisierungsbestrebungen, Qualitätsinitiativen („Quality Improvement Committee") und eine umfassenden Implementierung von Informationstechnologie werden als Basis dafür angesehen, dass Hill Physicians Medical Group heute zu den so genannten Top „Performing Medical Groups" zählt basierend auf dem Urteil von Akkreditierungsorganisationen und Arbeitgeberkoalitionen.

Weitere Informationen zum Unternehmen: www.hillphysicians.com

3.2 Preferred Provider Organizations (PPO)

PPOs basieren auf einer Anzahl von Ärzten oder Krankenhäusern, die sich zusammenschließen oder zusammengeschlossen werden, um gegenüber direkt versichernden Arbeitgebern oder traditionellen indemnity-Versicherungsgesellschaften ein konkurrenzfähiges Angebot zu entwickeln. Sie können somit als direkte Antwort der Leistungsanbieter auf den zunehmenden Druck durch HMOs verstanden werden. Es sollen Anreize geschaffen werden, um die Attraktivität von HMOs zu schmälern. Deshalb bieten PPOs ihren Vertragspartnern so genannte discounted fee for service-Prämien an. Das Prinzip der Einzelleistungsvergütung bleibt dabei bestehen, aber mit zum Teil erheblichen Preisabschlägen. Außerdem lassen PPOs ein gewisses Maß an → utilization review zu.

Das Interesse der an einer PPO beteiligten Leistungserbringer ist die Akquisition von Patienten und die Abwehr von Druck durch die zunehmende Marktpenetration von HMOs. Für ein Krankenhaus beispielsweise kann die Motivation für die Beteiligung an einer PPO darin liegen, bereits verlorene Marktanteile zurückzugewinnen, respektive nicht noch weitere zu verlieren.

Charakteristisch für eine PPO ist, dass grundsätzlich auch Leistungsanbieter außerhalb des Systems gewählt werden können. Bei diesen Leistungsanbietern, die nicht „preferred" sind, müssen aber höhere Zuzahlungen und/oder Selbstbehalte (→ Versicherungsverträge) gezahlt werden. Diese Zuzahlungen erreichen Größenordnungen von bis zu 10.000 US-$ und mehr (Robinson 1999a, S. 14). Hiermit soll die Nachfrage zumindest leicht gesteuert werden.

In einer abgewandelten Form, den so genannten Exclusive Provider Organizations (EPOs), werden ausschließlich die gelisteten Leistungsanbieter finanziert (Wagner 2001, S. 32). Diese werden primär von selbstversichernden Arbeitgebern gewählt, für die die Höhe der Prämie alleiniges Entscheidungskriterium ist. Grundsätzlich bedeuten PPOs für die Versicherten deutlich mehr Entscheidungsfreiheit als bei staff- oder group-HMOs. Entsprechend sind auch die Prämien höher.

Die Leistungsersteller haben den entscheidenden Vorteil, dass sie die traditionelle Einzelleistungsvergütung beibehalten und somit im Prinzip auch nicht das Versicherungsrisiko tragen. Dies bleibt weitgehend bei den Vertragspartnern einer PPO.

PPOs legen großen Wert auf die Auswahl der beteiligten Leistungsanbieter. Durch die selektive Kontrahierung kann verhindert werden, dass übermäßig viele kostspielige Leistungsanbieter, wie beispielsweise die Academic Medical Centers (Universitätskliniken), frequentiert werden. Auch hier liegt für Versicherungen einer der Attraktivitäten mit PPOs zusammenzuarbeiten, beziehungsweise PPO-Produkte anzubieten. Es ist generell für eine Versicherung attraktiver, wenn nicht sie selber, sondern eine zwischengeschaltete Organisation wie eine PPO die Auswahl trifft, da somit ein erheblicher Anteil der Konflikte delegiert wird und der Vorwurf der Leistungsvorenthaltung nicht greift. Dieser Punkt ist insofern zentral, als dass alle neuen Organisationsformen im Gesundheitswesen mit dem Problem konfrontiert werden, dass ihm vorgeworfen wird, Leistungen nicht effizienter zu erstellen, sondern schlicht Leistungen vorzuenthalten. Insbesondere in der Anfangsphase erscheint es als ausgesprochen sinnvoll, die Auswahl (selektives Kontrahieren) zu delegieren.

PPOs sind die großen Gewinner der letzten Jahre. Ihr Marktanteil beträgt 35% (Eliopoulos 1998, S. 4) und hat sich in den letzten Jahren deutlich erhöht. Die Gründe hierfür liegen sowohl auf der Angebots- als auch auf der Nachfrageseite. Die Leistungsanbieter haben mittlerweile überwiegend akzeptiert, dass auf ihre Leistungserstellung Einfluss genommen wird. PPOs sind aus deren Sicht als das kleinere Übel anzusehen. Auch wurden deutliche Konzessionen hinsichtlich der Preise gemacht. Allein die discounted fee for service-Raten liegen in den USA 15-20% unter den üblichen Sätzen (Shi, Singh 1998, S. 317). Das Einsparpotenzial erreicht zwar nicht die Dimensionen, die HMOs erzielen können, ist aber immerhin signifikant höher als bei klassischen indemnity-Produkten. Die Anreize zur angebotsinduzierten Nachfrage bleiben zwar bestehen, aber der Einsatz von Steuerungs- und Kontrollinstrumenten (→ guidelines und → utilization review) kann diese reduzieren. Auf der anderen Seite befriedigen PPOs das zentrale Bedürfnis nach mehr oder weniger freier Arztwahl. Auch wenn dieses durch Zuzahlungen erschwert wird, besteht zumindest die theoretische Möglichkeit. Das ist vor allem dann relevant, wenn langjährige Bindungen seitens der Versicherten zu einzelnen Ärzten bestehen, die beispielsweise durch HMOs häufig abgebrochen werden. Es kann davon ausgegangen werden, dass ein Versicherter, der vorher in eine HMO eingeschrieben war und somit teilweise restriktiven Regelungen unterlag, anschließend bei einem Wechsel in eine PPO sein Verhalten nicht grundlegend ändert.

Trotz des enormen Markterfolges bleibt abzuwarten, ob es sich bei PPOs nicht um eine Zwischenform von Managed Care-Produkten handelt, die langfristig wieder vom Markt verschwinden wird, denn sie führen nicht zu einer wesentlichen Verbesserung der Leistungserstellung (Robinson 1999a, S. 13), sondern sind primär auf temporäre Marktgegebenheiten ausgerichtet (Kühn 1997, S. 13). Aus der Sicht der Leistungsersteller können PPOs als der letzte Versuch verstanden werden, das traditionelle und auch beliebte fee for service-System (Einzelleistungsvergütung) beizubehalten.

Dagegen spricht allerdings, dass nach dem Scheitern von zu weit gehenden Reformansätzen (IDS oder capitation) gerade diejenigen Ansätze, die weniger revolutionär sind – und auch weniger Potenzial ausweisen, aber immerhin noch mehr als das klassische System – möglicherweise zumindest noch in den nächsten Jahren den Markt dominieren werden.

3.3 Provider Sponsored Organizations (PSO)

Relativ neu auf dem Managed Care-Markt sind so genannte Provider Sponsored Organizations (PSOs). Entsprechend gibt es auch nur wenige Erfahrungsberichte über diesen Organisationstyp.

Das Besondere an PSOs ist, dass die Leistungserbringer die Versicherungsfunktion vollständig integrieren. Anstatt über eine Versicherung mittelbar mit großen Arbeitgebern oder staatlichen Organisationen zu kontrahieren, werden direkte Verträge geschlossen. Ausgangspunkt für diese Form der Vertragsgestaltung ist, dass die Leistungsanbieter immer weniger einsehen, dass zumindest im Verhältnis zu den Großabnehmern, insbesondere Medicare und Medicaid, die bereits sehr knapp kalkulierten Prämien nochmals reduziert werden.

Gerade bei full-risk capitation (→ Vergütungssysteme), wo so oder so das komplette Risiko der Leistungserstellung von den Leistungsfinanzierern auf die Leistungsersteller delegiert wird, macht es wenig Sinn, einen Mittler zwischenzuschalten. Trotz der vollständigen Risikodelegation wird davon ausgegangen, dass 15 bis 20% der Prämie immer noch bei der Versicherungsgesellschaft verbleiben. Diesen Anteil möchten die Leistungsersteller nicht abtreten, sondern die damit verbundenen Leistungen lieber selbst erbringen.

PSOs müssen vor dem Hintergrund der beiden staatlichen Programme Medicare und Medicaid (→ Einleitung) gesehen werden. Diese beiden Programme zeichnen, wie bereits erwähnt, für rund 45% der gesamten amerikanischen Gesundheitsausgaben von 1,3 Billionen US-$ verantwortlich (2000). Beide Programme sind traditionell unterfinanziert[3], so dass Quersubventionierungen stattfinden. Dies betrifft insbesondere Medicaid. Medicaid-Berechtigte gelten als ausgesprochen unattraktiv für MCOs, da sie einerseits über einen meist sehr schlechten Gesundheitszustand verfügen und andererseits sehr schnell aus dem Versicherungsschutz fallen, weil sie die Kriterien nicht mehr erfüllen. Die Fluktuation beträgt um die 50% der Versicherten. So war es auch Medicare, das die Initiative ergriff und die Entwicklung von PSOs förderte, um unnötige Verwaltungskosten einsparen zu können.

Aus der Sicht der Leistungsersteller ist die Integration der Versicherungsfunktion ohne eine klassische Versicherungslizenz ein zweischneidiges Schwert. Zweifellos ist es für sie relativ unproblematisch, für Medicaid- und Medicare-Versicherte die Versicherungsfunktion zu übernehmen, vor allem wenn sie bereits über full risk capitation (→Vergütungssysteme) vergütet werden. Hinzu kommt, dass auch keine Marketing-Leistungen erbracht werden müssen, da die Versicherten vom Staat zugewiesen werden. Es geht also schlicht um Abrechnungsfragen.

---

[3] Die Unterfinanzierung bezieht sich auf das gesamte System. Innerhalb des Systems gibt es immer wieder sehr lukrative Marktnischen, die sich allerdings häufig verändern.

Für die Leistungsersteller stellt sich jedoch noch ein ganz anderes Problem. Indem sie aktiv in den Versicherungsmarkt eintreten, sind sie für die klassischen Versicherungsanbieter nicht mehr nur Partner, sondern Konkurrenten. Dies ist insofern problematisch, als dass diese nach wie vor ihre zentralen Zulieferer für Patienten sind. Die Krankenhausmanager werden es sich also sehr genau überlegen, ob sie in einen intensiven Wettbewerb mit ihrem bedeutendsten Zulieferer eintreten wollen. Dies wäre genau dann der Fall, wenn die PSO direkt mit großen Arbeitgebern, Gewerkschaften oder andere Organisationen kontrahiert. Neben dem Konkurrenzproblem stellt sich die Frage, ob ein Versorgungssystem in der Lage ist, einen ausreichenden Marktabdeckungsgrad zu erreichen. Zumindest in Metropolregionen wird dies nicht der Fall sein. Dabei ist der Marktabdeckungsgrad aber ein entscheidendes Kriterium im Wettbewerb. Dies mag zwar bei extrem sozialschwachen Gruppen mit geringer Mobilität und staatlichen Entscheidungsträgern eine untergeordnetere Rolle spielen, macht aber das direkte Kontrahieren mit Arbeitgebern ausgesprochen schwierig.

Mittelfristig ist davon auszugehen, dass PSOs nur dann eine Rolle spielen werden, wenn sie entweder im Einvernehmen mit den Versicherungsunternehmen gebildet werden, d. h. wenn sie deren Geschäftsinteressen nicht tangieren, was vor allem für Medicaid der Fall ist, oder aber der Markt derart groß und die Marktposition des Systems derart bedeutend ist, dass eine Konfrontation mit den Interessen der Versicherungswirtschaft eingegangen werden kann. Eine solche Marktposition haben vor allem Universitätskliniken, die zur Vermarktung von Managed Care-Produkten essentiell sind. Ein Versicherungsprodukt ohne Zugangsberechtigung zu den Universitätskliniken und ihrer High End-Medizin ist nicht verkäuflich. Dies gilt insbesondere für MCOs, die generell mit der Kritik konfrontiert werden, ihren Mitgliedern den Zugang zur Maximalversorgung zu versperren.

3.4 Networks

Unter networks wird der Zusammenschluss von Leistungsanbietern der gleichen oder verschiedenen Leistungsstufen zur Bildung von strategischen Allianzen verstanden.

Networks, respektive Netzwerke können aus zwei sehr unterschiedlichen Betrachtungswinkeln her analysiert werden (Bazzoli 1999). Auf der einen Seite dienen sie der Steigerung der Koordination und Kommunikation der Leistungserstellung. Durch Zusammenschlüsse soll die Abstimmung zwischen Versorgungsstufen, z. B. zwischen Akutversorgung und Rehabilitation, optimiert werden. Gleichermaßen werden Netzwerke gebildet, um beispielsweise Academic Medical Center mit der notwendigen Nachfrage an High End-Medizin zu versorgen. In dieser Form entsprechen sie einer Vorstufe von integrierten Versorgungssystemen, auf die im folgenden Abschnitt noch detailliert eingegangen wird.

In Metropolregionen tritt noch ein dritter Grund zur Bildung von Netzwerken auf. Hochpreisige, aber prestigeträchtige innerstädtische Academic Medical Center sehen sich einem immer größeren externen Druck ausgesetzt. Die Quersubventionierung von Ausbildung und Forschung über die Patientenversorgung wird von MCOs immer weniger akzeptiert, und es bestehen auch nur begrenzte Möglichkeiten, diese Organisationen effizienter zu gestalten. Aus diesem Grund müssen Wettbewerbsstrategien entwickelt werden, um das Überleben zu sichern. Der Zusammenschluss zu networks verhindert, dass sie beim selektiven Kontrahieren der MCOs nicht berücksichtigt werden. In der Metropolregion New York beispielsweise ist es nicht denkbar, dass eine MCO Produkte anbietet, die die maßgeblichen vier bis fünf Networks nicht beinhalten, da dies eine zu weitgehende Einschränkung der Wahlmöglichkeiten der Versicherten bedeuten würde.

Networks können also genauso auch eine reine Abwehrstrategie der Leistungsanbieter sein. Diese Strategie ist vor allem dann bedeutend, wenn - wie im Krankenhaussektor - enorme Überkapazitäten bestehen, die Anreize für eigeninduzierte Nachfrage generieren.

Dass dieses Ziel einer network-Strategie eine große Rolle spielt, ergibt sich auch aus der Unfähigkeit vieler Systeme, klinische Funktionen zu integrieren. Dies wird in der Literatur häufig als Scheitern des Gedankens von integrierten Systemen gedeutet. Aber ein ausschließlich auf die Schaffung von Marktmacht durch Marktanteile ausgerichtetes network kann jedoch eine sehr erfolgreiche Strategie sein, ohne auch nur eine Funktion zu integrieren.

Bei der Beurteilung von networks muss zurzeit äußerst vorsichtig vorgegangen werden (Olden, et al. 2002). Zum einen können marktstrategische Gründe eine dominante Rolle spielen, zum anderen kann der Grund für die Bildung von Partnerschaften das „Blocken" von potentiellen anderen Konstellationen sein. So ist beispielsweise die Anzahl von renommierten Academic Medical Centern sehr begrenzt. Es ist durchaus sinnvoll, diese jetzt in ein network einzubinden, um der Konkurrenz zuvorzukommen. Die Situation ist in vielen Aspekten mit der Situation von europäischen Fluggesellschaften vor 1992 zu vergleichen. Auch hier wurden strategische Allianzen geschlossen, ohne dass diese sofort aktiv wurden. Das dominante Motiv war die Aufteilung des Marktes und die Schaffung von schlagkräftigen Blöcken.

Managed Care führt analog in den USA zu einer Konsolidierung im Gesundheitsmarkt. Es ist davon auszugehen, dass wenige große Anbieter und Nachfrager, oder beides in einer Hand, im Markt bestehen bleiben werden. Die heute fragmentierten und durch Schnittstellen charakterisierten Marktstrukturen werden der Vergangenheit angehören.

Fallstudie 4: Sutter Health – Ein Health Care Network

Sutter Health kann als ein enges Netzwerk von verschiedenen Leistungserstellern angesehen werden, das zentral koordiniert wird und die Leistungsfinanzierung vertraglich mit verschiedenen Health Plans gestaltet. Es setzt sich dadurch eindeutig von Kaiser Permanente ab, das die Finanzierung integriert hat. Leitende Angestellte der Organisation bezeichnen Sutter Health als ein „sich integrierendes" und nicht als ein „integriertes" System (Janus 2003).

Ausgangslage
Sutter Health entstand 1996 als Fusion von Sutter Health (Region Sacramento) und California Healthcare System (Region San Francisco Bay Area). Heutzutage ist Sutter Health die dreizehntgrößte Gesundheitsorganisation der USA (bzw. das achtgrößte not-for-profit System) und umfasst 26 Krankenhäuser, 5.000 Ärzte (aufgeteilt auf verschiedene Ärztenetzwerke) und hat 32.100 Angestellte. Sutter Health ist eine so genannte "non-profit public-benefit" Organisation und hat eine Netzwerkstruktur, um die einzelnen Subsysteme zu unterstützen.

Modell
Die folgende Grafik gibt einen Überblick über die Organisationsstruktur von Sutter Health.

Abbildung 3-2: Organisationsstruktur Sutter Health

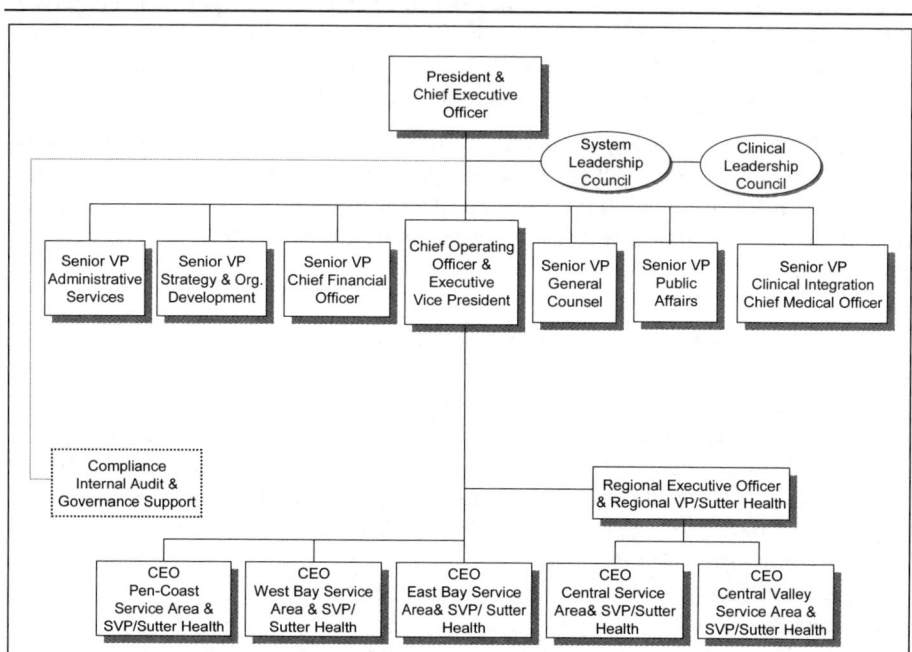

Neben allgemeinen Funktionen wie z. B. Finanzen, Business Development und Clinical Integration, die direkt an den CEO berichten, gibt es fünf CEOs der Regionen, die dem COO unterstellt sind. Die Krankenhäuser und Ärztenetzwerke, die dem System angehören, sind auf diese Regionen aufgeteilt. Innerhalb der Regionen gibt es jeweils ein Hauptkrankenhaus (teilweise auch tertiäre Versorgung) und einige Zuweiserkrankenhäuser sowie verschiedene Ärztegruppen. Der System Leadership Council und der Clinical Leadership Council sind umfassende Funktionen, die direkt an den CEO berichten. Der System Leadership Council behandelt politische/planerische Gesichtspunkte und der Clinical Leadership Council ist verantwortlich für taktische Aspekte.

Beurteilung

Obwohl Sutter Health die Leistungsfinanzierung nicht in das System integriert hat, ist ein hoher Grad virtueller Integration der Leistungserstellung erreicht worden. Darüber hinaus erlaubt diese Art der Integration ein höheres Maß an Flexibilität, um auf Marktveränderungen zu reagieren. Außerdem behalten die Teile des Systems einen gewissen Grad an Autonomie, der mit der Kultur der Ärztenetzwerke einhergeht und eine Anpassung an lokale Gegebenheiten ermöglicht („health care is local."). Die Integration der Leistungsfinanzierung ist bei vielen Systemen ohnehin nicht erfolgreich gewesen, da die benötigte Finanzkraft vielfach nicht vorhanden war und mit Übernahme der Versicherungsfunktion durch Leistungsersteller die traditionellen Health Plans und Versicherer die Geschäftsbeziehungen vollständig abgebrochen haben. Alles in allem kann der Ansatz von Sutter Health als viel versprechend angesehen werden, da er sowohl das Anbieten qualitativ hochwertiger Leistungen im Kontinuum als auch Flexibilität ermöglicht.

Weitere Informationen zu Sutter: www.sutterhealth.org

3.5 Integrated Delivery Systems (IDS)

Integrated Delivery Systems (IDS) werden als die weitestgehende Form von MCOs bezeichnet. Unter einem IDS wird ein Netzwerk von Organisationen verstanden, das die Leistungen selbst erbringt oder die Erstellung organisiert - und zwar über das gesamte Kontinuum von Gesundheitsbedürfnissen hinweg - und gleichzeitig übernimmt ein IDS sowohl die medizinische als auch die finanzielle Verantwortung für die Versorgung der vorab definierten Bevölkerungsgruppe (Shortell et al. 1996, S. 7). Dabei gibt es eine Vielzahl unterschiedlicher Begriffsdefinitionen und –bezeichnungen. So wird häufig auch von Organized Delivery Systems gesprochen.[4] Kein anderes Thema im Rahmen von Managed Care wird ausgiebiger diskutiert als die Vor- und Nachteile von integrierten Versorgungssystemen und vor allem die Frage, wie solche Systeme konfiguriert sein müssen (Mühlbacher 2002; Braun 2003; Scott 2000). Aber es muss deutlich hervorgehoben werden, dass es sich hierbei wohl um die anspruchvollste Aufgabe in der Gestaltung eines Gesundheitssystems handelt (Rosenbrock, Gerlinger 2004, S. 226)

Charakteristisch für ein IDS ist, dass die benötigten Leistungen entweder selbst erbracht oder hinzugekauft werden, wobei aber das integrierte Versorgungssystem auch die Koordination der Leistungen übernimmt. Dies gilt nicht nur für eine Behandlungsepisode, sondern prinzipiell für unbestimmte Zeit, in der reinsten Form von der Geburt bis zum Tod. Somit wird die Fragmentierung der Gesundheitsversorgung zugunsten einer ganzheitlichen, systemübergreifenden Versorgung aufgehoben. Neben der Art der Leistungserstellung ist die Frage der Verantwortung entscheidend. Das IDS übernimmt die vollständige medizinische und die finanzielle Verantwortung. Dies

---

4   Shortell bevorzugt diesen Begriff, um den Begriff integrierte Versorgungssysteme für Organisationsformen frei zu lassen, die heute noch nicht auf dem Markt zu finden sind. Diese würden, darin sehen Shortell et al. die besondere Leistungsstärke, auch in unmittelbarer Kooperation mit öffentlichen Sozialverwaltungen, im Sinne eines health managements, interagieren (Shortell et al. 1996, S. 8).

beinhaltet somit zwangsläufig, dass integrierte Versorgungssysteme entweder die Versicherungsfunktion mit übernehmen, z. B. indem sie direkt mit Großarbeitgebern kontrahieren oder aber nach vollständigen Kopfpauschalen vergütet werden.

Diese Form der Versorgung ist auch in den USA noch eine reine Zielvorstellung, die bei weitem noch nicht erreicht wurde. Die meisten Systeme - auch wenn sie sich integrierte Versorgungssysteme nennen - befinden sich eher auf dem Weg, diesen Status zu erreichen (Shortell 1997, S. xiv, Shortell et al. 2000). Im Folgenden sollen zuerst die wesentlichen zu integrierenden Funktionen (in Anlehnung an Aventis 2003, S. 2) dargestellt werden.

Abbildung 3-3: Integrierte Funktionen eines IDS

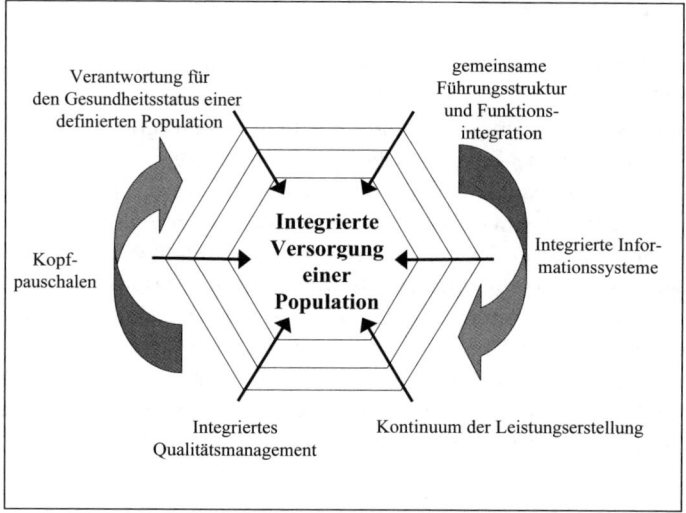

Die Bedeutung der einzelnen Faktoren und die Schwierigkeit der Umsetzung unterscheiden sich erheblich. Tendenziell sollte mit einer Funktionsintegration und einer einheitlichen Führungsstruktur begonnen werden und anschließend ein Informationsnetz implementiert werden. Im nächsten Schritt können die medizinischen Leistungen integriert und ein → Qualitätsmanagement aufgebaut werden. Sind diese Schritte abgeschlossen, kann sowohl die finanzielle als auch die medizinische Verantwortung übernommen werden. Da nahezu sämtliche Teilaspekte bereits an anderen Stellen angesprochen wurden bzw. nachfolgend noch detaillierter erläutert werden, soll hier nur auf die übergeordneten Grundgedanken eingegangen werden.

Unter **Funktionsintegration** wird die Integration nicht-medizinischer Leistungen wie das Personalwesen, das Finanz- und Rechnungswesen, das Marketing oder die strategische Planung verstanden. Dies bedeutet aber nicht zwangsläufig Zentralisierung oder Standardisierung, sondern primär die Abstimmung aufeinander. Die Funktionsintegration ist in vielen IDSs sehr weit vorangeschritten, da es sehr viel einfacher ist, Personalabteilungen aufeinander abzustimmen oder zusammenzufügen, als eine klinische Einheit zu integrieren. Dies liegt sicherlich auch an der Bereitschaft, dem Verständnis und der Nähe zu den „Systemgestaltern", die in der Regel aus der Verwaltung kommen. Eine zentrale Rolle kommt hier der integrierten Führungsstruktur zu. Der Erfolg eines IDS hängt ganz wesentlich davon ab, ob die Verschmelzung unterschiedlicher Unternehmenskulturen erfolgreich gelingt. Krankenhäuser haben oft sehr starke Kulturen und Subkulturen, vor allem wenn es sich um konfessionell begründete Häuser handelt, die die neue Konstellation unterstützen müssen. Neben der Kultur sind aufeinander abgestimmte Anreizsysteme von entscheidender Bedeutung. Gerade in einem fragmentierten Finanzierungssystem[5] bestehen häufig gegenläufige Interessen, die es zu harmonieren gilt. Klassisches Beispiel sind Fallpauschalen, die dazu führen, dass nachgelagerte Versorgungsstufen die Patienten „quicker and sicker" bekommen. Dies muss nicht im Interesse des Gesamtsystems sein und entsprechend müssen die Anreize gestaltet werden.

Obwohl **integrierte Informationssysteme** zu den Kernfunktionen eines IDS gehören und strategische Relevanz besitzen, sind in der Praxis hier die größten Schwierigkeiten zu finden. Grundsätzlich müsste jede Patienteninformation an jedem Ort zugänglich und auch die finanziellen Transaktionen in diesem System integriert sein. Die Schwierigkeiten mit Informationssystemen haben drei hauptsächliche Gründe: erstens, handelt es sich um immense finanzielle Summen. Hier wird von Investitionssummen zwischen 30 und 150 Mio. US-$ pro IDS gesprochen (Shortell et al. 1996, S. 74), die zur Entwicklung solcher Systeme notwendig sind. Dies stellt für non profit-Organisationen mit nur sehr begrenztem Zugang zum Kapitalmarkt ein nahezu unlösbares Problem dar. Zweitens ist der Widerstand sehr hoch. In der Regel wurden in den letzten Jahren lokale Lösungen entwickelt, die sich im Prinzip nie in ein integriertes System einbinden lassen. Dies bedeutet für alle Beteiligten eine Umstellung auf komplett neue EDV-Systeme. Auch haben die Informatikabteilungen eines Krankenhauses meist nicht genügend Kompetenz, um beispielsweise mit SAP-Systemen umzugehen. Neben internen Lösungsansätzen wie SAP-Systemen bestehen zumindest für den klinischen Teil erhebliche Erwartungen, dass dies über das Internet abgewickelt werden kann. Sobald die sicherheitstechnischen Probleme überwunden sind, könnten entsprechende Patientenakten auf diese Weise mit entsprechenden Zugriffsbeschränkungen abrufbar sein. Drittens, und dies wird eine kritische Dimension in Deutschland haben, stellen sich erhebliche datenschutzrechtliche Fragen.

---

[5] Aufgrund von kartellrechtlichen Bestimmungen und strategischen Zielsetzungen gibt es in den USA kein einheitliches Vergütungssystem, sondern jede Versicherung honoriert unterschiedlich. Dies umfasst sowohl die Höhe der Vergütung, als auch die Vergütungsform (Einzelleistungen, Tagespauschalen, DRGs etc.).

Von besonderer Bedeutung ist, dass ein IDS in der Lage ist, über Systemgrenzen hinweg ein **Kontinuum an Leistungen** anzubieten, womit weder alle Leistungen, noch eigene Leistungen gemeint sind. In der Literatur hat sich durchgesetzt, dass es mindestens drei Leistungskomponenten sein müssen (Aventis 2003, S.3). Neben den dominanten Komponenten ärztliche Leistungen und Krankenhausleistungen handelt es sich überwiegend um so genannte Home Health Agencies (ähnlich der ambulanten Pflege in Deutschland), Altenheime, ambulante Operationszentren oder Tageskliniken.

Weniger Bedeutung für die deutsche Diskussion um Managed Care, aber umso mehr in den USA, hat die Integration ärztlicher Leistungen (Budetti et al. 2002) Das amerikanische Krankenhauswesen baut - wie bereits erwähnt - weitgehend auf dem Belegarztsystem auf. Die Ärzte sind nicht von den Krankenhäusern angestellt, sondern arbeiten freiberuflich. Der Arzt hat seine eigene Praxis und kommt mit dem Patienten in ein Krankenhaus. Das Krankenhaus stellt lediglich die Räumlichkeiten und ärztliche Servicefunktionen wie beispielsweise das Labor zur Verfügung. Es nimmt aber keinen Einfluss auf die unmittelbare Leistungserstellung und stellt auch nicht die Rechnung für ärztliche Leistungen. In der Regel verfügen die Ärzte auch nicht nur über ein „appointment" mit einem Krankenhaus, sondern können mit ihren Patienten verschiedene Krankenhäuser in Anspruch nehmen. Betriebswirtschaftlich bedeutet dies, dass das Krankenhaus keinen Einfluss auf seine Kernkompetenz hat. So ist es nicht weiter verwunderlich, dass die Anstrengungen insbesondere auf eine Integration der ärztlichen Leistungen hinauslaufen. Abgesehen davon, dass die Interessen möglichst angeglichen werden sollten, kann nur so eine effiziente Bedarfs- und Versorgungsplanung erfolgen.

Bei einer völlig von den ärztlichen Leistungen getrennten Abrechnung und Steuerung des Krankenhauses werden die Interessen des Krankenhauses und der dort tätigen Belegärzte wahrscheinlich gegensätzlich verlaufen. Je nachdem, ob die Ärzte und die Krankenhäuser auf der Basis von Einzelleistungsvergütung, Tagespauschalen oder über Kopfpauschalen vergütet werden (→ Vergütungssysteme), bestehen unterschiedliche Interessen. So hat der Arzt - durch seine Form der Honorierung bedingt - meist ein Interesse an längeren Krankenhausaufenthalten als ein Krankenhaus. Ein System kann aber nur effizient sein, wenn die Interessen zumindest in den wesentlichen Zügen kompatibel sind. Anreizsysteme, die beiden Interessenlagen gerecht werden, lassen sich nur dann implementieren, wenn entweder das Krankenhaus weitgehende Kontrolle über die Ärzte hat oder die Ärzte über das Krankenhaus.

Mindestens die gleiche Bedeutung hat die Planung der ärztlichen Leistungserstellung. In einem Wettbewerbssystem wie den USA ist es kaum möglich, steuernd einzugreifen. Das Ergebnis ist ein enormer Überhang an Spezialisten und eine völlig unzureichende Versorgung mit Primärärzten. Diesem Phänomen kann zumindest innerhalb eines Systems mit der Kontrolle über die ärztliche Leistungserstellung begegnet werden. Denn IDSs sind nach außen wettbewerbsorientiert, bei der Innenorganisation handelt es sich um eine „Planwirtschaft". Was Kanada oder England auf der Systemgestaltungsebene durchführen, d. h. die konkrete Planung der benötigten Leistungen, wird nun innerhalb des IDS durchgeführt. So wird beispielsweise für 270.000 Werktätige und 30.000 Rentner ein Bedarf von 171 Hausärzten (ein Hausarzt pro 2.000 Werktätige, respektive einer pro 900 Rentner), 81.300 Krankenhaustagen und 13.020 ambulanten Operationen kalkuliert (Golembesky 1997). In dieser präzisen internen Steuerung des Leistungsbedarfs liegt eine wesentliche Stärke von integrierten Versorgungssystemen.

Diese IDS-interne Planung verfolgt zwei Ziele. Erstens sollen keine Überkapazitäten aufgebaut und genau die richtigen Versorgungsmengen vorgehalten werden. Weitaus entscheidender ist aber zweitens, dass von teureren Versorgungsstufen auf günstigere umgeschichtet werden soll. Dies hat nicht zwangsläufig mit Rationierung zu tun, sondern mit Versorgung auf der kostenoptimalen Leistungsstufe. Hier liegt genau der potenzielle Hauptvorteil eines IDS. Ausgehend von der These, dass Prävention günstiger ist als Kuration, sollten entsprechende Anreize gesetzt werden.[6] So spart die Verhinderung einer „low-weight-Geburt" zwischen 14.000 und 30.000 US-$. Investitionen von einem Dollar in pränatale Versorgung führen zu Einsparungen von 3,38 US-$ bei späteren Behandlungskosten (Office of Technology Assessment und Institute of Medicine, zitiert in: Shortell et al. 1996, S. 25). In den USA werden heute jedoch nur 13-16% der Prämien-Dollar für Primärärzte, 22-26% für Fachärzte, 40% für Krankenhausleistungen und 17-20% für Versicherungsleistungen aufgewendet (Zelman 1997, S. 55), obwohl ein Großteil der Bedürfnisse von Hausärzten befriedigt werden könnte.[7] Diese Kostenvorteile lassen sich aber nur dann realisieren, wenn die Anreizstrukturen genau umgekehrt werden. Ein IDS muss Anreize bekommen, an der Gesundheit und nicht an der Krankheit zu verdienen. Dies ist das wesentliche Argument für integrierte Versorgungssysteme, welches bei zunehmend multimorbiden, chronisch Kranken weiter an Bedeutung gewinnen wird. Dabei wird auch immer wieder gefordert, dass die Aufgaben des öffentlichen Gesundheitsdienstes (Public Health) mit integriert werden (Schlesinger, Gray 1998; Schlesinger et al. 1998).

Neben den Steuerungsfunktionen wird immer wieder hervorgehoben, dass durch integrierte Versorgungssysteme sowohl Skalenerträge (economies of scale), als auch Einsparungen durch die Vermeidung von Doppeluntersuchungen realisiert werden können.

Skalenerträge realisieren sich beispielsweise bei der Entwicklung von Informationstechnologien oder beim Zusammenschluss von Abteilungen (Zelman 1997, S. 98f). Die fortschreitende Medizintechnologie und somit der Einsatz von extrem teuren Geräten, die häufig in einem isolierten System nicht angemessen ausgelastet werden können, schafft erhebliche Potenziale für Skalenerträge. Somit übernehmen IDSs quasi die

---

6 Diese These ist nicht unumstritten, und es finden sich ausreichend Beispiele, die das Gegenteil belegen. Siehe hierzu auch das Kapitel zum Gatekeeping.
7 Auch diese These ist nicht unumstritten. Einige Vertreter sehen die fachärztliche Behandlung als die kostengünstigere Variante an, da unnötige Fehldiagnosen vermieden werden.

externe Großgeräteplanung und ersetzen sie durch interne Mechanismen. Dies wird dadurch verstärkt, dass Ärzte in der Lage sind, einen nicht vorhandenen Bedarf selbst zu induzieren.

Die Vermeidung von Doppeluntersuchungen ist demgegenüber ein klassisches Beispiel für die duale Zielsetzung, sowohl Kosten zu reduzieren als auch die Qualität aus Sicht des Patienten zu steigern. Neben einheitlichen Standards muss eine Infrastruktur zur Verfügung gestellt werden, die Doppeluntersuchungen unnötig macht. Auch hier spielen Kommunikationstechnologien eine entscheidende Rolle.

Auf die nachfolgenden Funktionen (→ Kopfpauschalen (capitation), → integriertes Qualitätsmanagement und die Übernahme der Verantwortung für den Gesundheitszustand einer Population) wird hier nicht näher eingegangen, da sie im dritten Teil noch detaillierter dargestellt werden. Entscheidend bei diesen Aspekten ist, dass dies nur gemacht werden kann, wenn die vorangegangen beschriebenen Funktionen zumindest bis zu einem gewissen Grad integriert sind.

Eine abschließende Beurteilung von IDS ist ausgesprochen schwierig (Janus 2003; Friedmann, Goes 2001; Coddington 2001; Burns et al. 2001), da es sich noch um theoretische Modelle handelt und bisher zu wenige empirische Ergebnisse vorliegen. Zumindest für New York gibt es eine Evidenz, dass IDS zu einer Verkürzung der ALOS (Average Length of Stay) in Krankenhäusern geführt haben (IDS = 5,9 Tage, andere Krankenhäuser = 7,0 Tage) und zu einer höheren Auslastung (IDS = 76,5% versus 72,2%) (Aventis 2003, S.18f), wobei hieraus eben keine Rückschlüsse auf die Kosten pro Fall über alle Versorgungsstufen gezogen werden können.

In den USA ist die Begeisterung für integrierte Versorgungssysteme etwas verflogen, da sich in der Praxis gezeigt hat, dass sich viele IDSs mehr aggregiert als integriert haben. So ist die Anzahl zwar 2002 gegenüber 2001 leicht gesunken (Aventis 2003, S. 4), entscheidend ist aber, dass einige der großen, prominenten Systeme wieder „de-merged" haben. Diese Aggregation zur Gewinnung von Marktanteilen im Rahmen einer Strategie hat natürlich nicht zu den erhofften Qualitätssteigerungen und Kostensenkungen geführt, tendenziell sogar eher zu noch höheren Preisen, da Angebotsmonopole entstanden sind. Diese Markterscheinungen widersprechen aber nicht der Grundidee, dass vertikal integrierte Versorgungssysteme sowohl den Bedürfnissen der Versicherten näher kommen als auch gleichzeitig wirtschaftlicher sind. Sie machen lediglich deutlich, dass primär die Intention der Strategie entscheidend ist. Die post-Chicago Schule kommt folgerichtig zu dem Schluss, dass vertikale Integration eben beides sein kann, effizienzfördernd und wettbewerbsbehindernd. Genau deshalb werden Einzelprüfungen gefordert (Gaynor, Haas-Wilson 1998, S. 160).

Theoretisch lassen sich die Auswirkungen vertikaler Integration mit Hilfe der → Transaktionskostentheorie (Stiles et al. 2001; Williamson 1985) erklären. Generell sind Transaktionskosten hoch, wenn die Unsicherheit hoch ist, es wenige alternative Anbieter gibt und somit die Gefahr opportunistischen Verhaltens groß ist, und wenn erheblicher Koordinationsbedarf zwischen den Leistungsanbietern auf den unterschiedlichen Leistungsstufen besteht. Diese drei Kriterien dürften bei Gesundheitsgütern gegeben sein (Gaynor, Haas-Wilson 1998, S. 145). Deshalb sind IDSs transaktionskostentheoretisch vorteilhaft. Es können sowohl Informations-, Verhandlungs-, Vertrags-, Kontroll- und Anpassungskosten eingespart werden, und vertikal integrierte IDSs können aus dieser Perspektive sicher als effizientere institutionelle Arrangements gesehen werden. So sind die Transaktionskosten zwischen einer Versicherung und einem integrierten Versorgungssystem viel niedriger, als wenn die Versicherung individuelle Verträge mit allen einzelnen Leistungsanbietern abschließt. In einer groß angelegten empirischen Untersuchung (Janus 2003) werden auf der Basis der Transaktionskostentheorie vertikal integrierte Systeme in Kalifornien untersucht. Janus kommt zu dem Schluss, dass neben dem Umfang der Integration insbesondere die Art der Integration entscheidend ist. Hier hat sich bei den untersuchten Systemen gezeigt, dass insbesondere hybride Organisationsformen (Steuerung über Verträge) geeignet sind.

Es muss allerdings darauf hingewiesen werden, dass ein großer Teil der in einem integrierten Versorgungssystem abgedeckten Leistungen keine vertikale Integration darstellt, sondern eine Diversifikation.

Fallstudie 5: Montefiore – Integrierte Versorgung vulnerabler Bevölkerungsgruppen in New York City

Ausgangslage

Montefiore ist eines der ältesten integrierten Versorgungssysteme in den USA. Gegründet wurde Montefiore 1884 als „Home for Chronic Invalids" mit einer damaligen durchschnittlichen Aufenthaltsdauer von mehr als 350 Tagen. Bereits in der ersten Hälfte des 20sten Jahrhunderts wurden Elemente eines integrierten Versorgungssystems aufgenommen (1920 outpatient clinics und 1947 Home Health Care). Ende der 80er Jahre wurde mit dem massiven Aufbau des Primary Care Networks begonnen.

Abbildung 3-4: *Organisationsstruktur von Montefiore*

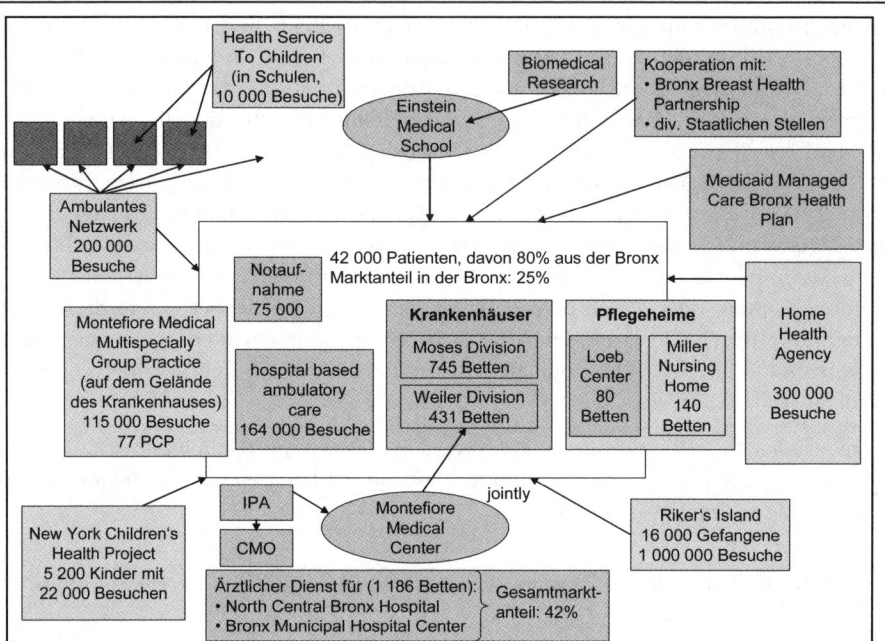

Beurteilung

Bei der Beurteilung von Montefiore muss berücksichtigt werden, dass das System in der Bronx wohl in einem der anspruchsvollsten und schwierigsten sozialen Umfelder der USA agiert. Die Bronx gehört mit 1,2 Mio. Einwohnern zu den 10 größten der amerikanischen Großstädte. Mit einen Anteil von 30% der Bevölkerung an Medicaid-Berechtigten und mit einem Drittel der Bevölkerung mit einem Einkommen von weniger als 10000 US$, 3/4 Non-Whites und mit einer Kindersterblichkeit von 13,3% stellt sie ohne Frage eine der Benachteiligsten sozialen Umfelder dar.

Umso mehr beeindrucken die Leistungen von Montefiore. Montefiore zeigt, dass integrierte Versorgungskonzepte, die weite Teile der Wertschöpfungskette beinhalten, auch – oder vielleicht insbesondere – in einem solchen Umfeld umsetzbar sind. Folgende Graphik stellt nochmals in anderer Form dar, wie vollständig die Wertschöpfungskette abgebildet ist.

Abbildung 3-5: Wertschöpfungskette von Montefiore

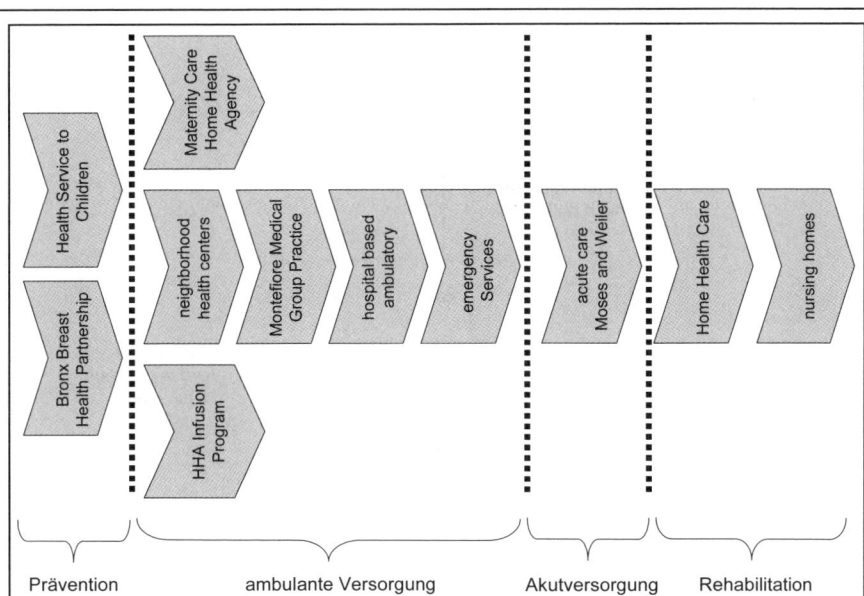

Die vollen „Früchte" von einer derart weitgehenden Integration lassen sich womöglich sogar nur in einem Umfeld realisieren, das durch sehr geringe Fluktuation gekennzeichnet ist.

Weitere Informationen zu Montefiore: www.montefiore.org

3.6 Physician Hospital Organizations (PHO)

Eine der zentralen Reaktionen auf die wachsende Bedeutung von Managed Care Organisationen ist die Entstehung von so genannten Physician Hospital Organizations (PHO). Mag es bei Einzelleistungsvergütungen durchaus noch sinnvoll gewesen sein, dass Krankenhäuser und Ärzte getrennte Einheiten waren, die individuell mit den Versicherungen abgerechnet haben, besteht seit der zunehmenden Dominanz von Managed Care ein erhebliches Interesse, Anbieterinteressen zu bündeln und somit ein gegenseitiges Ausspielen zu verhindern.

Abbildung 3-6: *Struktur einer PHO*

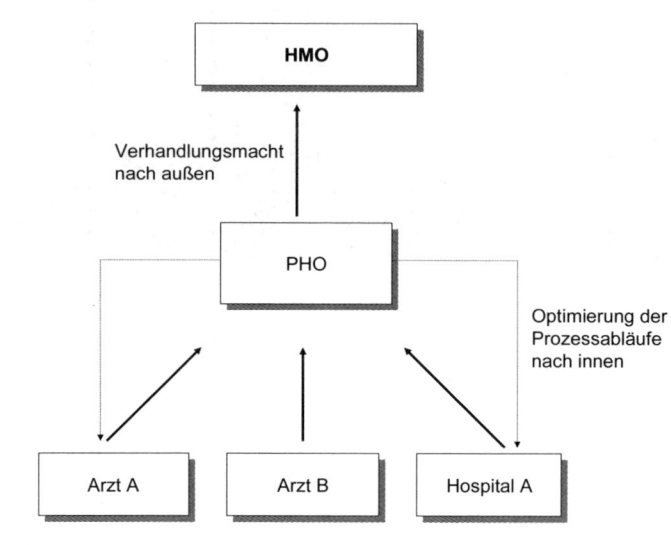

Eine PHO kann definiert werden als ein joint venture zwischen einem oder mehreren Krankenhäusern und einer Gruppe von Ärzten, wobei die Initiative in der Regel von den Krankenhäusern ausgeht. Ziele von PHOs sind:

- das gemeinsame Kontrahieren mit MCOs,
- die verbesserte Kooperation mit Krankenhausangestellten und Ärzten,
- die gemeinsame Risikoübernahme und
- die Steigerung der medizinischen Qualität (Zelman, 1997, S. 117).

Im Wesentlichen geht es aber um die Steigerung der Marktmacht bzw. eine Verteidigungstrategie (Burns, Thorpe 1997, S. 352) gegenüber MCOs und um eine Diversifikationsstrategie seitens des Krankenhauses in attraktive ambulante Märkte. Sobald PHOs aktiv in das Management eingreifen, sind sie eher als Management Service Organisationen (MSO) zu verstehen (Kongstvedt, Plocher, Stanford 2001, S. 52).

PHOs unterscheiden sich im Wesentlichen hinsichtlich ihres Leistungsumfangs und der Zugangsberechtigung. Das Leistungsspektrum reicht von einer bloßen Analyse der Managed Care-Verträge bis hin zur Entwicklung von standardisierten Vertragsmodellen. Im ersten Fall werden die kritischen Punkte herausgearbeitet und dem entsprechenden Arzt als Entscheidungsgrundlage vorgelegt. Dieser entscheidet dann für sich selbst, ob er zu diesen Konditionen kontrahieren möchte. Die PHO verhandelt aber im Wesentlichen nicht, sondern macht nur die Verträge, auch für die Ärzte verständlich. Im zweiten Fall übernimmt sie eine wesentlich weiterreichende Funktion und entwickelt proaktive Modelle und Konzepte, die sie in den Verhandlungen mit MCOs durchzusetzen versucht. Hier liegt streng genommen auch der einzige wirkliche Sinn von PHOs.

Ein ausgesprochen kritischer Punkt ist die Zugangsberechtigung. Hier wird zwischen open-PHOs und closed-PHOs unterschieden. Wie aus der Bezeichnung schon hervorgeht, stehen open-PHOs sämtlichen Ärzten eines Krankenhauses offen. In der Regel sind sie deshalb stark von Spezialisten dominiert, die die Nichtberücksichtigung durch selektives Kontrahieren der MCOs verhindern wollen (Burns, Thorpe 1997, S. 353). Primärärzte spielen eine untergeordnete Rolle. Deshalb erweist es sich als ausgesprochen schwierig, eine open-PHO weitreichend zu steuern (Kongstvedt, Plocher, Stanford 2001, S. 53).

Closed-PHOs sind demgegenüber durch die Begrenzung der Mitglieder gekennzeichnet, d. h. nicht alle die wollen, sondern nur ausgewählte - es wird selektiv kontrahiert - dürfen Mitglied werden. Auch wenn closed-PHOs sehr viel schwieriger in einem Krankenhaus durchzusetzen sind, weisen sie ein sehr viel höheres Erfolgspotenzial auf. Dies liegt im Wesentlichen darin begründet, dass die Zusammensetzung von Fach- und Allgemeinärzten gesteuert und eventuell sogar Leistungskriterien mit hinzugezogen werden können.

Die Art, wie aktiv PHOs in die Leistungserstellung eingreifen, hängt primär von der → Vergütungsform ab. PHOs mit → Kopfpauschalen greifen notgedrungen sehr viel stärker in die Art der Leistungserstellung ein und müssen dies auch tun (Zelman 1996, S. 121). Die eingesetzten Instrumente wie beispielsweise → utilization review, → Qualitätsmanagement, → guidelines, outcome measurement (→ Evaluationsmethoden) und der Einsatz von Informationstechnologien entsprechen denen, die andere MCOs zur Steuerung der Leistungserbringer nutzen, nur mit dem zentralen Unterschied, dass sie hier ausschließlich als interne Steuerungselemente eingesetzt werden.

Der PO-Teil (Physician-Organization) im PHO-Begriff kann sich sehr unterschiedlich konstituieren. So ist es durchaus möglich, dass dem ärztlichen Teil eine IPA vorsteht oder die Ärzte klassisch unabhängig bleiben. Grundsätzlich können aber durchaus andere Organisationsstrukturen nachgelagert sein (Kongstvedt, Plocher, Stanford 2001, S. 52f.)

Für MCOs bedeutet eine PHO eine erhebliche Vereinfachung der Vertragsgestaltung und somit eine Reduzierung von Transaktionskosten, da nur mit einer Institution und nicht mit vielen einzelnen Ärzten und Krankenhäusern verhandelt werden muss. Dies hat aber auch seinen Preis: Die MCOs werden abhängig von einer Vertragslösung, da sie häufig ihre Produkte nur verkaufen können, wenn sie über ausreichend Verträge mit den wichtigsten Anbietern verfügen, d. h. genau mit so vielen, dass die Versicherten es nicht als ausschlaggebende Einschränkung ihrer Wahlfreiheit einschätzen. Die

MCO kann auch nicht mehr einfach Vertragsbedingungen „vorlegen", sondern muss regelrecht mit den PHOs verhandeln. PHOs bedeuten außerdem, dass eine weitere Schnittstelle zwischen Leistungsfinanzierung und –angebot eingebaut wird. Genau dies ist aber häufig nicht im Interesse der MCOs, die unmittelbaren und direkten Einfluss auf die Leistungserstellung nehmen wollen und an einer größeren Distanz zu den Leistungserstellern nicht interessiert sind.

Für die beteiligten Ärzte und Krankenhäuser ist neben den häufig besseren Vertragsbedingungen entscheidend, dass sie Zugang zu neuen Märkten bekommen können. So kann eine PHO Verträge mit selbstversichernden Arbeitgebern und/oder mit Kopfpauschalen (→Vergütungssysteme) anbieten. Darüber hinaus sind PHOs eine Strategie für jene Ärzte, die zwar akzeptieren, dass sie nicht vollständig unabhängige, niedergelassene Ärzte bleiben können, aber trotzdem ihre Praxis nicht verkaufen möchten (McCall-Perrez 1997, S. 67).

Eine inhärente Schwäche von PHOs ist, dass die Ärzte neben den Verträgen über die PHO immer noch ihre eigenen Vertragsbeziehungen aufrechterhalten und somit zwangsläufig eine Konkurrenz- und Konfliktsituation besteht (Weis, Miller 1997, S. 78).

PHOs sind aber sehr charakteristische Organisationsformen für das sowohl von den Organisations- und vor als allem auch von den Vergütungsstrukturen her extrem fragmentierte amerikanische Gesundheitswesen. Aber auch hier werden sie eher als eine temporäre Erscheinung, als ein erster Schritt hin zu einem IDS betrachtet (Zelman 1996, S. 120 oder Weis, Miller 1997, S. 76).

Fallstudie 7: Children's First Health Network – eine spezialisierte PHO

Ausgangslage
Children's First Healthcare Network (CFHN) ist ein umfassendes pediatrisches Netzwerk, das haus- und fachärztliche Versorgung für Kinder anbietet (Janus 2003). Die teilnehmenden Ärzte des Netzwerkes sind teils angesiedelt im Children's Hospital and Forschungszentrum in Oakland und teils in den Gemeinden von Alameda und Contra Costa County. Die Mehrzahl der Ärzte, die der Children First Medical Group (CFMG) angehören, hat ihre Praxis im Children's Hospital und Forschungszentrum in Oakland (Kalifornien). CFHN koordiniert als PHO Children's Hospital in Oakland und die Children First Medical Group. Die PHO führt die Verhandlungen und macht die Verträge für 170 Hausärzte und 250 Fachärzte. Das Versorgungszentrum des Systems ist das Children's Hospital in Oakland. Es bestehen direkte Verträge mit der Landesregierung von Kalifornien, um die Versorgung von 30.000 MediCal Mitgliedern (MediCal ist dabei die kalifornische Medicaid-Variante) sicherzustellen.

Modell

Entspricht dem klassischen Modell der PHO, außer dass die Ärzte in einer Medical Group organisiert sind.

Beurteilung

Als spezialisierte PHO, die ausschließlich pädiatrische Leistungen anbietet, war es von besonderer Bedeutung, einen großen Anteil der in der Bay Area bzw. der East Bay erbrachten pädiatrischen Leistungen zu übernehmen. Der relativ hohe Anteil der in der East Bay durch MediCal versorgten Kinder hat die Direktverträge mit der Regierung zur Haupteinkommensquelle gemacht. Obwohl die Zahlungen des Staates Kalifornien für MediCal in den letzten Jahren gesunken sind, konnte CFHN aufgrund des Volumens der Verträge und des speziellen Angebots (Monopolstellung in der East Bay) konkurrenzfähig bleiben.

Darüber hinaus hat die Organisation der Ärzte zusammen mit dem Children's Hospital in Oakland in Form einer PHO zu einer verbesserten Koordination der Prozesse und der Qualität geführt, während gleichzeitig die Verhandlungsmacht gestärkt wurde

Weiter Informationen: www.childrenshospitaloakland.org

4 Institutionen im Managed Care-Umfeld

Seit die Wall Street das Gesundheitswesen entdeckt hat, ist nicht nur die Zeit der friedlichen Koexistenz zwischen Leistungserbringern und –finanzierern vorbei, sondern es hat sich ein völlig neuer Beratungsmarkt entwickelt. Die Art der Produkte differiert dabei sehr stark. Zwei Produktkategorien lassen sich unterscheiden. Erstens handelt es sich um Beratungsprodukte, die die Effizienz der Leistungserstellung erhöhen sollen. Von besonderer Bedeutung sind hier die zunehmend gegründeten Management Service Organizations (MSO) und Physician Practice Management Organizations (PPMO). Die zweite Art von Beratungsprodukten konzentriert sich auf einzelne Managed Care-Instrumente. So haben sich Beratungen teilweise darauf spezialisiert, → utilization reviews durchzuführen oder → guidelines zu entwickeln. Auf diese Beratungen soll an dieser Stelle nicht näher eingegangen werden, da die einzelnen Instrumente ausführlich dargestellt werden.

4.1 Management Service Organizations (MSO)

Management Service Organizations (MSO)[8] können bis zu einem gewissen Grad als eine Weiterentwicklung von PHOs[9] betrachtet werden. Es handelt sich dabei nicht, auch wenn häufig so dargestellt, um einen neuen Organisationstyp, denn die Ursprünge gehen in den USA bereits auf den Anfang des Jahrhunderts zurück (DeMuro 1997, S. 375).

Beschränken sich PHOs primär auf Verhandlungen mit MCOs und auf ein begrenztes Maß an medizinischer Steuerung, gehen MSOs sehr viel weiter und umfassen den kompletten Managementbereich der Leistungserbringung, wobei die MSO kapitalmäßig beteiligt ist. Diese Kapitalbeteiligung kann die Räumlichkeiten, die Ausstattung, die Einrichtung oder das Inventar (DeMuro 1997, S. 380) betreffen. Im Gegenzug erhalten die Ärzte dann Anteile an der MSO, wobei sie häufig feststellen müssen, dass der Substanzwert ihrer Praxis sehr gering ist, da das meiste gemietet oder geleast ist. Neben der Kapitalbeteiligung der MSO ist auch charakteristisch, dass das nichtmedizinische Personal einer Praxis häufig von der MSO gestellt wird (Hoffman 1997,

---

[8] Teilweise wird auch von Medical Service Organizations gesprochen.
[9] Um Redundanzen zu vermeiden, soll auf gleiche Funktionen, z. B. die Möglichkeit, Verträge mit Kopfpauschalen anzunehmen, nicht nochmals eingegangen werden.

S. 92). Entscheidend ist dabei, dass die MSO nie ein Leistungsersteller im medizinischen Sinne ist und auch nie die Verantwortung für Patienten übernimmt, sondern immer nur eine unterstützende Funktion hat, d. h. wie aus dem Namen hervorgeht, Serviceleistungen zur effizienten Leistungserstellung anbietet.

Abbildung 4-1: *Leistungsumfang einer MSO (in Anlehnung an Hoffmann 1997, S. 93)*

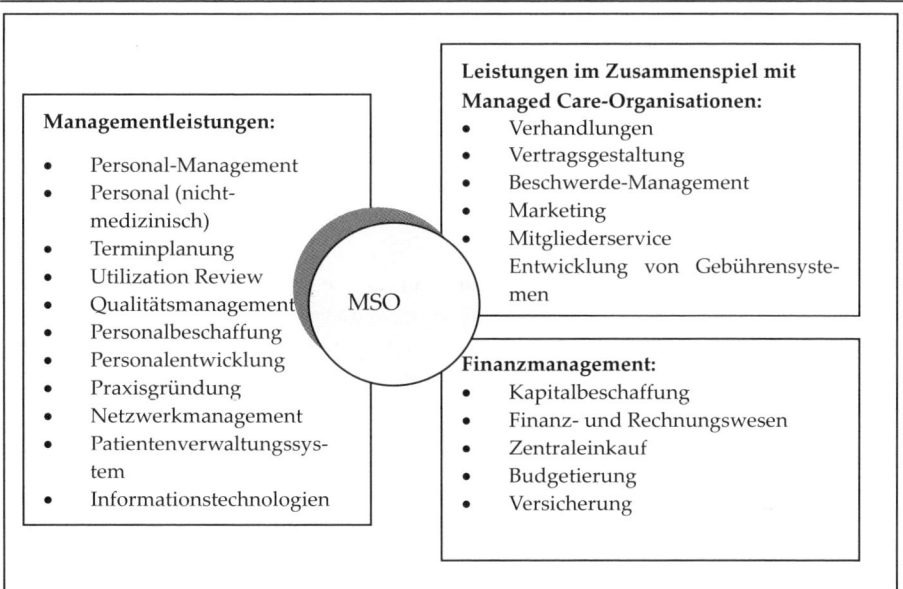

Die Auflistung macht deutlich, dass MSOs weit über das Leistungsspektrum von PHOs hinausgehen. Aber neben den Managementleistungen, die sicherlich als konstitutiv bezeichnet werden können, haben MSOs eine wesentliche Funktion bei der Kapitalbeschaffung. Sowohl Krankenhäuser als auch Arztpraxen sind notorisch unterkapitalisiert. Liegt dies bei Krankenhäusern häufig an ihrem non profit-Status und dem daraus resultierenden begrenzten Zugang zum Kapitalmarkt, sind Arztpraxen typische personenbezogene Dienstleister. MSOs sind auch ein idealer Einstieg für Investoren in den Gesundheitsmarkt. Anstatt ein Krankenhaus zu erwerben, kann es deutlich sinnvoller sein, sich indirekt über eine MSO zu beteiligen, die jede Art von Rechtsform aufweisen kann. Aus diesem Grund ist es sinnvoll, die Initiatoren näher zu betrachten (Nauert, Weissman 1999, S. 38).

***Abbildung 4-2:** Initiatoren einer MSO*

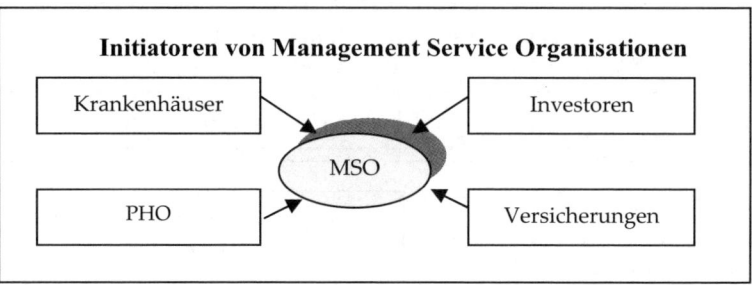

Am häufigsten sind Krankenhäuser die Initiatoren von MSOs. Die MSO kann hierbei entweder direkt in die Struktur des Krankenhauses integriert sein oder aber auch eine eigene Rechtspersönlichkeit haben. Häufig ist der Anlass, dass die internen Abteilungen derart gewachsen sind, dass es sich anbietet, sie als eigene Geschäftsbereiche auszulagern. Dies ist vor allem dann relevant, wenn non profit-Krankenhäuser um ihre Steuerbefreiung fürchten müssen (DeMuro 1997, S. 377).

Bei PHO-MSOs handelt es sich um ein joint venture zwischen dem Krankenhaus und beteiligten Ärzten. Häufig werden diese parallel zur PHO gegründet, quasi im Doppelpack (DeMuro 1997, S. 379). Für die Ärzte ist dies ein klassisches Investment mit der Hoffnung auf Dividenden.

Eine neue Form sind investoreninitiierte MSOs. Zwei Arten sind hier zu unterscheiden: jene Unternehmen, die sich auf die Dienstleistung Management-Service spezialisiert haben und lokalen Märkten übergreifend ihre Dienstleistungen anbieten. Ihr entscheidendes Verkaufsargument ist die Kompetenz auf der Managementseite und auch bei der Kapitalbeschaffung. Vor allem sind sie in der Lage, Netzwerke von Leistungsanbietern aufzubauen. Die zweite Art von Unternehmen sind venture capital-Unternehmen[10], die im Gesundheitsmarkt erhebliche Renditepotenziale sehen und über diese Form in den Markt eindringen wollen. Diese Unternehmen bedeuten quasi den Einzug der Wall Street in den Gesundheitsmarkt.

Im Prinzip identisch sind HMO-initiierte MSOs, mit denen eine HMO sich ein Versorgernetzwerk aufbaut. Rein von Ärzten initiierte MSOs firmieren unter der Bezeichnung Physician Practice Management Organizations (PPMOs) und werden im nächsten Abschnitt detaillierter dargestellt.

---

[10] Venture capital ist so genanntes Risikokapital. Anstatt Unternehmen Geld zu leihen, werden Unternehmensanteile übernommen, d. h. es wird in das Eigenkapital investiert. Die Hoffnung auf Kapitalwertsteigerung ist die Motivation zur Beteiligung.

Für ihre Leistungen verlangen MSOs normalerweise 11% bis 16% der Prämien. Den größten Anteil davon macht der Gewinn der MSO mit bis zu 5 Prozentpunkten[11] aus, gefolgt vom Medical Management (4,6%), den Claims (2,3%), der Administration (1,2%) und den Management Information Systems (MIS) (1,4%) (DeMarco, Marx 1997, S. 399).

Die Vor- und Nachteile lassen sich nur sehr schwer diskutieren, da sie im Wesentlichen davon abhängen, wer der Initiator der MSO ist. Allen Formen ist aber gemein, dass MSOs ein geeignetes Instrument sind, um das dringend benötigte Kapital und Management-Know-how in die medizinische Leistungserstellung zu bringen. Aus Sicht der Ärzte, die sich einer MSO anschließen (nicht gründen), ist besonders hervorzuheben, dass diesen, wenn die eine Seite, nämlich die MCOs, „aufrüstet" und entsprechendes Management-Know-how entwickelt, überhaupt nichts anderes übrig bleibt, als mitzuziehen. Die „nette, kleine Praxis an der Ecke, in der am Wochenende und abends das Arztehepaar die Buchhaltung macht und den Dienstplan entwickelt", ist ein Modell, welches in einem von Managed Care bestimmten Umfeld sicherlich keine Überlebenschance hat. Ärzte müssen Zugang zu einem professionellen Management haben – McCall-Perez nennt dies „managed-care ready" (McCall-Perez 1997, S. 109) – sonst werden sie „überrannt" und verlieren ihre Selbständigkeit vollständig. Somit ist die Partizipation an einer MSO auch als eine Abwehrstrategie seitens der Leistungsersteller zu verstehen.

Die in den nachfolgenden Kapiteln ausführlich diskutierten Managementinstrumente im Rahmen des Managed Care-Konzeptes sind derart komplex, dass sie auch ein erhebliches Potenzial an Dienstleistungen im Managementsektor bieten. Der Umgang mit Kopfpauschalen-Verträgen erfordert Risikomathematiker und spezialisierte Anwälte. Dies sind Aufgaben, die sich erst ab einem gewissen Umfang lohnen. Somit stehen zwei Aspekte im Vordergrund: erstens sollen Wirtschaftlichkeitspotenziale erschlossen werden, indem Mengenvorteile ausgenutzt werden. Dies ist beispielsweise bei der Personalbeschaffung oder der Personalverwaltung der Fall. Zweitens sollen Leistungen derart optimiert werden, dass sie in einem Wettbewerbsumfeld konkurrenzfähig sind. Für die Ärzte ist ein zentraler Vorteil, dass sich MSOs in der Regel nicht in medizinische Fragestellungen einschalten und somit ihre Autonomie bestehen bleibt.

Der Zuwachs an MSOs ist nur plausibel, weil durch die Entstehung neuer Organisationsformen generell auch ein neuer Markt für professionelles Management und Beratung entstanden ist.

---

[11]   Dieser Anteil schwankt zwischen 0 und 5%, je nach Zielsetzung. Non profit-MSOs streben gemäß ihrem Status keinen Gewinn an.

Fallstudie 8:   *Sutter Connect – Eine MSO*

Ausgangslage

Sutter Connect ist von Sutter Health gegründet worden, um Teile des Sutter Health Netzwerkes zu unterstützen (Janus 2003). Es ist eine non-profit Einheit von Sutter Health, die aber steuerpflichtig ist. Sutter Connect stellt für viele Organisationen des Netzwerks und auch andere Systeme in Nordkalifornien Abrechnungs- und Buchhaltungsfunktionen sowie Managed Care Verwaltungsservices und Praxismanagement zur Verfügung. Bei Sutter Connect handelt es sich um eine Management Service Organization (MSO), die ihren Kunden einen Wettbewerbsvorteil verschafft, indem sie erfahrene Managed Care Führung, äußerst effektive Transaktionsabwicklung, anspruchsvolle Datenanalyse und eine nahtlose Verbindung zwischen Leistungserstellern, Leistungsfinanzierern und Patienten ermöglicht. Sutter Connect hat einen weitreichenden Kundenstamm, der Krankenhäuser, IPAs und andere Leistungsersteller umfasst und auf diese Weise die Verbindungen zwischen den Teilen des Systems stärkt.

Beurteilung

Beziehungsaufbau und –erhaltung ist von entscheidender Bedeutung in einem Netzwerk, da es

- den natürlichen Opportunismus der Teilnehmer eingrenzt,
- die Konvergenz der Interessen fördert,
- die Abwicklung der Transaktionen erleichtert,
- und die Leistungserstellung im Kontinuum fördert.

Sutter Connect kann nicht nur als Initiator einer engmaschigeren Vernetzung (Beziehungsbildung), sondern auch als Manager von vorhandenen Beziehungen (Beziehungserhaltung) durch kontinuierliche Kommunikation und Interaktion auf täglicher Basis angesehen werden.

4.2 Physician Practice Management Organizations (PPMO)

Physician Practice Management Organizations (PPMO) sind in wesentlichen Zügen identisch mit Management Service Organizations, unterscheiden sich aber insofern, als dass PPMOs reine Ärztegesellschaften sind und somit keinen institutionenübergreifenden Zugang haben (Kongstvedt, Plocher, Stanford 2001, S. 47f). In gewisser Hinsicht handelt es sich um Ärztenetze (→ networks), die zu den anbieterorientierten MCOs gehören, wobei im Nachfolgenden aber die Managementfunktionen im Vordergrund stehen sollen.

Das bedeutet nicht, dass zwangsläufig nur einzelpraktizierende Ärzte zusammenge-führt werden, sondern gleichermaßen werden Ärztegruppen über lokale Märkte hin-weg koordiniert (Robinson 1998, S. 54, 1999b, S. 150ff). Die Tatsache, dass es sich bei PPMOs um Arztgruppen handelt bedeutet aber nicht, dass Ärzte die Eigentümer sein müssen. Vielmehr sind PPMOs weder krankenhaus- noch versicherungskontrolliert. Dies schließt aber nicht aus, dass solche Organisationen PPMOs im Rahmen einer Diversifikationsstrategie initiieren. Vor allem die großen PPMOs werden teilweise sehr erfolgreich als Publikumsgesellschaften an der Börse gehandelt (Conrad et al. 1999, S. 308).

In den USA gab es 1998 140 PPMOs, wobei der Markt oligopolistische Strukturen aufweist. Die drei Marktführer (PhyCor, PhyMatrix und Heritage) haben einen Markt-anteil von 37% der 108′000 in PPMOs organisierten Ärzte (Hoechst Marion Roussel 1999, S. 31). Durch den Konkurs von zwei der drei größten PPMOs im Jahre 1998 (FPA und MedPartners) wird der Markt zur Zeit äußerst kritisch betrachtet und die anfäng-liche Euphorie – vor allem an der Wall Street – ist verflogen (Bodenheimer, 1999, S. 586).

Abbildung 4-3: *Organisationsmodelle von PPMOs*

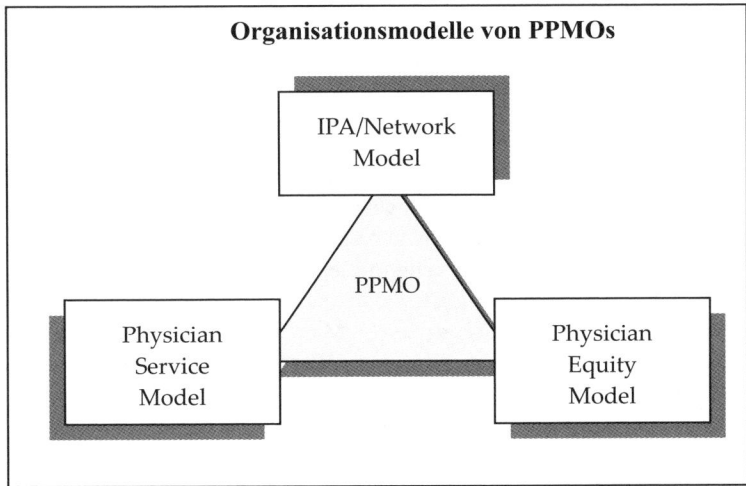

Ausgangspunkt für PPMOs ist wiederum einerseits das Bedürfnis nach einer Bünde-lung von Marktmacht und andererseits die Notwendigkeit, das Management von ärztlichen Leistungen signifikant zu erhöhen. Ärztliche Leistungen verursachen in den

USA Kosten in Höhe von 200 Mrd. US-$ (1995) und zeichnen verantwortlich für weitere 448 Mrd. US-$ (1995) (Burns, Robinson 1998, S. 4) aus dem knapp über eine Billion Dollar liegenden Gesamtbudget für Gesundheitsausgaben in den USA (1998). Es ist deshalb nur folgerichtig, diesem enormen, direkten und indirekten Potenzial besondere Aufmerksamkeit entgegenzubringen. Drei wesentliche Organisationsmodelle lassen sich unterscheiden (Burns, Robinson 1998, S. 7).

Beim Physician Service Model stellt die PPMO einer Krankenhausabteilung zum Beispiel das ärztliche Personal in der Notaufnahme. Im Innenverhältnis können die Ärzte angestellt oder vertraglich gebunden sein. Beim Physician Equity Model übernimmt die PPMO sämtliche Vermögenswerte im Tausch gegen Anteilscheine an der PPMO. Zwischen dem Arzt und der PPMO werden sehr langfristige Verträge (30-40 Jahre sind üblich) geschlossen (Burns, Robinson 1998, S. 6). Die PPMO übernimmt alle Verwaltungsaufgaben und erhält dafür eine Kompensation von rund 15% (Robinson 1998, S. 64). Die IPA/Network Modelle entstanden in den 90er Jahren, um virtuelle Netzwerke zum Kontrahieren mit MCOs aufzubauen. Der überwiegende Anteil von PPMOs (52,2%; Hoechst Marion Roussel 1999, S.31) ist ausschließlich auf eine Fachrichtung konzentriert. So gibt es PPMOs speziell für Onkologen oder Gynäkologen, wobei die Marktführer so genannte multi speciality-Anbieter sind. Die konsequente Orientierung auf Fachrichtungen oder Marktnischen ist ebenfalls eine neue Erscheinung in diesem Markt. So gibt es diverse PPMOs, die sich ausschließlich auf Notaufnahmen oder die Behandlung chronischer Erkrankungen und sogar auf die Versorgung von Gefangenen spezialisiert haben (für letztere gibt es zumindest in Kalifornien ein erhebliches Marktvolumen).

PPMOs zielen unmittelbar auf die Realisierung von economies of scale. Auf vier Feldern können diese besonders einfach realisiert werden (Robinson 1998, S. 65ff und Zuckerman et al. 1998, S. 13f). Erstens haben sie bei der Kapitalbeschaffung Vorteile (Conrad et al. 1999, S. 324). Es ist nicht nur sehr viel einfacher für eine überregionale PPMO Kapital zu beschaffen, auch stehen ihnen aufgrund der Größe sowohl bessere Konditionen als auch andere, geeignetere Finanzinstrumente (z. B. bonds) zur Verfügung. So verfügt PhyCor, eine der großen PPMOs in den USA, über eine Kreditlinie von 400 Mio. US-$ und finanziert ihr enormes Wachstum über einbehaltene Gewinne (Robinson 1998, S.66). Darüber hinaus verfügen PPMOs über eine geeignetere Rechtsform zur Kapitalbeschaffung als die meisten Arztgruppen. Zweitens können PPMOs deutliche economies of scale bei der Materialbeschaffung realisieren. Große PPMOs können beispielsweise Pharmazeutika direkt vom Hersteller kaufen. Und drittens sind sie in der Lage Rabatte bei den Verhandlungen mit Versicherungen zu realisieren. Ein vierter Aspekt gewinnt immer stärker an Bedeutung. Auch niedergelassene Ärzte sehen sich zunehmend höheren Anforderungen an Informationstechnologien gegenübergestellt, die häufig mit hohen Investitionskosten verbunden sind. Bei der Entwicklung und auch der Einführung solcher Systeme können PPMOs erhebliche Mengenvorteile realisieren. Aber auch economies of scope (Verbundvorteile) spielen eine Rolle. Hier geht es um Möglichkeiten des benchmarkings, welcher Zugang zu Vergleichsdaten voraussetzt, und um die Gestaltung der Organisationsentwicklung (→ Qualitätsmanagement).

Je nach dem Umfang der angebotenen Leistungen können PPMOs ernsthafte Konkurrenten für integrierte Versorgungssysteme darstellen. Dies betrifft vor allem die fachübergreifenden PPMOs, die das gesamte Spektrum medizinischer Leistungen abdecken. Spricht man bei IDS von vertikaler Integration, ist es üblich, hier von virtueller Integration zu sprechen. Im Gegensatz zu integrierten Versorgungssystemen agieren PPMOs meistens nicht nur auf lokaler Ebene, sondern auch regional und häufig sogar überregional. Entscheidender dürfte aber ein anderer Unterschied sein: PPMOs bringen neue Produkte in bestehende Märkte und wollen mit managementorientierten Ansätzen erfolgreich sein. Hier liegt ein wesentlicher Unterschied zum Aufbau von IDSs, die eher als eine Überlebensstrategie von bestehenden Organisationen, meistens Krankenhäusern, gesehen werden können. Krankenhäuser bilden IDSs, um Überkapazitäten nicht abbauen zu müssen. PPMOs dringen demgegenüber in für sie neue Märkte ein und wollen Geld verdienen. Sie sind grundsätzlich keine non profit-Organisationen, wie die meisten Krankenhäuser (Burns, Robinson 1998, S. 28). Wer in diesem Wettbewerb langfristig siegen wird, hängt ganz maßgeblich von gesetzlichen Bestimmungen, der lokalen Geschichte von Organisationen und der Kultur und dem Vertrauen der beteiligten Ärzte ab (Burns, Robinson 1998, S. 33). Auch begründet sich der Erfolg von IDSs primär durch das „Füttern" fixkostenbeladener Krankenhäuser, häufig academic medical centern. Eine PPMO ist da sehr viel weniger vulnerabel gegenüber Marktveränderungen, da sie mit Krankenhäusern lediglich kontrahiert.

National agierende und auf Profit ausgerichtete PPMOs stellen in verschiedener Hinsicht eine Innovation dar. Neben der starken Profitausrichtung und dem Zugang zu klassischen Kapitalmärkten sorgen PPMOs auch dafür, dass lokale Märkte zu regionalen und nationalen werden. Gerade in den USA, wo im Prinzip überhaupt nicht von einem einheitlichen Gesundheitssystem gesprochen werden kann, sondern von etlichen verschiedenen, die sich nicht einmal in den Grundzügen ähneln, bilden PPMOs Brücken zwischen Märkten.[12] Robinson (1998, S. 54) hebt zu Recht hervor, dass über national agierende PPMOs Managed Care-Know-how in jene Märkte transportiert wird, in denen die Managed Care-Penetration noch gering ist. In Märkte wie New York, die bis vor wenigen Jahren überhaupt kein Managed Care kannten, dringen nun Unternehmen ein, die in Kalifornien, einem der Managed Care-Märkte schlechthin, Erfahrungen gesammelt haben und dementsprechend einen wesentlichen Wettbewerbsvorteil gegenüber den lokalen Anbietern besitzen.

PPMOs zielen genau wie andere MCOs auf eine Konsolidierung des fragmentierten Gesundheitsmarktes. Neben durchaus positiven Zielsetzungen wie der Steigerung der Effizienz in der Leistungserstellung durch economies of scale und scope (Burns, Ro-

---

12 PhyCor, einer der Marktführer, war Anfang 1998 mit 55 multispeciality medical groups verbunden und hat über IPAs ein Ärztenetz mit 19.000 Ärzten unter Vertrag (Robinson 1998, S. 63)

binson 1998, S. 24) geht es auch häufig schlicht um Marktmacht. Genau wie bei Netzwerken und IDSs ist ein entscheidendes Ziel von PPMOs, eine derartige Marktposition zu erlangen, die die Nichtberücksichtigung beim selektiven Kontrahieren faktisch unmöglich macht. Eine PPMO mit einem Marktanteil von beispielsweise 25%, was in der extremen lokalen Ausprägung von Gesundheitsmärkten überhaupt nicht viele Ärzte einschließen muss, führt dazu, dass Managed Care-Produkte, die diese nicht mit einschließen, nahezu unverkäuflich sind. Weniger bei fachübergreifenden, aber umso mehr bei fachspezifischen PPMOs, wie solchen, die sich auf die Krebstherapie spezialisiert haben, entstehen fast automatisch lokale Monopole. So spielen „Antitrust"-Überlegungen in der amerikanischen Diskussion über PPMOs eine ganz wesentliche Rolle.

5 Fazit

Managed Care führt zu einer deutlichen Steigerung der Anzahl unterschiedlicher institutioneller Arrangements. Aus der ehemaligen „cottage-industry" im Gesundheitswesen wird zunehmend eine ausdifferenzierte Dienstleistungsbranche mit den unterschiedlichsten Anbietern. Die Entwicklung weg von der simplen Zweiteilung von Leistungserstellung und –finanzierung hin zu dieser Vielzahl unterschiedlicher Organisationsformen hat verschiedene Gründe. Im Folgenden sollen die wichtigsten Zielsetzungen aufgezeigt und anhand von konkreten Beispielen erläutert werden:

- Verringerung der Transaktionskosten,
- Nutzung von Skalenerträgen,
- Aufbau von Marktmacht als Abwehrstrategie,
- Diversifikation in einen entstehenden Beratungsmarkt,
- Schaffung von Investitionsmärkten und
- Schaffung von Wahlmöglichkeiten.

Meistens ist nicht nur ein Aspekt ausschlaggebend, sondern mehrere gleichzeitig. Ein häufig vorgebrachtes Argument für die Entstehung neuer Organisationsformen ist die Verringerung von → Transaktionskosten. Transaktionskosten sind immer dann besonders hoch, wenn die Unsicherheit und die Gefahr opportunistischen Verhaltens groß ist und ein erheblicher Abstimmungsbedarf zwischen den Leistungsstufen besteht. Dies ist bei Gesundheitsleistungen sicherlich weitgehend gegeben, und es sprechen gute Gründe für eine zunehmende vertikale Integration (Herzlinger 1998, S. 23). MCOs sind ohne Frage dazu geeignet, Transaktionskosten auf den unterschiedlichen Systemstufen einzusparen. So ist der Abstimmungsbedarf zwischen dem ambulanten und dem stationären Sektor sehr hoch, und es bestehen erhebliche Potenziale, sowohl Kosten zu sparen als auch gleichzeitig die Qualität zu erhöhen. Bei einer zunehmenden Verschiebung hin zu chronischen Erkrankungen gewinnt die optimale Abstimmung von Schnittstellen eine wachsende Bedeutung.

Eine wesentliche Zielsetzung ist auch die Realisierung von Skalenerträgen (economies of scale) (Robinson 1996). Dies kann sich sowohl auf die Finanzierung beziehen (vorteilhafterer Zugang zu Kapitalmärkten), als auch auf die konkrete Leistungserstellung. Gerade Krankenhäuser sind aufgrund des hohen Fixkostenanteils darauf angewiesen, eine möglichst hohe Auslastung zu erzielen. Dies lässt sich durch strategische Allianzen leichter erreichen. Aber auch beim Einsatz von Spitzentechnologien oder der Materialbeschaffung (insbesondere Pharmazeutika) lassen sich erhebliche Skalenerträge realisieren (Robinson 1999a, S. 20).

Die Realisierung von Skalenerträgen begründet das mergers&acquisition-Fieber im amerikanischen Gesundheitsmarkt aber nicht hinreichend, da gerade bei marktübergreifenden Zusammenschlüssen die Potenziale eher als gering einzuschätzen sind (Robinson 1999a, S. 21). Dieses wird auch dadurch gestärkt, dass die administrativen Kosten von MCOs um fast 40% höher sind als die traditioneller indemnity-Versicherungen (Herzlinger 1998, S. 22).

Die dritte Zielsetzung ist die Schaffung von Marktmacht. Eines der wesentlichen Merkmale von Managed Care ist der Versuch der Leistungsfinanzierer, selektiv zu kontrahieren. Anstatt mit allen Leistungsanbietern Verträge abzuschließen, sollen nur einige ausgewählte Vertragspartner werden, auf deren Leistungserstellung konkret Einfluss genommen wird. Diese Strategie ist immer dann von besonderer Bedeutung, wenn in einem Markt erhebliche Überkapazitäten bestehen. Auch dies ist im Gesundheitswesen, zweifellos in den USA und in Deutschland, in vielen Marktsegmenten der Fall. MCOs versuchen, Überkapazitäten aus ihrem Verantwortungsbereich fernzuhalten und erstellen nach innen sehr präzise Bedarfsplanungen. Aus diesen Gründen ist es für Leistungsanbieter auf den unterschiedlichen Ebenen existenziell, Marktmacht aufzubauen. Es werden Netzwerke gegründet und integrierte Versorgungssysteme entwickelt, nur um im Markt eine derart wichtige Rolle zu spielen, dass eine MCO nicht selektiv kontrahieren kann, weil ihre Produkte sonst schwer verkäuflich würden. Viele der beschriebenen Organisationen können als Reaktion auf die Strategien der Marktteilnehmer verstanden werden, d. h. „structure follows strategy".

Ein viertes Ziel ist die Befriedigung des hohen Beratungsbedarfs in einem Managed Care-Umfeld. Aus einer ehemals sehr stabilen Umwelt ist ein turbulentes Wettbewerbsumfeld geworden, in dem sämtliche Marktteilnehmer einen hohen Beratungsbedarf haben. Wenn auf der einen Seite mit Managementtechniken „aufgerüstet" wird, muss die andere Seite mit entsprechenden Strategien antworten, wenn sie nicht zu einem reinen Adapter werden möchte. Die Vergütung über Kopfpauschalen seitens der Leistungsfinanzierer erfordert Beratungsleistungen bei den Leistungserstellern. Aufgrund des enormen Bedarfs haben sich die unterschiedlichsten Produkte und Organisationsformen entwickelt, die miteinander um den großen Markt für Beratungsleistungen im Gesundheitswesen konkurrieren.

Außerdem muss noch auf die Entstehung von Investitionsmärkten eingegangen werden. Einige der MCOs sind das Resultat aus der Erkenntnis der Wall Street, dass im Gesundheitssektor sehr viel Geld verdient werden kann. An dieses Geld kommt man aber nicht über die bestehenden Organisationsformen, z. B. über als non profit-Organisationen konstituierte Krankenhäuser, sondern nur über neue Organisationsformen, wie beispielsweise MSOs und PPMOs. Diese haben nicht mit Rechtsformproblemen und einer eigenen Geschichte als Wohltäter zu kämpfen. Es ist definitiv einfacher für eine MSO, gewinnorientiert zu agieren, als für ein Krankenhaus, das seit hundert Jahren der lokalen Gemeinde gedient hat.

Zuletzt soll noch auf die Schaffung von Wahlmöglichkeiten eingegangen werden. Häufig wird davon ausgegangen, dass es *eine* optimale Organisationsform, *ein* optimales Leistungspaket, *ein* evidenzbasiertes Set an → guidelines und *eine* optimale Marktbearbeitung gibt. Robinson (1999a, S. 9) hebt aber zu Recht hervor, dass dies eine grundlegend falsche Annahme ist und Wahlmöglichkeiten existieren sollten. Dies gilt gleichermaßen für die Anbieter- als auch für die Nachfrageseite, da es schlicht nicht möglich ist, sämtliche Bedürfnisse durch eine Organisationsform komplett abzudecken.

Literatur

AMELUNG, V.E. (1999), Managed Care: Organisationen im Wandel – Produktdifferenzierung und Mehr-Produkt-Unternehmen, in: zfb, Sonderband 5

AVENTIS PHARMACEUTICALS (2002), HMO-PPO/Medicare-Medicaid Managed Care Digest Series, Vol.5; Bridgewater/NJ

AVENTIS PHARMACEUTICALS (2003), Integrated Health System Managed Care Digest Series, Vol.6, Bridgewater/NJ

BARRETT, D. (1997), Health Maintenance Organizations, in: MILLER, K. MILLER, E. (HRSG.), Making Sense of Manged Care, 1, San Francisco, S. 47-62

BAZZOLI, G.J. ET AL. (1999), A Taxonomy of Health Networks and Systems: Bringing Order Out of Chaos, in: HSR: Health Service Research 33 (6) Feb., S. 1683-1725

BODENHEIMER, T. (1999), The American Health Care System – Physicians and the Changing Medical Marketplace, in: NEJM, 340 (7), 18. Feb., S. 584-588

BRAUN, G.E. (2003), Management vernetzter Versorgungsstrukturen im Gesundheitswesen IBG- Diskussionspapier Nr. 13

BROWN L.D. (1998), The Evolution of Managed Care in the US, in: Pharmacoeconomics, 14 Suppl. 1, S. 37-43

BUDETTI, P.P. ET AL. (2002), Physician And Health System Integration, in: Health Affairs 21 (1), S. 203-210

BURNS, L.R. ROBINSON, J.C. (1998), Physician Practice Management Companies: Implications for Hospital-Based Integrated Delivery Systems, in: Frontiers of Health Service Management 14:2, S. 3-35

BURNS, L.R. THORPE D. P. (1997), Physician-Hospital Organizations: Strategy, Structure and Conduct, in: CONNERS, R., Integrating the Practice of Medicine, Chicago, S. 351-371

BURNS, L.R. ET AL. (2001), JUST How Integrated Are Integrated Delivery Systems? Results From a National Survey, in: Health Care Manage Rev 26 (1), S. 20-39

CAFFERKY, M.E. (1997), Managed Care & You, The Consumer Guide to Managing your Health Care, Los Angeles

CODDINGTON, D.C. (2001), Integrated Healthcare Is Alive and Well, Frontiers of Health Service Management, 17 (4), Summer, S. 31- 40

CONRAD, D.A. ET AL. (1999), Physician Practice Management Organizations: Their Prospects and Performance, in: Medical Care Research and Review, 56 (3) Sept., S. 307-339

DEMARCO, W.J. MARX, J.M. (1997), The Management Service Organization Industry, in: CONNERS, R.B., Integrating the Practice of Medicine, Chicago, S. 391-412

DEMURO, P.R. (1997), Evolution of Management Service Organizations, in: Conners, R.B., Integrating the Practice of Medicine, Chicago, S. 375-389

DRAPER, D. ET AL. (2002), The Changing Face of Managed Care, in: Health Affairs, Jan.-Feb., S. 11-23

ELIOPOULOS, P. (HRSG.) (1998), Managed Care: Facts, Trends and Data: 1998-99, Washington

ELIOPOULOS P. (HRSG.) (1999), Managed Care: Facts, Trends and Data: 1999-2000, Washington

ERDMANN, Y. (1995), Managed Care. Veränderungen im Gesundheitswesen der USA in den letzten 30 Jahren, Baden-Baden

FRIEDMAN, L. GOES, J. (2001), Why Integrated Health Networks Have Failed, in: Frontiers of Health Service Management, 17 (4), Summer, S. 3- 28

GAYNOR, M. HAAS-WILSON, D. (1998), Vertical Relations in Health Care Markets, in: Morrisey, M., Managed Care & Changing Health Care Markets, Washington, S. 140-163

GOLD, M. HURLEY, R. (1997), The Role of Managed Care „Products" in the Managed Care „Plans", in: Inquiry, Spring, 34, S. 29-37

GOLEMBESKY, H.E. (1997), A Structured Perspective of Market Evolution, San Francisco, in: COILE, R.C., (1997), The Five Stages of Managed Care, Chicago

HAVIGHURST, C. (2001), Consumers Versus Managed Care: The New Class Actions, in: Health Affairs, July-Aug., S. 8-27

HERZLINGER, R. (1998), Market Driven Health Care, Addison-Wesley

HOECHST MARION ROUSSEL (1998), HMO-PPO/Medicare/Medicaid Digest, Managed Care Digest Series, Kansas City

HOECHST MARION ROUSSEL (1999), Medical Group Practice Digest, Managed Care Digest Series, Kansas City

HOFFMAN, J.R. (1997), Management Service Organizations, in: MILLER K.A. MILLER E.K., Making Sense of Managed Care, San Francisco, S. 91-99

JANUS, K. (2003), Managing Health Care in Private Organizations. Transaction Costs, Cooperation and Modes of Organization in the Value Chain, Frankfurt am Main

KNIGHT, W. (1998), Managed Care. What It Is and How It Works, Gaithersburg

KONGSTVEDT, P.R. PLOCHER D.W. STANFORD, J.C. (2001), Integrated Health Care Delivery Systems, in: KONGSTVEDT, P.R. (HRSG.), The Managed Care Handbook, Gaitherburg, S. 42-72

KÜHN H. (1997), Managed Care – Medizin zwischen kommerzieller Bürokratie und Integrierter Versorgung, WZB-Paper, Berlin

LANDON, B.E. ET AL. (1997), A Conceptual Model of the Effects of Health Care Organizations on the Quality of Medical Care, in: JAMA, 279 (17), S. 1377-1382

MCCALL-PEREZ, F. (1997), Physician Equity Groups and Other Emerging Entities, New York

MÜHLBACHER, A. (2002), Integrierte Versorgung. Management und Organisation, Bern

NAUERT, R.C. WEISSMAN, D.C. (1999), MSO Development: Progress Versus Pitfalls, in: J HealthCare Financ 25 (3), S. 37-43

OLDEN, P.C. ET AL. (2002), A Post-1990s Assessment of Strategic Hospital Alliances and Their Marketplace Orientations: Time to Refocus, in: Health Care Manage Rev 27 (2), S. 33-49

PETERSON, M. (1999), Introduction: Polics, Misperceptions, or Apropos?, in: Journal of Health Politics, Policy and Law, Special Issue: Managed Care backlash, 24 (24), Oct., S. 873-895

REINHARDT, U. (1999), The Predictable Managed Care Kvetch on the Rocky road from Adolescence to Adulthood, Journal of Health Politics, Policy and Law, Special Issue: Managed Care backlash, Vol. 24, Number 24, Oct., S. 898-910

ROBINSON, J.C. (1996), The Dynamics and Limits of Corporate Growth in Health Care, in: Health Affairs, Summer, S. 155-169

ROBINSON, J.C. (1998), Financial Capital and Intellectual Capital in Physician Practice Managment, in: Health Affairs, July/August, S. 53-74

ROBINSON, J.C. (1999a), The Future of Managed Care Organizations, in: Health Affairs, March/April, S. 7-24

ROBINSON, J.C. (1999b), The Corporate Practice of Medicine, Berkeley

ROBINSON, J.C. STEINER, A. (1998), Managed Health Care US Evidence and Lessons for the National Health Service, Buckingham

ROSENBROCK, R. GERLINGER, TH. (2004), Gesundheitspolitik. Eine systematische Einführung, Bern

SCHLESINGER, M. ET AL. (1998), A Broader Vision For Managed Care, Part II: A Typology of Community Benefits, in: Health Affairs, Sept./Oct., S. 26-49

SCHLESINGER, M. GRAY B. (1998), A Broader Vision For Managed Care, Part I: Measuring The Benefit to Communities, in: Health Affairs, May/June, S. 152-168

SCOTT, W.R. ET AL. (2000), Institutional Change and Healthcare Organizations, Chicago

SHAPIRO, H.M. (1997), Managed Care Beware, West Hollywood

SHI, L. SINGH, D.A. (1998), Delivering Health Care in America, A System Approach, Gaithersburg

SHORTELL, S.M. ET AL. (1996), Remarking Health Care in America, San Francisco

SHORTELL, S.M. (1997), Managed Care: achieving the benefits, negating the harm, in: Health Serv Res, Dec 32 (5), S. 557-560

SHORTELL, S.M. ET AL. (HRSG.) (2000), Remaking health care in America. The Evolution of organized delivery systems, 2nd. Ed., San Francisco

STILES, R.A. ET AL. (2001), The Logic of Transaction Cost Economic in Health Care Organization Theory, in : Health Care Manage Rev, 26 (2), S. 85-92

SULLIVAN, K. (2000), On the ´Efficiency` of Managed Care Plans, in: Health Affairs, July/August, S. 139-148

WAGNER, E.R. (2001), Types of Managed Care Organizations, in: KONGSTVEDT, P.R. (HRSG.) Essentials of Managed Health Care, Gaithersburg, S. 28-41

WEIS, E. MILLER, K.A. (1997), Overview of Physician Hospital Organizations and Physician Organizations, in: MILLER, K.A. MILLER, E.K., Making Sense of Managed Care, San Francisco, S. 75-89

WILLIAMSON, O.E. (1985), The Economic Institutions of Capitalism – Firms, Markets, Relational Contracting, New York

ZELMAN, W. A. (1996), Changing Health Care Marketplace, San Francisco

ZELMAN, W.A. (1997), Consumer protection in managed care: finding the balance, in: Health Affairs (Millwood), Jan-Feb 16 (1), S.158-166

ZUCKERMAN, H. S. ET AL. (1998), Physicians and Organizations: Strange Bedfellows or a Marriage Made in Heaven?, in: Frontiers of Health Service Management 14 (3), Spring, S. 3-34

Teil III

Managed Care-Instrumente

1 Vertragsgestaltung

1.1 Selektives Kontrahieren

Vorbemerkung

Eine der wichtigsten Voraussetzungen für qualitativ hochwertige und wirtschaftliche Behandlungsergebnisse ist die Auswahl geeigneter Leistungserbringer, mit denen eine MCO Versorgungsverträge abschließt (selektives Kontrahieren). Der Abschluss selektiver Verträge ist so bedeutsam für Managed Care, dass dieses Merkmal in Teilen der Literatur wie auch von uns als ein entscheidendes Merkmal für die Definition von Managed Care herangezogen wird.

Selektives Kontrahieren bedeutet, dass ein Leistungsfinanzierer nicht gezwungen ist, die Kosten für die Inanspruchnahme eines beliebigen Arztes, Krankenhauses oder einer beliebigen Pflegeeinrichtung durch den Versicherten zu übernehmen. Vielmehr werden nur die Leistungen der Anbieter vergütet, mit denen eine MCO einen Versorgungsvertrag geschlossen hat. Dadurch wird die Wahlfreiheit des Versicherten bei der Auswahl des Leistungserbringers[13] eingeschränkt. Demgegenüber hängt die Einschränkung der Wahlfreiheit des Leistungserbringers von der Ausgestaltung des Vertrags ab. Er kann einen Ausschließlichkeitsvertrag abschließen, nach dem er nur die Versicherten einer bestimmten MCO behandeln darf (closed panel). Der Vertrag kann aber auch erlauben, dass Patienten anderer Versicherungen und MCOs behandelt werden können (open panel).

Mit dem selektiven Kontrahieren verbinden sich folgende Ziele:

- Kontrolle der Kosten,
- Sicherung der Qualität und
- Planungssicherheit.

Zur Kontrolle der Kosten kann eine MCO ihre Verhandlungsmacht einsetzen, um günstigere Preise (Rabatte) auszuhandeln. Die Drohung, keinen Vertrag abzuschließen, ist besonders wirksam in Regionen, in denen es ein Überangebot an Krankenhausbetten und Ärzten gibt, also vor allem in Ballungsgebieten. In manchen Gegenden kann es allerdings so wenige Anbieter geben, dass ein Ausschluss, insbesondere von angesehenen Anbietern, faktisch nicht möglich ist. Hier ist die Verhandlungsmacht der MCO bei der Durchsetzung günstiger Konditionen eingeschränkt.

---

[13] Die Begriffe Leistungsanbieter, Leistungsersteller und Leistungserbringer können synonym gebraucht werden. Im Folgenden wird generell von Leistungserbringern gesprochen.

Gleichzeitig kann durch ein selektives Kontrahieren Einfluss auf das Qualitätsniveau der Vertragspartner genommen werden, indem Anbieter nach ihren Fähigkeiten und ihrer Reputation ausgesucht werden. Die Konzentration auf wenige Anbieter begünstigt zudem Lerneffekte. So ist allgemein bekannt, dass die Prozessqualität von Operationen mit der Zahl der durchgeführten Operationen wächst. So finden Waldman, Yourstone und Smith (2003) erhebliche Evidenz für Lernkurveneffekte: „a strong positive volume-outcome relationship has been shown for various procedures and conditions, including neonatal intensive care, cancer surgery, cardiac transplantations and abdominal and trauma surgery." (2003, S. 47). Gleichzeitig sinken die Fallkosten erheblich (Woods et al. 1992), wobei hier die Meinungen divergieren. Waldman, Yourstone und Smith weisen darauf hin, dass insbesondere große Transplantationszentren häufig höhere Fallkosten aufweisen, wobei dies allerdings in der ausgeprägten Forschungs- und Lehrausrichtung dieser Institutionen begründet sein kann (2003, S. 47). Die Möglichkeit von MCOs, durch selektive Verträge Patienten in solche Einrichtungen zu lenken, in denen eine Vielzahl von Operationen erbracht werden, ist daher eine entscheidende Strategie zur Senkung der Kosten und zur Erhöhung der Versorgungsqualität.

Schließlich ermöglicht die selektive Vertragsgestaltung eine bessere Kapazitätsplanung seitens der MCO, denn sie muss nur so viele Leistungen einkaufen, wie unter Zugrundelegung des Versorgungsmodells und der angestrebten Versorgungsqualität gebraucht werden.

Im Folgenden werden die Verfahren und Probleme des selektiven Kontrahierens im Managed Care-System dargestellt. Dabei beschränken wir uns auf die Verträge mit Ärzten und Krankenhäusern. Selektive Verträge bestehen daneben auch für Annexleistungen wie Labor-, Radiologie- oder Physiotherapieleistungen (Knight 1998).

Selektive Verträge mit Ärzten

Die Auswahl von Ärzten durch MCOs erfolgt durch das **credentialing.** Im engeren Sinne wird darunter ein Prozess verstanden, der die Befähigung eines Arztes zur Ausübung seines Berufs prüft. Grundlage sind hierfür vor allem die Approbation, Zertifizierungen, etwaige Kunstfehlerverfahren oder eine Ausbildung (Kongstvedt 2001a). Im weiteren Sinne umfasst der Begriff des credentialing die Prüfung aller Merkmale eines Arztes und seiner Praxis, die die erforderliche Qualität und Effizienz der Versorgung in einem Managed Care-Umfeld abbilden (Blum 1997).

Viele MCOs orientieren sich an den Kriterien, die von Akkreditierungsorganisationen wie der Joint Commission on Accreditation of Healthcare Organizations (JCAHO)[14]

---

14   Die JCAHO ist die älteste und größte Standards setzende und akkreditierende Organisation im Gesundheitssystem der USA, die neben MCOs ein breites Spektrum von Einrichtungen der ambulanten Versorgung, der Pflege sowie Laboreinrichtungen prüft.

oder dem National Committee for Quality Assurance (NCQA)[15] formuliert worden sind. Das von der NCQA erstellte Informationssystem HEDIS (Health Plan Employer Data and Information Set) enthält die Indikatoren zur Beurteilung der Qualität von MCOs.

Der Bewertungsprozess der NCQA unerteilt sich in zwei Phasen, in die der Erstbewertung und die des recredentialing (Blum 1997).

In der Phase der Erstbewertung ist entscheidend, dass der Bewerber in dem Krankenhaus, mit dem er vorwiegend zusammenarbeitet, einen guten Ruf hat. Das gilt vor allem für solche Krankenhäuser, die dem Netzwerk der MCO angehören. Andere Kriterien umfassen die Ausbildung, den Gesundheitsstatus seiner Patienten sowie Rückfragen bei der Peer Review Organization (PRO)[16] und der nationalen Datenbank praktizierender Ärzte, um zu sehen, ob aus der Vergangenheit Probleme beim credentialing oder Kunstfehler erfasst sind. Zusätzliche Kriterien des credentialing können Fremdsprachenkenntnisse oder besondere Interessengebiete sein. Gefordert wird von der NCQA auch ein Besuch vor Ort, um die Struktur der Praxis und die Rechnungsführung in Augenschein zu nehmen.

Das von der NCQA entwickelte Verfahren des **recredentialing** umfasst neben einer routinemäßigen Überprüfung bestimmter Daten (Sprechstundenzeiten, Zahl der - Überweisungen, die Arzneimittelausgaben oder Haftungsprobleme) periodische Besuche von Primärärzten und Gynäkologen sowie solcher Fachärzte, die einen überdurchschnittlich hohen Umsatz aufweisen. Das Verfahren verlangt von den Ärzten ferner die Untersuchung von Beschwerden, Befragungen zur Zufriedenheit, die Existenz von Qualitätssicherungsmaßnahmen und eine Auswertung von Daten des → utilization review (Kongstvedt 2001a).

Umstritten ist, ob das credentialing auch ökonomische Kriterien (economic credentialing) einbeziehen sollte (Blum 1997). Da die Ärzte jedoch in einem Managed Care-System arbeiten werden, sind Leistungserbringer, deren Profile keine kosteneffektive Versorgung versprechen, wenig attraktiv. Die MCOs müssen ihre Verträge mit Ärzten eben auch unter Marketingaspekten gestalten. Insbesondere in → PHOs wird die Notwendigkeit, den Behandlungsstil gerade auch unter wirtschaftlichen Aspekten zu beurteilen sowohl von der Verwaltung als auch von den Ärzten geteilt. In der Tat sind hier gerade die Ärzte vehemente Befürworter des ökonomischen credentialings (Blum 1997). Eine gute Grundlage für ein ökonomisches credentialing liefern beispielsweise Abrechnungsdaten der Ärzte, über die die MCO selbst verfügt, etwa aus den Vertragskrankenhäusern, oder Daten, die ihr von dem Leistungsfinanzierer zur Verfügung gestellt werden (Nathanson et al. 1994).

---

[15] Die NCQA ist eine unabhängige, non-profit Organisation, die 1979 zur Qualitätsförderung und Zertifizierung insbesondere von HMOs gegründet wurde, um den Arbeitgebern bei der Auswahl der Versicherung zu unterstützen.
[16] Die PRO ist eine von Ärzten getragene Organisation zur Beurteilung der Qualität und der Inanspruchnahme von Gesundheitsleistungen im Medicare-Programm.

Die Aufgabe des credentialing kann an spezielle Organisationen (CVOs- Credentialing Verfication Organization) delegiert werden. Für den einzelnen Arzt erübrigt sich dadurch bei einem Wechsel der MCO ein mehrfaches credentialing. Die MCO selbst erhält die Daten schneller und vollständiger. Die CVOs können sich durch die NCQA zertifizieren lassen (Kongstvedt 2001a).

Eine empirische Untersuchung der Auswahlprozesse von MCOs durch Gold et al. (1995) kam zu folgenden Ergebnissen:

Bei der Auswahl von Ärzten tendierten die group-HMOs und die staff-HMOs dazu, höhere Anforderungen zu stellen. 90% von ihnen forderten eine Facharztanerkennung, von den network-HMOs oder IPA-HMOs dagegen nur 48% und von den PPOs nur 41%. Außerdem verlangten beide Typen von HMOs von den Ärzten Belegungsrechte in den Krankenhäusern der HMO.

Eine Minderheit der MCOs (37%) verwendeten bei der Auswahl quantitative Informationen über die performance und den Praxisstil der Ärzte. Qualitative Informationen wie der gute Ruf oder das Versorgungsmuster des Arztes wurden hingegen von 63% aller MCOs und von 73% der network- und IPA-HMOs herangezogen. Von zwei Dritteln der IPA-HMOs und network-HMOs wurde vor einem Vertragsabschluss die Praxis besucht und die Patientendokumentation geprüft, während das bei PPOs nur in sieben Prozent der Fälle geschah. Danach gefragt, wie bedeutsam ökonomische Kriterien bei der Auswahl sind, antworteten 61% der Befragten, dass sie von geringer, 26% von mäßiger und 13% von großer Bedeutung sind. 93% der MCOs besaßen ein Verfahren zum recredentialing der Ärzte (Gold et al. 1995).

Ein Problem des credentialing ist die Nutzenabwägung zwischen einem strengen Auswahlprozess, der zu einem eher kleinen Netz effizient arbeitender Ärzte führt, und einem eher großzügigen Verfahren, das mehr und damit vielleicht auch weniger qualifizierten Ärzten die Aufnahme in das Netz ermöglicht, dafür aber einer größeren Zahl von Versicherten den Erhalt ihrer gewohnten Arzt-Patienten-Beziehung ermöglicht und die Risikostreuung verbessert.

Selektive Verträge mit Krankenhäusern

Auch bei der Kontrahierung mit Krankenhäusern besteht ein Konflikt bei der Bestimmung der Zahl der Krankenhäuser, mit denen Verträge geschlossen werden. Je kleiner die Zahl der Krankenhäuser ist, desto größer ist zwar die Verhandlungsmacht bei der Aushandlung der Vergütungsbedingungen und der Kontrollmaßnahmen. Andererseits hat eine große Zahl von Vertragskrankenhäusern für die MCO den Vorteil, dass sich ihre Wettbewerbsposition gegenüber den Konkurrenten verbessert, weil die Leistungseinkäufer dieses Kriterium häufig ihrer Auswahl zugrunde legen.

Wie empirische Untersuchungen ergeben haben, ist die Zahl der Vertragskrankenhäuser einer MCO desto größer, je "loser" die MCO organisiert ist. Im Schnitt werden mit 40-50% der Krankenhäuser einer Region Versorgungsverträge geschlossen. Dabei liegt der Anteil bei den HMOs niedriger als bei den PPOs (Zwanziger, Meirowitz 1998). Innerhalb der HMOs ist der Anteil bei den staff-HMOs geringer als bei den loseren HMO-Typen (Feldman et al. 1990).

Bislang liegen nur wenige Untersuchungen vor, die Auskunft darüber geben, welche Kriterien der Auswahl von Krankenhäusern zugrunde gelegt werden. Es ist plausibel, dass dabei sowohl messbare Daten wie die Belegungsrate, die Kosten und das Leistungsangebot als auch qualitative Merkmale wie der Ruf des Krankenhauses in der Öffentlichkeit und bei den Ärzten eine Rolle spielen (Kongstvedt 2001b). Genauere Ergebnisse ergaben Untersuchungen von Feldman et al. (1990) und Zwanziger, Meirowitz (1998).

Feldman et al. (1990) konnten nachweisen, dass die untersuchten Krankenhäuser vor allem auf der Grundlage ihrer Qualität, gemessen an bestimmten Merkmalen eines Krankenhauses (öffentliches oder privates Krankenhaus, Existenz eines Ausbildungsprogramms, Umfang des Leistungsprogramms) ausgewählt wurden. Bevorzugt wurden insbesondere nicht-staatliche Krankenhäuser, die über Ausbildungsprogramme verfügten. Der Preis der Krankenhäuser spielte dagegen bei der Auswahl eine untergeordnete Rolle. Allerdings war die Höhe der Preise relevant für die Steuerung der Patientenströme innerhalb der Vertragskrankenhäuser.

Die empirische Studie von Zwanziger und Meirowitz (1998) bestätigte diese relativ geringe Bedeutung des Preisfaktors für den Vertragsabschluss, sie ergab aber auch, dass bei den von ihnen untersuchten Krankenhäusern die Höhe des Preises von den MCOs offenbar als Qualitätsindikator interpretiert wird. Krankenhäuser mit sehr niedrigen Kosten hatten eine geringere Chance, einen Versorgungsvertrag zu bekommen, als Krankenhäuser mit durchschnittlichen Kosten. Andererseits hatten auch Krankenhäuser mit sehr hohen Kosten eine geringere Chance. In diesem Fall wird offenbar das Qualitätsziel vom Wirtschaftlichkeitsziel dominiert.

Die Studie ergab ferner, etwas überraschend, dass MCOs gewinnorientierte Krankenhäuser (for profit-hospitals) nicht bevorzugten. Dieses Ergebnis lässt mehrere Interpretationen zu. So mögen gewinnorientierte Krankenhäuser weniger zu Preiszugeständnissen bereit sein. Die Ursache kann aber auch in der vergleichsweise geringeren Ärztezahl in diesen Krankenhäusern liegen, was die Wahlfreiheit der Versicherten begrenzt. Oder dieser Krankenhaustyp wird mit einer geringeren Qualität in Verbindung gebracht (Zwanziger, Meirowitz 1998).

Beurteilung des selektiven Kontrahierens

Die Ärzte und die Versicherten stehen dem selektiven Kontrahieren eher skeptisch gegenüber. Die Versicherten vermissen die Wahlfreiheit und befürchten, dass die Anbieter nicht nach ihrer Qualität, sondern nach ihrer Bereitschaft, Rabatte zu gewähren, ausgewählt werden (Zelman, Berenson 1998).

Die Ärzte beklagen sich darüber, dass sie geringere Honorare zu akzeptieren gezwungen sind oder von Netzwerken ausgeschlossen werden. Der Staat hat auf diese Kritik reagiert und reguliert den Zugang inzwischen dahingehend, dass ein Arzt nicht grundsätzlich von einem Vertragsabschluss ausgeschlossen werden kann, sofern er die Bedingungen der HMO akzeptiert (any willing provider-law, Blum 1997). Manche Ärzte kritisieren auch, dass sie sich in Netzwerke mit ihnen unbekannten Ärzten oder solchen, die ihnen als wenig qualifiziert bekannt sind, einfügen müssen (Zelman, Berenson 1998).

Zudem scheint die Auswahl der Ärzte teilweise nach fragwürdigen Kriterien zu erfolgen, wie eine empirische Untersuchung ergeben hat (Bindman et al. 1998). Danach beruht die Auswahl von Primärärzten bzw. die Vertragsbeendigung durch MCOs zwar zum Teil auf nachvollziehbaren Kriterien wie dem Anteil der Patienten, der nach Kopfpauschalen vergütet wird (→ Vergütungssysteme) oder der Bevorzugung von Gemeinschaftspraxen und Netzwerken. Andererseits haben aber solche Ärzte eine geringere Chance auf einen Vertragsabschluss mit MCOs, deren Patientenstamm einen höheren Anteil an Nichtversicherten und Nichtweißen aufweisen.

An der Kritik des selektiven Kontrahierens ist sicher einiges Ernst zu nehmen. In vielen Fällen wird es als grobes Instrument eingesetzt, um vor allem Ärzte mit einem „risikoarmen" Versichertenstamm auszuwählen und um Preisnachlässe auszuhandeln, statt es als Instrument zur Koordination und zum Aufbau eines qualitativ hochwertigen Netzes zu nutzen. In den letzten Jahren haben einige MCOs das Instrument jedoch verbessert, indem bei der Auswahl genauere Praxisprofile erstellt und Erfolgsindikatoren miteinander verglichen werden. Die davon betroffenen Ärzte bemängeln allerdings, dass der Gesundheitszustand ihrer Patienten und die Qualität der Versorgung in diesen Indikatoren noch zu wenig berücksichtigt werden (Bindman et al. 1998).

Literatur

BINDMAN, A.B. ET AL. (1998), Selection and Exclusion of Primary Care Physicians by Managed Care Organizations, in: JAMA, 279, S. 675-679.

BLUM, J.D. (1997), Economic Credentialing Moves from the Hospital to Managed Care, in: KONGSTVEDT, P.R. (HRSG.), Readings in Managed Health Care, Gaithersburg, S. 108-115.

FELDMANN, R. ET AL. (1990), Effects of HMOs on the Creation of Competitive Markets for Hospital Services, in: Journal of Health Economics, 9, S. 207-222.

GOLD, M. ET AL. (1995), A National Survey of the Arrangements Managed Care Plans Make with Physicians, in: The New England Journal of Medicine, 333, S. 1678-83

KNIGHT, W. (1998), Managed Care – What Is It and How It Works, Gaithersburg

KONGSTVEDT, P.R. (2001a), Primary Care in Managed Health Care Plans, in: KONGSTVEDT, P.R. (HRSG.), The Managed Health Care Handbook, Gaithersburg, S. 93-109

KONGSTVEDT, P.R. (2001b), Negotiating and Contracting with Hospitals and Institutions, in: KONGSTVEDT, P.R. (HRSG.), The Managed Health Care Handbook, Gaithersburg, S. 191-205

NATHANSON, P. ET AL. (1994), Using Claims Data to Select Primary Care Physicians for a Managed Care Network, in: Managed Care Quarterly, 2, S. 50-59

WALDMAN, J.D. YOURSTONE, S.A. SMITH, H.L. (2003), Learning Curves in Health Care, Health Care Manage Rev 28 (1), S. 41-54

WOODS. J.R. ET AL. (1992), The Learning Curve and the Cost of Heart Transplantation, in: HSR: Health Services Research, 27, S. 219-238

ZELMAN, W.A. BERENSON, R.A. (1998), The Managed Care Blues and How to Cure them, Washington D.C.

ZWANZIGER, J. MEIROWITZ, A. (1998), Strategic Factors in Hospitals for HMO and PPO Networks, in: MORSEY, M.A. (HRSG.), Managed Care and Changing Health Care Markets, Washington D.C., S. 77-94

1.2 Gestaltung der Versicherungsverträge

Grundgedanken

Managed Care wird zwar überwiegend mit der Steuerung des Leistungserbringers verbunden, doch auch die Verhaltensbeeinflussung des Versicherten ist ein bedeutendes Element. Hier finden sich sehr viele Ansätze wieder, die für das deutsche Gesundheitswesen keineswegs grundsätzlich neu sind. Dabei kann zwischen den Risiken vor und nach Vertragsschluss unterschieden werden. Vor Vertragsschluss besteht das Risiko, dass eine Negativselektion stattfindet. Der Versicherte kennt seine eigenen Risiken besser (hidden characteristics) als die MCO und wird ein für ihn günstiges Angebot suchen. Nach Vertragsschluss besteht das Risiko der übermäßigen Leistungsinanspruchnahme (moral hazard). Um dieses zu verhindern, müssen Anreiz- und Kontrollinstrumente eingesetzt werden. (→ Einleitung)

Abbildung 1-1: *Einflussmöglichkeiten einer MCO vor und nach Vertragsschluss*

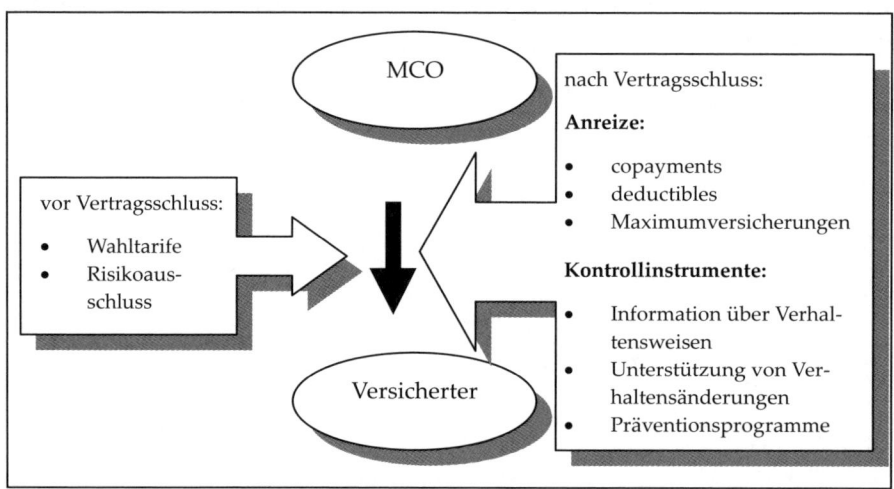

Aus der Abbildung wird ersichtlich, dass es für die MCO diverse Möglichkeiten der Vertragsgestaltung und der Verhaltensbeeinflussung gibt.

Gestaltungsmöglichkeiten der vorvertraglichen Risiken

Das wesentliche Instrument zur Gestaltung von vorvertraglichen Risiken sind Wahltarife und der Risikoausschluss durch die MCO (Lehmann 2003). Wahltarife bedeuten den Ausschluss von ganzen Leistungsbereichen oder nur von Teilen davon. Hier geht man davon aus, dass der Versicherte sein individuelles Risiko selbst am besten beurteilen kann. Es handelt sich somit um eine so genannte self-selection. Grundsätzlich stellt sich die Versicherungsleistung hier als ein modulares System dar, bei dem der Versicherte selbst entsprechend seiner Nutzen- und Risikofunktion entscheiden kann. Problematisch aus der Sicht der Versicherten ist hierbei vor allem das zeitliche Auseinanderfallen von Leistungsfinanzierung und dem durchschnittlichen Leistungsauftreten, d. h. heute Leistungen zu versichern, die typischerweise erst später auftreten werden. Junge Versicherte werden tendenziell sehr viel ausschließen, da der gegenwärtige Nutzen niedrigerer Prämien sehr viel höher als die Leistungsfinanzierung in der Zukunft eingeschätzt wird (Breyer, Zweifel 2003, S.156f; Henderson 2002, S. 130ff.). Wahltarife funktionieren aber nur dann, wenn auch die Bereitschaft besteht, die Konsequenzen für frühere Entscheidungen zu tragen. Konkret würde dies bedeuten, dass beispielsweise ein Raucher, der eine Versicherungspolice abschließt, die die Folgen seiner Sucht ausschließt, im Falle einer kausalen Erkrankung nicht behandelt wird – zumindest nicht auf Kosten der Versicherung – auch wenn ihm geholfen werden könnte. Weniger dramatisch, inhaltlich aber gleich gelagert, ist der Ausschluss von Zahnersatz oder die Folgen von Extremsportarten. Beides kann durch individuelle Verhaltensweisen sehr stark beeinflusst werden.

Sehr viel problematischer und ausgesprochen typisch für amerikanische MCOs ist der Ausschluss von Leistungspaketen nicht durch Wahlentscheidung des Versicherten, sondern durch den Versicherer. Hier wird von Risikoausschluss gesprochen. So schließen diverse HMOs Leistungen für psychische Erkrankungen schlicht aus. Ausschlaggebend kann entweder eine generelle unternehmenspolitische Entscheidung sein, gewisse Leistungen aus dem Leistungskatalog zu streichen, so genannte carve-outs, oder aber der fallweise, individuelle Ausschluss aufgrund von Vorerkrankungen (preexisting conditions) oder erhöhten Risikowahrscheinlichkeiten. Hierbei handelt es sich um Leistungsbegrenzung auf der individuellen Ebene.

Gestaltungsmöglichkeiten der nachvertraglichen Risiken

Sehr viel mehr Gestaltungsmöglichkeiten gibt es zur Gestaltung der nachvertraglichen Risiken. Von ihren Zielsetzungen her können zwei Arten unterschieden werden. Zum einen solche, die die Nachfrage begrenzen sollen, indem Anreize für die Versicherten gesetzt werden, keine Leistungen in Anspruch zu nehmen. Diese Anreize liegen primär darin, dass zwischen dem Versicherten und der MCO ein risk sharing stattfindet. Die zweite Art sind Instrumente, die die Eintrittswahrscheinlichkeit von Schadensfällen grundsätzlich reduzieren sollen (z. B. Präventionsprogramme). Hierbei handelt es sich um monitoring bzw. den Einsatz von Kontrollinstrumenten.

Ein besonderes Augenmerk richten MCOs auf die Instrumente zur finanziellen Beteiligung des Versicherten an den Gesundheitskosten (Vogel, Häßner 1999). Dies erfolgt entweder über copayments (Selbstbeteiligungen, d. h. eine prozentuale Eigenbeteiligung), deductibles (Selbstbehalte, d. h. eine feste Eigenbeteiligung) oder Maximumversicherungen. Im internationalen Vergleich schwankt die Höhe der Eigenbeteiligung der Versicherten zwischen knapp über 0,5% des BIPs (Niederlande) und über 2% des BIPs (USA), wobei die Zuzahlungen jeweils in den Ländern am höchsten sind, in denen es kein funktionierendes Primärarztsystem (→ gatekeeping) gibt (Schneider 1999, S. 18ff).

Betrachten wir zuerst **copayments (Selbstbeteiligungen)**. Zwei Arten von copayments sind gängig: coinsurance rates und indemnity payments (Phelps 1992, 104). Bei der coinsurance rate zahlt der Versicherte einen ex ante festgelegten Anteil der Kosten. Üblich sind Raten von 20% für normale medizinische Leistungen bis hin zu 50% bei Zahnarztleistungen. Bei 45,1% der HMOs liegt das copayment bei 10 US-\$, weitere 26,1% verlangen lediglich 5 US-\$ (Jensen et al. 1997, S. 132). Durch die Höhe der coinsurance rate wird die Elastizität der Nachfrage beeinflusst. Die zweite Variante, die weit weniger verbreitet ist, bilden indemnity payments. Die Versicherung legt ebenfalls ex ante fest, welchen Betrag sie beisteuert. Für einen Krankenhaustag werden z. B. 125 US-\$ festgelegt. Die Differenz zu den tatsächlichen Kosten hat der Versicherte zu tragen. Abgesehen von der absoluten Reduzierung der Ausgaben einer Versicherung durch die Beteiligung der Versicherten soll auch die Eigenverantwortung gestärkt werden.

Ordnungspolitisch argumentiert, erwartet man von copayments eine Erhöhung der compliance (SVRKAiG 1995, S. 146ff). Unter compliance wird die aktive Mitwirkung des Patienten am Heilungsprozess verstanden, non-compliance entsprechend als abweichendes Verhalten. Studien aus den USA gehen davon aus, dass schätzungsweise 5,5% der Krankenhauseinweisungen auf non-compliance zurückzuführen sind. Überträgt man diesen Prozentsatz auf Deutschland resultieren hieraus ca. 5,5 Mrd. DM an überflüssigen Krankenhauskosten (Volmer, Kielhorn 1998, S. 51). Für das gesamte Gesundheitssystem gehen die Autoren von jährlich 10,5 Mrd. DM (respektive 4,4% der Gesamtausgaben der GKV) bedingt durch non-compliance aus (Volmer, Kielhorn 1998, S. 67).

Fallstudie 8: Selbstbehalt als Kundenbindungsinstrument

Ausgangsituation

Steigende Beträge in der gesetzlichen Krankenversicherung fördern Austritte aus den Versicherungsverhältnissen. Versicherte mit einem Einkommen oberhalb der Beitragsbemessungsgrenze wählen in dieser Situation oft eine private Krankenversicherung. Kündigen sie ihr Versicherungsverhältnis, muss die gesetzliche Krankenkasse damit auf hohe Beitragseinnahmen dieser Versicherten verzichten, die in der Regel gute Risiken darstellen und weniger Krankheitskosten aufweisen. Daher werden Möglichkeiten gesucht, diesen Versicherten mehr attraktive tarifliche Wahlmöglichkeiten zu geben und Elemente des Leistungsangebotes privater Krankenversicherungen zu offerieren. Eine Option stellen Tarife mit → Selbstbehalten dar, die den Versicherten ökonomische Vorteile bei einer geringeren Leistungsinanspruchnahme bieten. Den Krankenkassen war jedoch bis zur Einführung des GKV-Modernisierungsgesetzes (GMG) zum 01.01.2004 das Anbieten derartiger Tarife untersagt.

Das Modellvorhaben Solidarverträglicher Selbstbehalt

Die Techniker Krankenkasse (TK) wählte daher als Gesetzesgrundlage die Möglichkeit eines so genannten Strukturmodells[17] und führte mit Beginn des Jahres 2003 einen Selbstbehalttarif unter dem Namen TK-Programm 240 ein. So konnten die bestehenden gesetzlichen Restriktionen umgangen und das Instrument Selbstbehalt getestet werden.

Der Tarif richtet sich aufgrund aufsichtsrechtlicher Vorgaben ausschließlich an so genannte freiwillig Versicherte, in der Regel Selbständige und Arbeitnehmer, deren monatliches Einkommen über der Versicherungspflichtgrenze von derzeit EUR 3862 (2004) liegt und die eine Versicherungszeit von 12 Monaten bei der TK aufweisen können.

Teilnehmer des Modellvorhabens erhalten einen jährlichen Bonus von 240 Euro und beteiligen sich dafür an möglichen Kosten im Krankheitsfall, und zwar bis zu einer Höhe von maximal 300 Euro pro Jahr. Die TK zahlt den Bonus direkt an den Versicherungsnehmer. Das eigene Risiko bleibt auf 60 Euro pro Jahr begrenzt.

Aus Sicht der Versicherten ergibt sich durch die Wahl dieses Tarifs eine Möglichkeit, den Krankenversicherungsbeitrag um bis zu 20 Euro im Monat zu senken, sofern keine Krankenversicherungsleistungen in Anspruch genommen werden. Davon ausgenommen sind Leistungen für Kinder, Früherkennung sowie fast alle Vorsorgeuntersuchungen.

Kritische Würdigung

Die TK verfolgt mit der modellhaften Einführung dieses Selbstbehalttarifs mehrere Ziele. Es war beabsichtigt, den Selbstbehalt als Kundenbindungsinstrument, als Instrument zur Steuerung der Leistungsinanspruchnahme und als Instrument für mehr Kundensouveränität – und damit sowohl statische als auch dynamische Elemente eines Selbstbehaltes – zu erproben. Ferner sollte sich der Tarif ohne Quersubventionierung selbst tragen. Der Aspekt der Kundenbindung zielt darauf ab, freiwillig Versi-

---

17 § 63 Abs. 1 SGB V (Modellvorhaben). Diese Regelung soll die Weiterentwicklung der Verfahrens-, Organisations-, Finanzierungs- und Vergütungsformen der Leistungserbringung ermöglichen. Sie verlangt eine aufsichtsrechtliche Genehmigung und eine Evaluation des Vorhabens.

cherte an die GKV zu binden und von einem Wechsel zur privaten Krankenversicherung abzuhalten.

Bis Ende 2003 hatten sich über 10.000 TK-Versicherte für diesen Tarif entschieden. Versicherte, die ohne ein entsprechendes Angebot mit hoher Wahrscheinlichkeit zu einer privaten Krankenversicherung gewechselt wären, konnten in der TK gehalten werden. Das Vorhaben war damit bereits im ersten Jahr erfolgreich und wegbereitend für die Gesetzgebung, da den Krankenkassen ab dem 01.01.2004 die Möglichkeit der Einführung von Selbstbehalttarifen für bestimmte Versichertengruppen eingeräumt wurde. Es zeigt sich hier aber deutlich, dass zwischen Modellen, die mit der Zielsetzung der Beeinflussung des Verhaltens der Versicherten und jenen, die primär marketingorientiert sind und zur Selektion von Patientengruppen gestaltet werden, unterschieden werden muss. Das Modell der TK gehört eher zur zweiten Gruppe. Ob es einen Beitrag zu einer effizienteren Gestaltung des Gesundheitswesens über bewusstere Leistungsinanspruchnahme leistet, wird in weiteren Studien zurzeit untersucht.

Weitere Informationen zur TK: www.tk-online.de

Das zweite Instrument sind die so genannten **deductibles (Selbstbehalte)**. Deductibles legen einen Mindestbetrag fest, ab dem die Versicherung die Kosten übernimmt. Der Versicherte muss beispielsweise 200 US-$ selbst zahlen, bevor die Versicherung den darüber liegenden Teil übernimmt. Dabei spielt es keine Rolle, ob der darüber liegende Teil 10 US-$ oder 10.000 US-$ beträgt. Demgegenüber hat der Versicherte eine Rechnung über 195 US-$ vollständig selbst zu tragen. In der Praxis liegen die deductibles normalerweise zwischen 100 und 500 US-$ (Jensen et al. 1997, S. 132). Aus Sicht der Anreiztheorien müssen zwei Phasen unterschieden werden: die Phase unterhalb der deductibles und jene oberhalb. Bis zum Erreichen der deductibles verhält sich der Versicherte genauso wie jemand ohne jeden Versicherungsschutz. In der Phase nach dem Überschreiten der Grenze verhält er sich wie jemand, der vollen Versicherungsschutz ohne jegliche Selbstbeteiligung hat. Tendenziell ist das Problem unangemessen hoher Nachfrage sogar größer, da er nun, wo er schon den vollen Selbstbehalt bezahlt hat, diesen auf möglichst hohe Gesamtkosten „verteilen" möchte. Bei Gesundheitsausgaben von 250 US-$ pro Jahr und einem Selbstbehalt von 200 US-$, ist das Verhältnis von gedeckten zu ungedeckten Leistungen 1:5. Durch jede weitere Leistungsnachfrage kann der Versicherte dieses Verhältnis „verbessern". In der Praxis finden sich sehr viele Beispiele für gemischte Formen. Häufig werden vor allem deductibles und coinsurances gleichzeitig eingesetzt. Dabei besteht die Möglichkeit, copayments und deductibles zu kombinieren. So werden in der Schweiz die Instrumente parallel eingesetzt (Gerlinger 2003, S. 13ff.; Rosenbrock, Gerlinger 2004, S. 261ff.). Damit werden die negativen Anreize begrenzt.

Die dritte Variante sind **maximum payment limits**. Analog zur Haftungsbegrenzung bei Autoversicherungen wird auch hier nur ein vorher festgelegtes Maximum finanziert. Dies kann entweder eine Anzahl von Krankenhaustagen, ein jährlicher Höchstbetrag oder ein Lebenszeit-Maximum sein. Die Wirkung ist genau umgekehrt zu der von deductibles. Ist bei den deductibles der Versicherte bis zu einem gewissen Betrag quasi ohne Versicherungsschutz, so ist er hier ab einem gewissen Betrag unversichert (Feldstein 1993, S.109; Jensen et al. 1997, S. 133). Diese Form der Versicherung ist in den USA lange Zeit relativ beliebt gewesen, da sie sehr viel günstigere Tarife anbieten kann. Heute findet sich aber eher der Trend, dass ein Maximalbetrag für out of pocket-Leistungen festgelegt wird.

Besonders häufig kommt die Festlegung von Maximalbeträgen für psychische Erkrankungen vor. Eine Untersuchung von 1989 hat ergeben, dass 58% der MCOs einen über das ganze Leben des Versicherten geltenden Maximalbetrag für stationäre psychiatrische Versorgung fixiert haben (Sorkin 1992, S. 183).

Der zweite Bereich, so genannte **monitoring-oder Kontrollinstrumente**, ist die Verpflichtung des Versicherten zur Begrenzung der Eintrittswahrscheinlichkeit. Hier wird auf das Verhalten der Versicherten eingewirkt. Im Wesentlichen liegt diesem Ansatz zugrunde, dass der Patient durch sein Verhalten maßgeblich beeinflussen kann, ob ein Leistungsbedarf eintritt und wenn ja, in welcher Höhe. Klassisches Beispiel ist der Zahnersatz. Hier wird davon ausgegangen, dass durch regelmäßige Zahnpflege und Zahnarztbesuche das Risiko auf nahezu Null gesenkt werden kann. Deshalb wurde von Krankenversicherungen der Nachweis des regelmäßigen Zahnarztbesuchs zur Bedingung für die Leistungsfinanzierung bzw. die Höhe des Zuschusses davon abhängig gemacht. Dem Versicherten wird somit ein Teil der Verantwortung zur Leistungsbegrenzung übertragen. Anstelle einer „Vollkasko-Mentalität" tritt nun der mitverantwortliche Patient, der sich seiner Rolle als Koproduzent von Gesundheit bewusst ist bzw. in diese gedrängt wird.

Drei Ansätze können bei monitoring- und Kontrollinstrumenten unterschieden werden: die **Information über Konsequenzen von Verhaltensweisen, die Unterstützung von Verhaltensänderungen** und die **klassische Prävention**. Die schwächste Form der Verhaltensbeeinflussung ist die schlichte Information über die Auswirkungen von Verhaltensweisen. Im Wesentlichen handelt es sich um Informationskampagnen zur Sensibilisierung über Verhaltensweisen. Dies kann durch TV-Spots, Informationsmaterial, Mailings oder andere Instrumente der Kommunikationspolitik erfolgen. Entscheidend ist dabei, dass nicht unmittelbar auf den Versicherten eingewirkt, sondern nur an ihn appelliert wird. Dem Versicherten wird nahe gelegt, eine gesundheitsschädliche Verhaltensweise aufzugeben, allerdings ohne Anreize oder Sanktionsandrohungen.

Der zweite Ansatz zielt auf die Unterstützung von Verhaltensänderungen. Die MCO übernimmt hier einen sehr viel aktiveren Part (Solberg 1998, S. 37). Folgende Graphik stellt die Bedeutung dieser Instrumente am Beispiel von Raucherentwöhnungsprogrammen dar:

Abbildung 1-2: *Präventionsprogramme in MCOs (Zelman, Berenson 1998)*

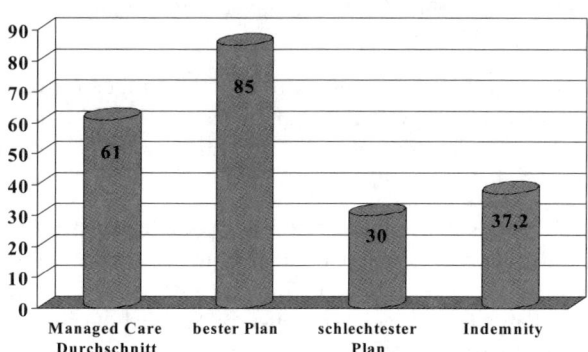

Prävention und HMOs

Managed Care Durchschnitt: 61

bester Plan: 85

schlechtester Plan: 30

Indemnity: 37,2

**Prozentsatz der Versicherungen, die Rauchern
Entwöhnungsprogramme angeboten haben**

Entwöhnungsprogramme spielen im Durchschnitt bei MCOs eine sehr viel größere Rolle als bei klassischen indemnity-Versicherungen, wobei aber konstatiert werden muss, dass die Spannbreite extrem groß ist.

Der dritte Ansatz sind die traditionellen Präventionsprogramme. Dabei werden drei Stufen unterschieden (Bodenheimer, Grumbach 1995, S. 134; Walter, Schwartz 2003, S. 189):

- Primary prevention: Maßnahmen, die das Auftreten von Erkrankungen verhindern sollen (z. B. Impfungen).
- Secondary prevention: Maßnahmen, um Erkrankungen möglichst frühzeitig zu erkennen. Ein typisches Beispiel sind Krebsvorsorgeuntersuchungen.
- Tertiary prevention: Maßnahmen zur Begrenzung der Folgewirkungen, wie beispielsweise Physiotherapie bei rheumatischer Arthritis.

Secondary und tertiary prevention sind strenggenommen medizinische Maßnahmen und keine Prävention, da die Krankheit nicht verhindert wird. Zumindest in den USA spielen aber gerade Brustkrebsvorsorgeuntersuchungen eine wesentliche Rolle in den Präventionsprogrammen von MCOs. Zwar können durch Voruntersuchungen die Erkrankungen nicht verhindert werden, aber durch frühzeitige Erkennung lassen sich die Heilungschancen erhöhen.

Sowohl die Unterstützung zur Verhaltensänderung als auch Präventionsmaßnahmen können und werden häufig mit finanziellen Steuerungsmechanismen kombiniert eingesetzt. Beispielsweise wäre es denkbar, dass Versicherte kontinuierlich nachweisen, dass sie nicht übergewichtig sind. Übergewicht, häufig bereits im frühen Alter bestimmt, führt in der Regel erst sehr viel später zu Gesundheitsausgaben (z. B. Hüftgelenkserneuerungen). Die meisten integrierten Versorgungsformen (→ MCOs) legen ein großes Augenmerk auf die Rolle des Versicherten als Koproduzenten seines Gesundheitsstatus. Anstelle von „cure" tritt „maintenance", was generell als Trend in der Gesundheitsversorgung angesehen werden kann (→ disease management).

In der Einleitung wurde die Bedeutung der Arbeitgeber in den USA als Nachfrager von Versicherungsleistungen für ihre Mitarbeiter hervorgehoben. Es stellt sich zwangsläufig die Frage, nach welchen Kriterien die MCOs ausgewählt werden, die die Versorgung der Mitarbeiter übernehmen sollen. In einem Wettbewerbsumfeld mit ausgeprägter Produktdifferenzierung ist es eine schwierige Aufgabe, die Leistungsfähigkeit und das Preis-Leistungsverhältnis eines Angebotes zu bestimmen. Bevor auf die Instrumente zur Beurteilung eingegangen werden soll, müssen in einem ersten Schritt die Entscheidungskriterien der Arbeitgeber betrachtet werden.

Abbildung 1-3: Entscheidungskriterien der Arbeitgeber 1997 (Eliopoulos 1998, S. 97)

1.	Zugang/Abdeckung der Region	71%	6.	Gute Zusammenarbeit mit der MCO	22%
2.	Zufriedenheit der Mitglieder	42%	7.	Outcomes der Versorgung	21%
3.	Prämien	41%	8.	Fähigkeit der MCO, den Gesundheitsstatus der Mitglieder zu erhöhen	16%
4.	Finanzlage der MCO	32%	9.	Auswahlkriterien der Ärzte	16%
5.	Reputation der Leistungserbringer	30%	10.	Akkreditierung	11%

Die Tabelle zeigt, dass der Zugang zu Leistungserbringern und die Fähigkeit einer MCO, eine Region vollständig abzudecken, die dominanten Entscheidungskriterien sind. Krankenversicherungen als betriebliche Sozialleistungen sind für die Arbeitgeber ein wichtiges Instrument zur Bindung von Mitarbeitern an das Unternehmen und zur Erhöhung der Mitarbeitermotivation. Entsprechend ist die Zufriedenheit der Versicherten mit ihrer MCO ebenfalls ein zentrales Auswahlkriterium. Die relativ geringe Bedeutung der Prämien kann darauf zurückgeführt werden, dass die Preisunterschiede innerhalb von Anbietersegmenten (HMOs, PPOs oder Indemnity-Versicherungen) als gering eingeschätzt werden. Eine andere, gleichermaßen plausible Erklärung ist, dass die Arbeitgeber nicht offen zugeben, dass die Prämienhöhe für sie ausschlaggebend ist. So argumentiert Bodenheimer (1999, S. 492), dass die Prämienhöhe das dominante Entscheidungskriterium für die Arbeitgeber sei. Die hohe Belastung der Prämien lässt sich auch daran festmachen, dass die Arbeitgeber sich im großen Stil zu so genannten Employer Coalitions zusammengeschlossen haben. Diese Einkaufsverbünde haben als wesentliche Zielsetzung, die Einkaufsmacht auszunutzen und Prämien zu senken. Hervorzuheben ist die geringe Bedeutung der Outcomes der Versorgung. Dies lässt sich nur plausibel damit begründen, dass die Arbeitgeber davon ausgehen, dass es keine signifikanten Unterschiede gibt, respektive diese noch nicht deutlich kommuniziert werden können.

Fallstudie 9: Die „Leapfrog Group – Höhere Standards belohnen, um wirkliche Patientensicherheit zu erzielen

„The problem is not carelessness, but that highly qualified people are working under stress in a setting with many complex processes. Those processes could be improved to reduce avoidable errors (The Leapfrog Group, 2003: www.leapfrog-group.org/safety.html)."

Ausgangslage

Das oben genannte Zitat macht den Hintergrundgedanken der Leapfrog Initiative deutlich. Die Leapfrog Group arbeitet mit medizinischen Experten innerhalb der USA zusammen, um (Sicherheits-) Probleme zu identifizieren und Lösungen vorzuschlagen, die die Versorgung verbessern, Fehler vermeiden und somit Leben retten. Die Gruppe wurde gegründet und unterstützt von The Business Roundtable, The Robert Wood Johnson Foundation und über 100 öffentlichen und privaten Leapfrogmitgliedern, die Gesundheitsleistungen erbringen. Es ist ein freiwilliges Berichterstattungsprogramm, das darauf abzielt, die Kaufkraft der Arbeitgeber zu mobilisieren, um die amerikanische Gesundheitsindustrie darauf aufmerksam zu machen, dass große Sprünge („leaps") in Bezug auf Patientensicherheit und Value-Demonstration erkannt und belohnt werden. Diejenigen Krankenhäuser, die nicht teilnehmen, werden als „nicht teilnehmend" klassifiziert. Die Leapfrog Group verbreitet die gesammelte Information dann an die Konsumenten.

Anlass für die Leapfrog Initiative war die Publikation „To Err is Human" (Institute of Medicine, 1999), in der konstatiert wurde, dass schätzungsweise 98.000 Amerikaner jährlich aufgrund von vermeidbaren medizinischen Fehlern in Krankenhäusern sterben. Als Reaktion wurde nach einer marktlichen Unterstützung von Qualität und Sicherheit verlangt, und die Arbeitgeber haben sich im Rahmen der Leapfrog-Philosophie darauf verständigt, ihre Einkaufsentscheidungen in Bezug auf Gesundheitsversorgung auf Prinzipien zu basieren, die stringentere Maßnahmen in Bezug auf Patientensicherheit beinhalten.

Als Beurteilungsmaßstäbe hat die Leapfrog Group drei Maßgrößen eingeführt, die in naher Zukunft noch erweitert werden sollen:

- Computer Physician Order Entry (CPOE): Ärzte geben Medikamentenbestellungen über Computer ein, die mit Fehlervermeidungssoftware verbunden sind.
- Evidence-Based Hospital Referral (EHR): Überweisung von Patienten, die komplexe medizinische Verfahren benötigen, an Krankenhäuser, die die besten Überlebensraten aufweisen.
- ICU Physician Staffing (IPS): ICUs (Intensive Care Units) werden mit Ärzten, die Referenzen in critical care medicine haben, besetzt.

Die Auswahl der Indikatoren basiert auf wissenschaftlicher Evidenz, Durchführbarkeit, Value-Demonstration und Bewertbarkeit. Es wird erwartet, dass die veröffentlichten Daten die Patienten zu den Krankenhäusern führen, die die höchsten Sicherheitsstandards aufweisen. Gleichzeitig entsteht ein Druck auf die übrigen Krankenhäuser, die entsprechenden Standards zu übernehmen.

Beurteilung

Der Ansatz der Leapfrog Group wird von einer großen Zahl der Marktteilnehmer im Gesundheitsmarkt der USA sehr ernst genommen. Er hat die Kooperation im Gesundheitsmarkt maßgeblich verbessert und hat einen bedeutenden Einfluss auf die Gestaltung der Organisationsstrukturen gehabt (Janus, 2003). Heutzutage repräsentiert die Leapfrog Group ungefähr 33 Millionen Amerikaner in allen 50 Staaten.

Es wird davon ausgegangen, dass die Einführung von CPOE schwere Verschreibungsfehler um 50 Prozent verringert hat. Evidence-Based Hospital Referral und ICU Physician Staffing wird eine Verringerung der Sterberate von 30 bzw. 10 Prozent zugerechnet. Insgesamt wird angenommen, dass die Initiativen der Leapfrog Group das Potenzial haben, pro Jahr bis zu 58.300 Leben zu retten und 522.000 Medikationsfehler zu verhindern.

Auch wenn diese Zahlen lediglich approximativ sind, ist das Potenzial zur Verbesserung von Patientensicherheit durch die Reduzierung medizinischer Fehler sicherlich von maßgeblicher Bedeutung. Darüber hinaus eröffnet der Leapfrog Ansatz „Signaling" Möglichkeiten in der Medizin, die die Transparenz erhöhen und die ungleiche Informationsverteilung reduzieren. Die Kaufkraft, die hinter der Leapfrog Group steht, zusammen mit dem öffentlichen und politischen Interesse an medizinischen Outcomes und Standardisierung wird diese Entwicklung schüren.

Weitere Informationen zu Leapfrog: www.leapfroggroup.org

Kritische Würdigung

Weitgehend unproblematisch sind sämtliche Maßnahmen zur Reduzierung der Eintrittswahrscheinlichkeit von Erkrankungen. Es ist davon auszugehen, dass dieser Bereich deutlich an Bedeutung gewinnen wird, da immer mehr und mehr Erkenntnisse darüber vorliegen, dass verschiedene Erkrankungen im Alter bereits sehr viel früher angelegt werden ($\rightarrow$ disease management).

Auch ist es grundsätzlich sinnvoll, von der „Vollkasko-Mentalität" Abstand zu nehmen und Eigenleistungen der Versicherten einzufordern. Diese dürfen sich nicht nur auf finanzielle Leistungen beschränken, sondern auch auf die grundsätzliche „maintenance" von Gesundheit. Ausgefeilte Bonus-/Malussysteme können hier einen wesentlichen Beitrag leisten. Es besteht aber die Gefahr, dass diese Systeme kontraproduktiv werden. Diejenigen, die durch ihr Verhalten bereits aus dem positiv sanktionierten Bereich herausgekommen sind, weil sie beispielsweise nicht jedes Jahr zum Zahnarzt gegangen sind, haben erhebliche Anreize, sich dann besonders destruktiv zu verhalten bzw. haben zumindest keinen positiven Anreiz mehr. Es ist somit von großer Bedeutung, dass quasi „Wiedereintrittsmöglichkeiten" geschaffen werden und nicht eine langfristige Abstrafung.

Bei den Instrumenten, die ohne finanzielle Konsequenzen eingesetzt werden, wie beispielsweise Informationsbroschüren oder Seminare, ergibt sich immer das Problem, dass erstens die Wirksamkeit kaum zu evaluieren ist und zweitens sie aus Sicht der MCOs nur dann sinnvoll sind, wenn eine erhebliche Wahrscheinlichkeit besteht, dass die Versicherten nicht wechseln und somit die „Früchte" selbst geerntet werden können. Hier liegt ein Kernproblem von Managed Care: Investitionen in die Zukunft lohnen sich nur in einem statischen Modell, d. h. einem, in dem die Versicherten nicht die MCO wechseln.

Aber gerade bei Ansätzen, die auf den ersten Blick bestechen, und hierzu gehören Präventionsmaßnahmen ohne Frage - jeder in Impfungen gegen Masern, Mumps und Röteln investierte Dollar hat einen return on investment von 13,4 US-$, bei pränatalen Maßnahmen ist er immerhin noch bei 3,38 US-$ (Harvey 1990) - muss die Wirksamkeit sehr genau geprüft werden. Außerdem muss auch deutlich hervorgehoben werden, dass Prävention nicht zwangsläufig zu einem positiven return on investment (ROI) führt. Bodenheimer und Grumbach (1995, S. 149) führen Studien an, die hinsichtlich der Kontrolle von Bluthochdruck und Maßnahmen zur Senkung des Cholesterinspiegels eindeutig negative Ergebnisse ergaben.

Ausgesprochen schwierig ist die kritische Würdigung von finanziellen Steuerungsmodellen. Es muss sich immer wieder vor Augen geführt werden, dass die Gesundheitsausgaben nicht gleich verteilt sind, sondern ein sehr geringer Anteil der Bevölkerung erhebliche Kosten verursacht und eine große Mehrheit nahezu keine. Für die USA gibt es hierzu beeindruckende empirische Untersuchungen. Konkret verursachen dort 1% der Versicherten 30% der Gesamtausgaben, 5% sind für 58% verantwortlich und die 50% „Gesündesten" verbrauchen lediglich 3% (Kühn 1997, S. 4). Aus diesen Zahlen wird ersichtlich, dass weniger die Beteiligung der Versicherten an den Gesamtkosten, sondern primär die Risikoselektion für Versicherungsgesellschaften von Bedeutung ist. Zahlen des GEK-Gesundheitsreports kommen für Deutschland zu vergleichbaren Ergebnissen (GEK 2003).

Wenn man davon ausgeht, dass die out of pocket-Zahlungen limitiert werden, zeigt sich, dass das Potenzial für die finanzielle Beteiligung relativ gering ist. Diejenigen, die den Großteil der Kosten verursachen, werden durch solche Steuerungsmechanismen nicht zu erreichen sein, da sie bereits Ende Januar das Zuzahlungslimit erreicht haben.

In der groß angelegten Studie haben Newhouse et al. (1993) die Auswirkungen von copayments und deductibles untersucht. Die als Health Insurance Experiment eingegangene Studie der Rand Corporation sollte zwar primär die Auswirkungen von HMOs (→ MCOs) untersuchen, hat aber gleichzeitig auch die Wirkung von Selbstbeteiligungen analysiert. Newhouse (1993, S. 338) kommt auch zu dem wenig verwunderlichen Ergebnis, dass, je höher die out of pocket-Ausgaben waren, desto niedriger auch die Nachfrage war. Dies gilt ausnahmslos für sämtliche medizinische Leistungsbereiche. Das entscheidende Ergebnis ist aber, dass dies offenbar nicht zu einer Verschlechterung des Gesundheitsstatus geführt hat (Newhouse 1993, S. 339).

Besonders problematisch ist der Ausschluss von Leistungsbereichen durch die MCO. Auch wenn es grundsätzlich zu begrüßen ist, dass der Versicherte seine Präferenzen artikulieren und individuelle, seiner Nutzenfunktion entsprechende Verträge abschließen kann, besteht die erhebliche Gefahr, dass Versicherungsgesellschaften interessantere Risiken (Versicherte) herausfiltern und besonders ansprechen. Der Ausschluss von Leistungsbereichen ist dann ein geeignetes Steuerungsinstrument, wenn es einen Katalog von definierten Leistungen gibt, die nicht ausgeschlossen werden dürfen. Dies betrifft vor allem psychische Erkrankungen, die besonders gerne ausgeschlossen werden, da sie leicht bestimmbar sind. Auch aus Sicht der Versichertengemeinschaft ist es durchaus berechtigt, dass Leistungen ausgeschlossen werden, die einzig durch individuelle Präferenzen (Extremsportarten und daraus abgeleitete Gesundheitsausgaben) begründet sind.

Literatur

BODENHEIMER, T.S. GRUMBACH K. (1995), Understanding Health Policy – a Clinical Approach, Norwallk

BODENHEIMER, T.S. (1999), The American Health Care System – The Movement for Improved Quality in Healthcare, in: The New England Journal of Medicine, 340 (6), S. 488-492

BREYER, F. ZWEIFEL P. (2003), Gesundheitsökonomie, 2. Auflage, Heidelberg

ELIOPOULOS, P. (HRSG.) (1998), Managed Care: Facts, Trends and Data: 1998-99, Washington

FELDSTEIN, P.J. (1993), Health Care Economics, 4. Auflage, Albany

GERLINGER, TH. (2003), Gesundheitsreform in der Schweiz – ein Modell für die Reform der Gesetzlichen Krankenversicherung, in: Jahrbuch für kritische Medizin, 38, S. 10-30

GROBE, TH. DÖRNING, H. SCHWARTZ, F.W. (2003), GEK-Gesundheitsmonitor, Schwäbisch-Gmünd

HARVEY, B. (1990), Toward a National Child Health Policy, JAMA 1990; 252-64, in: BODENHEIMER, T.S. GRUMBACH K. (1995), Understanding Health Policy – a Clinical Approach, Norwallk

HENDERSON, J.W. (2002), Health Economics and Policy, 2nd edition, South Western

INSTITUTE OF MEDICINE (1999), To Err is Human, Washington DC

JANUS, K. (2003), Managing Health Care in Private Organizations. Transaction Costs, Cooperation and Modes of Organization in the value Chain, Frankfurt am Main

JENSEN, G.A. ET AL. (1997), The New Dominance of Managed Care: Insurance Trends in the 1990s, in: Health Affairs Jan./Feb. 1997, S. 125-136

KÜHN, H. (1997), Managed Care – Medizin zwischen kommerzieller Bürokratie und Integrierter Versorgung, WZB-Paper, Berlin

LEHMANN, H. (2003), Managed Care. Kosten senken mit alternativen Krankenversicherungsformen, Zürich

NEWHOUSE, J.P. (1993), Free for all? Lessons from the RAND Health Insurance Experiment, 2. Auflage, Cambridge

PHELPS, CH.E. (1992), Health Economics, New York

ROSENBROCK, R. GERLINGER, TH. (2004), Gesundheitspolitik. Eine systematische Einführung, Bern

SACHVERSTÄNDIGENRAT FÜR DIE KONZERTIERTE AKTION IM GESUNDHEITSWESEN (SVRKiG) (1995), Gesundheitsversorgung und Krankenversicherung 2000, Sondergutachten, Baden-Baden

SCHNEIDER, M. (1999), Selbstbeteiligung im internationalen Vergleich, in: VOGEL, H.R. HÄßNER K. (HRSG.), Selbstbeteiligung im deutschen Gesundheitswesen, Internationale Gesellschaft für Gesundheitsökonomie, Stuttgart, S. 10-20

SOLBERG, L.I. (1998), Prevention in Managed Care, in: KONGSTVEDT, P.R. PLOCHER, D.W. (HRSG.), Best Practice in Medical Management, Gaithersburg

SORKIN, A.L. (1992), Health Economics, 3. Auflage, New York

VOGEL, H.R. HÄßNER K. (HRSG.) (1999), Selbstbeteiligung im deutschen Gesundheitswesen, Internationale Gesellschaft für Gesundheitsökonomie, Stuttgart

VOLMER, T. KIELHORN, A. (1998), Compliance und Gesundheitsökonomie, in: PETERMANN, F., Compliance und Selbstmanagement, Göttingen, S. 45-72

WALTER, U. SCHWARTZ, F.W., (2003). Prävention. In: SCHWARTZ, F.W. ET AL. (HRSG.). Das Public Health Buch. Gesundheit und Gesundheitswesen. 2te Auflage, München, Wien, Baltimore, S. 189-214.

ZELMAN, W. BERENSON, R.A. (1998), The Managed Care Blues & How to Cure Them, Washington

2 Vergütungssysteme

2.1 Grundlagen

Die Gestaltung von Vergütungssystemen für die Leistungserbringer ist ein wesentliches Steuerungsinstrument von Managed Care. Zum besseren Verständnis dieses Instruments und seiner Wirkungsweise werden zunächst die Grundlagen von Vergütungssystemen ganz allgemein dargestellt (Abb. 2-1), um dann genauer auf die Vergütungssysteme in Managed Care einzugehen.

Ein Vergütungssystem für Gesundheitsleistungen soll im Wesentlichen folgende **Ziele** bzw. **Funktionen** erfüllen:

- Die Steuerungs- und Anreizfunktion eines Vergütungssystems soll die Anbieter veranlassen, ihre Leistungen bedarfsgerecht und wirtschaftlich zu erbringen. Vergütungssysteme sind daher so auszugestalten, dass sie Anreize (incentives) enthalten, welche Anstrengungen zur Kostensenkung und zur Erhöhung der Leistungsqualität belohnen und der Erbringung von nicht bedarfsgerechten Leistungen entgegenwirken (risk sharing). Dem liegt die Verhaltenshypothese zugrunde, dass ärztliches Handeln nicht allein am Patienteninteresse ausgerichtet ist, sondern auch durch finanzielle Motive des Arztes maßgeblich beeinflusst wird.

- Die Verteilungsfunktion eines Vergütungssystems soll den Anbietern von Gesundheitsleistungen ein leistungsgerechtes Einkommen gewähren, zugleich aber eine zu hohe Belastung der Leistungsfinanzierer (Prämien-, Beitrags- oder Steuerzahler) vermeiden. Das erfordert u. a. Vergütungsregelungen, in denen die Finanzierungsrisiken zwischen den Leistungserbringern und den Leistungsfinanzierern gerecht verteilt werden.

- Die Innovationsfunktion eines Vergütungssystems soll die Anwendung neuer, die Versorgungsqualität und die Wirtschaftlichkeit erhöhender Diagnose- und Therapieverfahren und neuer Medizinprodukte fördern oder zumindest nicht behindern.

Um funktionsfähig zu sein, muss ein Vergütungssystem darüber hinaus eine hohe Akzeptanz bei den Leistungserbringern aufweisen. Zusätzlich sollte es praktikabel und transparent sein, um die Verwaltungs- und Kontrollkosten gering zu erhalten. Und schließlich sollte ein Vergütungssystem anpassungsfähig sein gegenüber notwendigen Änderungen.

Abbildung 2-1: Vergütungssysteme

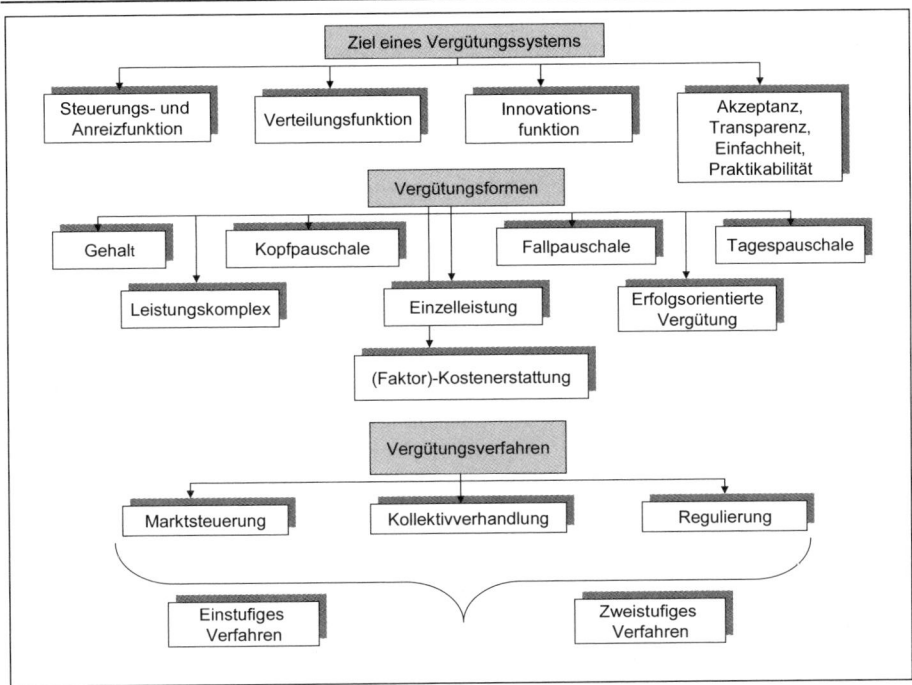

Ein Vergütungssystem besteht neben den Zielen aus **Vergütungsformen**. Diese legen die Vergütungseinheit fest, die als Bemessungsgrundlage dient. Die Vergütungsformen lassen sich, unabhängig davon, ob sie ambulant oder stationär erbracht werden, im Wesentlichen auf folgende idealtypische Formen bzw. Grundformen zurückführen:

- Das Gehalt: der Arzt erhält für seine Leistungen, die er im Auftrag einer Einrichtung der Gesundheitsversorgung erbringt (eines Krankenhauses, einer Gemeinschaftspraxis, einer MCO) ein festes Gehalt. Die Vergütungseinheit ist hier die Zeitperiode (Periodenfixum).[18]

- Die Kopfpauschale: der Leistungserbringer erhält für jeden Versicherten, zu dessen Behandlung er sich vertraglich verpflichtet hat, eine vorab festgelegte Pau-

---

18 Ein Periodenfixum ist auch für Krankenhausleistungen denkbar. In diesem Fall erhält das Krankenhaus ein Budget, z. B. für ein Jahr, aus dem es alle Kosten finanzieren muss. In der Praxis werden Krankenhausbudgets jedoch mit anderen Vergütungsformen kombiniert (→ Vergütungsformen für stationäre Leistungen).

schale, aus der er im Prinzip alle erbrachten Leistungen finanzieren muss.[19] Die Pauschale kann differenziert sein, d. h. vorhersehbare Unterschiede in der Inanspruchnahme des Leistungserbringers (alters-, geschlechts- oder morbiditätsbedingt) können bei der Festlegung der Höhe der Kopfpauschale berücksichtigt werden. Um Verluste oder Gewinne der Leistungserbringer in Grenzen zu halten, können in der Praxis auch nachträglich auftretende Abweichungen von den kalkulierten Ausgaben ausgeglichen werden.

- Die Fallpauschale: der Leistungserbringer erhält für jeden behandelten Fall eine Pauschale. Auch diese Pauschale kann nach dem vorhersehbaren Aufwand differenziert werden, also nach Alter, Krankheitsschwere oder ähnlichen Risikofaktoren.

- Die Tagespauschale: der Leistungserbringer erhält pro Tag eines stationären Aufenthalts eine Pauschale (Pflegesatz).

- Der Leistungskomplex: die für die Behandlung des einzelnen Falls notwendigen Leistungen können zu Komplexen zusammengefasst werden – Laborleistungen, Verwaltungsleistungen oder operative Leistungen – und durch eine Pauschale vergütet werden.

- Die Einzelleistungsvergütung: für jede einzelne Leistung, die am Patienten erbracht wurde, erhält der Leistungserbringer eine bestimmte Vergütung.

- Die (Faktor-) Kostenerstattung: der Leistungserbringer erhält hier in Höhe seiner tatsächlich entstandenen Kosten bei der Behandlung eines Patienten eine Vergütung. Vergütungseinheit ist hier der Faktorverbrauch (Arbeitsleistung, Geräteeinsatz oder Materialverbrauch). Die Vergütung erfolgt hier retrospektiv (Kostendeckungsprinzip).[20] Die Abrechnung kann dabei auf Basis von Einzelleistungen oder über (retrospektive) Pflegesätze erfolgen.

- Die erfolgsorientierte Vergütung: der Leistungserbringer erhält eine Vergütung, deren Höhe sich nach dem Erfolg seiner Tätigkeit bemisst. Im Grenzfall impliziert dieses Verfahren, dass bei Misserfolg kein Honorar gezahlt wird, so dass der Arzt hier einem erheblichen finanziellen Risiko ausgesetzt ist. Auch ist der Erfolg der Behandlung nicht einfach zu messen. Daher tritt diese Vergütungsform in der Praxis nur in Verbindung mit anderen Formen auf, vor allem mit der Kopfpauschale, der Fallpauschale oder dem Gehalt.

Die Gesundheitssysteme der meisten Länder sind durch gemischte Vergütungssysteme gekennzeichnet. So kennt etwa das geltende Finanzierungs- und Vergütungssystem für Krankenhausleistungen in der Bundesrepublik sowohl eine Pauschale pro Bett

---

[19] Bezugsgröße ist der potenzielle Patient. Gelegentlich wird der Begriff auch auf die Patientenpauschale angewandt, also eine Pauschale für den Kontakt aufnehmenden Patienten. Dem wird hier nicht gefolgt. Gleichermaßen handelt es sich hier nicht um die Kopfpauschale wie sie zur Finanzierung des Gesundheitswesens diskutiert wird.

[20] Im Gegensatz dazu werden die übrigen Vergütungsformen als „prospektive Vergütungsformen" oder „Preise" bezeichnet.

für die Vorhalteleistungen der Plankrankenhäuser, einen Basispflegesatz für die Hotelleistungen und Abteilungspflegesätze, Fallpauschalen, Sonderentgelte und Einzelleistungsvergütungen für die übrigen Leistungen. Auf die besondere Problematik die Vergütung quasi auf eine Dimension zu reduzieren, wie es in Deutschland mit dem neuen DRG-System geplant ist, wird später noch ausführlicher eingegangen.

Im Managed Care-System ist es üblich, dass ein Leistungserbringer mit mehreren MCOs Versorgungsverträge abgeschlossen hat, die unterschiedliche Vergütungsformen vorsehen, so dass er sein Verhalten nicht auf eine Vergütungsform ausrichten kann. Das generelle Problem komplexer Vergütungssysteme ist daher, dass die Steuerungs- und Anreizeffekte gegenläufig sein können und schwer zu überschauen sind.

Neben der Vergütungsform besteht ein Vergütungssystem aus dem **Vergütungsverfahren,** mit dem die Art und Höhe der Vergütung bestimmt wird.

Die Vergütung kann erstens über wettbewerbliche Marktprozesse, d. h. durch individuelle Vertragsabschlüsse zwischen einem Leistungserbringer und dem Leistungseinkäufer auf einem Markt bestimmt werden. Die Beteiligten verhandeln dann individuell und selektiv sowohl die Vergütungsform als auch die Vergütungshöhe für die vertraglich festgelegten Leistungen (→ selektive Verträge). Eine Variante der wettbewerblichen Bestimmung der Vergütungshöhe ist das competitive bidding. Hier werden die Bedingungen für die Versorgung eines Versichertenstamms durch einen Arzt oder ein Krankenhaus ausgeschrieben und Gebote für die Höhe der Vergütung eingeholt. Der günstigste Anbieter bekommt dann den Zuschlag.

Auch wenn hier sichergestellt wird, dass der niedrigst mögliche Preis gezahlt wird, muss deutlich hervorgehoben werden, dass erhebliche Anstrengungen unternommen werden müssen, um die Qualität sicherzustellen. Außerdem muss man sich bewusst sein, dass bei einem derartigen Modell nicht die maximale Qualität, sondern genau jene, die gerade noch akzeptiert wird, erbracht wird.

Vergütungsform und Vergütungshöhe können zweitens durch staatliche Eingriffe festgelegt werden (Regulierung). Beispiele hierfür sind staatliche Gebührenordnungen oder die Begrenzung der Höhe der Vergütung durch Budgetdeckel.

Das Vergütungsverfahren kann schließlich drittens, wie in der Bundesrepublik vorgesehen, von den Selbstverwaltungsorganen der Leistungserbringer (Kassenärztliche Vereinigung, Krankenhäuser) und Leistungsfinanzierern (Krankenkassen) wahrgenommen werden. Hier werden die Vergütungsform und die Vergütungshöhe durch bilaterale Verhandlungen zwischen den Verbänden festgelegt (Prinzip der Kollektivverhandlung).

Die Realität der Gesundheitssysteme ist auch durch eine Mischung der Vergütungsverfahren gekennzeichnet (Mehrfachsteuerung). So dominiert in der Bundesrepublik zwar die Kollektivverhandlung, doch greift der Staat periodisch immer wieder regulierend ein, indem durch Budgetierungen das Volumen der Vergütung begrenzt wird.

In Managed Care-Systemen der USA gilt grundsätzlich, dass die Vergütungsform und die Höhe der Vergütung zwischen den Leistungserbringern und den MCOs individuell ausgehandelt werden. Doch ist zu beachten, dass auch hier regulierende Eingriffe in die Vertragsfreiheit durch Gesetz und Rechtsprechung bestehen.

Ein weiteres Merkmal des Vergütungsverfahrens ist der **Abrechnungsmodus**. So kann die Abrechnung des Leistungserbringers einmal mit dem Patienten unmittelbar erfolgen (Kostenerstattungsprinzip) oder mit einem institutionellen Leistungsfinanzierer (Sachleistungsprinzip). Beim Sachleistungsprinzip ist wiederum eine direkte Vergütung des Arztes durch den Leistungsfinanzierer möglich (einstufiges Verfahren) oder eine indirekte Vergütung, d. h. über eine intermediäre Organisation, wie die IPA in einer → IPA-HMO oder eine group practice in einer → group-HMO oder, wie in der Bundesrepublik, über die kassenärztliche Vereinigung (zweistufiges Verfahren).

Dabei können im zweistufigen Verfahren die Vergütungsformen auf den einzelnen Stufen unterschiedlich sein. So erfolgt in der Bundesrepublik eine Vergütung der Vertragsärzte kollektiv durch die Zahlung einer der Kopfpauschale vergleichbaren „Gesamtvergütung". Diese wird ihrerseits auf der zweiten Stufe im Wesentlichen nach Einzelleistungen auf die Ärzte verteilt. In Managed Care-Systemen kann in analoger Weise die Vergütung der Ärzte einer → IPA nach Kopfpauschalen erfolgen, während der einzelne Arzt nach Einzelleistungen vergütet wird. Oder eine → PHO erhält Kopfpauschalen und vergütet jeweils die Leistungen des Krankenhauses, des Primärarztes und der Fachärzte nach davon abweichenden Vergütungsformen (Bodenheimer, Grumbach 1996).

Wie bereits in der Einleitung hervorgehoben wurde, ist ein wesentlicher Grund für den so genannten „Managed Care Backlash" in den überzogenen Veränderungen in den Vergütungssystemen begründet. Es hat sich deutlich gezeigt, dass das nahezu vollständige Verlagern des finanziellen Risikos auf die Leistungserbringer über pauschalierte Entgeltsysteme nicht zielführend ist und das System in erheblichem Maße destabilisiert hat. Auf diese Aspekte wird im Weiteren noch ausführlicher eingegangen.

Im Folgenden konzentrieren wir uns auf die Vergütungsformen und ihre Auswirkungen.

2.2 Vergütungsformen für Ärzte

Im Managed Care-System der USA hat sich eine große Vielfalt von Vergütungsformen (reimbursement systems) für ärztliche Dienstleistungen herausgebildet: Gehalt (salary), Kopfpauschale (capitation), Einzelleistungsvergütung (fee for service), Leistungskomplex (global fee), Fallpauschalen (case rate), Erstattung der Faktorkosten sowie erfolgsorientierte Vergütung (outcome based oder performance based compensation).

In der Praxis findet man meistens eine Kombination der unterschiedlichen Formen vor. Dies ist nicht primär dadurch begründet, dass diese kombiniert werden sollten, sondern darin, dass die Systeme gewachsen sind (z. B. durch Akquisition) und gar nicht die Möglichkeit bestand, die Vergütungssysteme zu vereinheitlichen. Außerdem hängt die Ausgestaltung des Vergütungssystems auch maßgeblich von der Verhandlungsmacht der Partner ab, die auch in einem System erheblich variieren können.

In MCOs haben Vergütungssysteme mit Kopfpauschalen und erfolgsorientierte Vergütungen eine große Bedeutung. Von vielen Autoren wurde gerade in der Vergütung mit Kopfpauschalen ein konstitutives Merkmal von Managed Care gesehen, das dieses Versorgungsmodell von dem traditionellen Versicherungssystem, welches auf Basis von Einzelleistungen die Kosten erstattet (fee for service-System)[21], unterscheidet. Das ist insoweit richtig, als dass Ärzte, insbesondere Primärärzte (primary care physicians, PCPs) und → gatekeeper, die in einem direkten Vertragsverhältnis mit einer MCO stehen, sowie Organisationen und Netze von Leistungserbringern (→ IPA, → PHO, → MSO) typischerweise nach Kopfpauschalen honoriert werden, respektive wurden. Für die nicht primärärztlichen Leistungen eines gatekeepers jedoch und für die Honorierung im Innenverhältnis der genannten Organisationen finden durchaus andere Vergütungsformen Anwendung (Vergütung nach Gehalt, nach Einzelleistungen oder nach Fällen).

Wir beschränken uns im Folgenden auf die wichtigsten Formen der Vergütung in MCOs; das Gehalt, die capitation, die fee for service und die erfolgsorientierte Vergütung. Die Erstattung der Faktorkosten ist eine Variante der fee for service-Vergütung. Auch das Leistungskomplexhonorar wird zusammen mit dieser Vergütungsform behandelt. Die Fallpauschale hingegen eignet sich nur bedingt für die Vergütung von ambulant erbrachten Leistungen, da Beginn und Ende einer Erkrankung, insbesondere bei chronischen Erkrankungen, im Gegensatz zu einer stationären Behandlung schwer zu bestimmen sind. Sie wird daher ausführlicher als Vergütungsform für stationäre Leistungen behandelt.

Die Vergütungsformen für Ärzte werden im Folgenden zunächst vorgestellt und anschließend einer Bewertung unterzogen.

---

21   Der Begriff „fee for service" meint im engeren Sinne eine Vergütungsform. Im weiteren Sinne wird dieser Begriff verwendet, um die traditionelle Versicherung zu kennzeichnen.

Gehalt

Feste Monatsgehälter, so ergab eine Studie von Gold et al. (1995), erhielten die Ärzte vor allem in den → staff-HMOs und den → group-HMOs. In einigen → network-HMOs verhandelten die HMOs eine generelle Kopfpauschale, während innerhalb der Gruppe dann häufig das Gehalt als Vergütungsform gewählt wurde. Eine neuere Studie kam zu ähnlichen Ergebnissen (Aventis 2002, S.14), wobei hier deutlich wurde, dass in der Regel verschiedene Systeme parallel eingesetzt werden.

Gehälter werden in der Regel mit einem Bonussystem oder sogar einem profit sharing verknüpft, das die Ärzte am wirtschaftlichen Erfolg der Organisation beteiligt. Als Bezugsgrößen können der Gewinn der HMO dienen oder lediglich die verursachten medizinischen Kosten. Da die Ärzte selbst nur die medizinischen Kosten kontrollieren können, sind diese Kosten besser als Bezugsgröße geeignet. Ein Bonus wird dann ausgeschüttet, wenn die geplanten Kosten eines Jahres oder vierteljährlich unterschritten werden. Die Höhe des auf den einzelnen Arzt entfallenden Anteils wird dabei häufig zusätzlich an die Erfüllung weiterer Erfolgskriterien geknüpft (→ erfolgsorientierte Vergütung).

Beurteilung

Werden Ärzte angestellt und durch ein Festgehalt entlohnt, ergeben sich keine Anreize zu einer unnötigen Ausweitung des Leistungsvolumens. Sie sind Angestellte der MCO, die über Stellenbeschreibungen verfügt und damit den Aufgabenumfang des Arztes vorgibt. Es besteht bei dieser Vergütungsform generell ein Interesse an Maßnahmen zur Gesunderhaltung des Patienten. Diese Vergütungsform ermöglicht daher im Idealfall eine zuwendungsorientierte und sorgfältige Betreuung. Auch handelt es sich um ein verwaltungsmäßig relativ einfaches Vergütungssystem. Stellt das Gehalt allerdings die einzige Einkommenskomponente dar, so hat der Arzt keinen großen finanziellen Anreiz, sorgfältig und kostenbewusst zu behandeln. Es besteht daher die Gefahr, dass sich Warteschlangen bilden und Patienten an andere Leistungserbringer überwiesen werden. Daher werden Gehälter häufig mit Bonussystemen kombiniert.

Da der Arzt Angestellter einer Organisation ist, hängt im Übrigen seine Leistung von der Effektivität des organisationsinternen Kontrollsystems und der Unternehmenskultur ab, so dass generelle Aussagen zu den Vor- und Nachteilen dieser Vergütungsform nur schwer möglich sind.

capitation

Innerhalb von HMOs verwenden, so ergab die Studie von Gold et al. (1995), vor allem → network-HMOs und → IPA-HMOs diese Vergütungsform. Die neuere Studie von Aventis (2002) zeigt, dass die capitation-Vergütung bevorzugt vor group-HMOs und network-HMOs und IPA-HMOs angewandt wird. Dabei werden vor allem Primärärzte auf diese Weise honoriert. So setzen 61,1% der IPA- und 59,7% der Network-HMOs und 64,9% der Group-HMOs (Aventis 2002, S. 14) capitation ein, wobei deutlich hervorgehoben werden muss, dass nahezu alle verschiedene Systeme parallel einsetzen und somit schwer Rückschlüsse gezogen werden können.

Im capitation-System erhält der Arzt (bzw. seine ärztliche Organisation) monatlich einen Geldbetrag pro Versicherten, zu dessen Versorgung er sich vertraglich verpflichtet. Auf diese Weise werden die Risiken, die bei der Versorgung eines Versicherten entstehen (moral hazard[22] des Versicherten, Morbiditätsrisiko), auf den Leistungserbringer abgewälzt. Dieser übernimmt dadurch teilweise die Versicherungsfunktion von der MCO (risk sharing). Je nach Ausgestaltung des Vertrages kann es auch zu einer vollständigen Verlagerung (risk delegation) kommen.

Die Kalkulation der Kopfpauschale setzt zunächst voraus, dass der Umfang der durch den Arzt zu erbringenden Leistungen definiert wird. Die Kopfpauschale kann im Prinzip alle für die Betreuung eines Versicherten notwendigen Versorgungsleistungen berücksichtigen, einschließlich präventiver und stationärer Leistungen sowie die Annexleistungen (Labor-, Radiologieleistungen oder Arzneimittel). In diesem Fall trägt der Arzt das volle Risiko für alle selbst erbrachten und veranlassten Leistungen (full risk capitation oder global capitation).

In der Praxis werden jedoch häufig bestimmte Leistungen aus der Kopfpauschale ausgegliedert wie z. B. stationäre Leistungen oder Überweisungen zu Fachärzten (carve outs). Diese Leistungen können dann wiederum von der MCO nach unterschiedlichen Formen (Kopfpauschale, Einzelleistung, Fallpauschale) vergütet werden (Kongstvedt 2001a, S. 116).

Da die Höhe der Leistungen von der Versichertenstruktur abhängt, werden die Kopfpauschalen in den meisten Systemen nach Alter und Geschlecht differenziert (risk adjustment). Weiter ist es möglich, wenn auch nicht allgemein üblich, die Pauschalen nach dem Morbiditätsrisiko der Versicherten zu differenzieren. Dabei können Daten aus den Abrechnungen zugrunde gelegt oder der Gesundheitsstatus periodisch durch gesundheitsbezogene Indikatoren der Lebensqualität (HRQL) erfasst werden (→ Evaluationsverfahren). So hat sich in empirischen Untersuchungen gezeigt, dass der Index SF-36 besser als die Inanspruchnahmedaten die erwarteten Ausgaben prognostiziert. Allerdings ist die Erfassung dieses Indikators mit höheren Verwaltungsausgaben verbunden (Fowles et al. 1996).

Das Morbiditätsrisiko liegt ansatzweise auch einer Differenzierung der Kopfpauschalen nach der geographischen Lage des Leistungserbringers zugrunde oder nach dem Fachgebiet. Zu beobachten ist auch eine Differenzierung nach der Exklusivität des

---

[22] Dieser Begriff bezieht sich auf das Risiko einer Verhaltensänderung des Versicherten nach Abschluss eines Versicherungsvertrags (mangelnde Prävention, nicht angemessene Inanspruchnahme von Leistungen), i.w.S. auch auf Verhaltensänderungen von Leistungserbringern (→ Einleitung).

Versorgungsvertrags. In diesem Fall würden solche Anbieter eine höhere Pauschale erhalten, die nicht mit anderen Organisationen kontrahieren (Kongstvedt 2001a).

Obgleich es Ziel der capitation-Vergütung ist, alle Risiken auf den Leistungserbringer abzuwälzen, werden die dieser Vergütungsform inhärenten Risiken häufig zwischen den Leistungserbringern und der MCO geteilt.[23] Risiken sind in diesem Zusammenhang zum einen Abweichungen im Inanspruchnahmeverhalten und in der Morbidität der Versicherten gegenüber den geplanten Größen. Die tatsächlichen Kosten sind in diesem Fall größer (oder kleiner) als die kalkulierten Kosten, so dass beim Leistungsanbieter Verluste (oder auch Überschüsse) auftreten können. Je kleiner der Versichertenstamm (panel), desto größer ist dieses Risiko des Leistungserbringers. Zum anderen besteht das Risiko auf Seiten der MCO, dass der Arzt höhere Kosten auf ausgegliederte Leistungsarten überwälzt (cost shifting). Dieses moral hazard-Verhalten des Arztes ist dann reizvoll, wenn diese Leistungsarten nach Einzelleistungen vergütet werden, weil hier Kosten besser überwälzt werden können.

Ein gängiges Verfahren zur Risikoteilung sind **withholds**, welche die Funktion einer Rückversicherung haben. Die withholds bilden einen Prozentsatz der monatlichen Kopfpauschale (z. B. 20%), der zunächst nicht ausgezahlt, sondern dazu verwendet wird, im Bedarfsfall Mehrausgaben für veranlasste Leistungen (Überweisungen zum Facharzt, Krankenhauseinweisungen) zu finanzieren.

Ein anderes Verfahren ist die Einrichtung von Risikopools (**capitation pools**). Capitation pools oder risk pools sind gesonderte Budgets für nichtprimärärztliche Leistungen des Primärarztes wie Facharztleistungen, Krankenhausleistungen und Annexleistungen. Die Budgets werden aus Kopfpauschalen für die jeweilige Leistung gebildet. Diese werden zunächst nicht an den Leistungserbringer ausgezahlt, sondern dienen wie die withholds dem Risikoausgleich. Bleiben die tatsächlichen Ausgaben für eine bestimmte Leistungsart unterhalb des jeweiligen Budgets, werden diese zunächst zur Finanzierung von Defiziten in anderen Budgets herangezogen. Danach werden noch bestehende Überschüsse ausgezahlt, verbleibende Defizite sind von den Ärzten auszugleichen. Dabei erhalten allerdings nur jene Ärzte Auszahlungen, die einen positiven Saldo in ihrem eigenen Budget aufweisen.[24] D. h. Defizite werden von allen Ärzten gemeinsam getragen, Überschüsse individuell verteilt (Kongstvedt 2001a).

Handelt es sich bei den withholds und den capitation pools im Wesentlichen um eine Risikobegrenzung der MCO, so kann eine Risikobegrenzung des Leistungserbringers dadurch erreicht werden, dass für ungeplante Mehrkosten, etwa aufgrund eines teuren Einzelfalls (outlier), Obergrenzen festgesetzt werden. Werden diese überschritten, so übernimmt die MCO - ganz oder teilweise - das Risiko, indem diese Mehrausgaben

---

[23] Diese Risikoanpassung ex post ist zu unterscheiden von der ex ante Berücksichtigung der in der Versichertenstruktur liegenden Risiken durch die Differenzierung der Kopfpauschalen (risk adjustment).

[24] Zusätzlich können dabei noch Erfolgskriterien berücksichtigt werden.

aus einem Fonds gedeckt werden (**stop loss**). Die Obergrenzen des stop loss beziehen sich üblicherweise auf den einzelnen Arzt, wobei nach der Größe des panels differenziert werden kann. Ärzten mit einem größeren panel kann eine höhere Obergrenze vorgegeben werden, da sich hier Zufallseinflüsse besser verteilen (Kongstvedt 2001a). Diese Versicherung gegen teure Einzelfälle kann dabei auf kommerzielle Versicherungsunternehmen übertragen werden (Bodenheimer, Grumbach 1996).

Beurteilung

Bei einer Honorierung der Ärzte auf Basis einer Kopfpauschale ist der Arzt durchaus motiviert, effizient vorzugehen und nur die Leistungen selbst zu erbringen oder zu veranlassen, die er tatsächlich für erforderlich hält. Denn jede zusätzliche Aktivität lässt sein Nettoeinkommen sinken bzw. reduziert seinen Freizeitnutzen. Die Kopfpauschale fördert darüber hinaus die Kontinuität der Patientenbetreuung und ist verwaltungsmäßig relativ einfach.

Kritiker warnen in diesem Zusammenhang allerdings vor einer Tendenz zu einer unzureichenden Versorgung des Patienten durch den Arzt. Es besteht die Gefahr der Kostenverlagerung und der Risikoselektion. Gegen diese Bedenken sprechen jedoch sowohl ein systemimmanter Wirkungsmechanismus als auch die Möglichkeit aktiver Gegenmaßnahmen: Erstens ist in diesem System nur ein gesunder Patient für den Arzt profitabel. Zweitens hat die MCO die Möglichkeit, Qualitäts- und Servicekontrollen durchzuführen und deren positive Ergebnisse direkt mit dem Vergütungssystem zu koppeln oder sie zu veröffentlichen. Das führt zu einem Wettbewerbsnachteil der Ärzte, die ihre Patienten schlecht versorgen. Insofern handelt es sich bei dieser Vergütung um eine Form, die sowohl im Hinblick auf die Kosten als auch auf die Qualität der Versorgung theoretisch relativ gute Ergebnisse erwarten lässt.

In der Praxis hat sich allerdings gezeigt, dass das Einsatzgebiet von capitation deutlich geringer ist, respektive erheblich abgenommen hat (Robinson, Casalino 2001; Janus 2003) und die Umsetzung sehr viel anspruchsvoller, als ursprünglich angenommen ist. Insbesondere bedarf der Einsatz von capitation erhebliches Augenmaß und es darf nicht außer acht gelassen werden, dass die Fähigkeit eines einzelnen Arztes und auch einer Arztgruppe, Risiko zu übernehmen sehr begrenzt ist. Als besonders problematisch hat sich herausgestellt, dass die capitation rates kontinuierlich gesenkt wurden; bis zu einem Punkt, an dem die Leistungserbringer quasi zwangsläufig die Verträge kündigen mussten, da ihre Kosten nicht mehr gedeckt waren. De facto hat sich gezeigt, dass capitation nur für große Risikogruppen geeignet ist – so bekommen die Kassenärztlichen Vereinigungen Kopfpauschalen für den ambulanten Sektor – nicht aber für die Vergütung des einzelnen Arztes. Dieser braucht notgedrungen derart viel Absicherung, dass die Steuerungswirkung nahezu verpufft.

fee for service

Die fee for service-Vergütung ist eigentlich untypisch für die Philosophie des Managed Care, da hier das Morbiditätsrisiko und das moral hazard-Risiko von der Versicherung getragen werden. Dennoch findet diese Vergütungsform auch in MCOs weiterhin große Verwendung, wie die Studie von Aventis (2002) ergab. Vor allem in IPA-HMOs und network-HMOs werden die Ärzte zu einem großen Teil nach Einzelleistungen honoriert.

Die Gründe für eine Verwendung der fee for service-Vergütung durch MCOs liegen einmal darin, dass sie bei den Ärzten eine höhere Akzeptanz finden und einen Anreiz zum Vertragsabschluss auf Märkten bilden, auf denen sich MCOs noch nicht durchgesetzt haben. Bestimmte Anbieter wie → POS sind nur schwer mit einer Kopfpauschale zu vergüten, so dass HMOs mit vielen POS-Versicherten die Ärzte nach Einzelleistungen honorieren. Außerdem werden Ärzte im Innenverhältnis einer IPA oder PHO häufig nach Einzelleistungen vergütet (Kongstvedt 2001a).

Auch die fee for service-Vergütung wird häufig zusätzlich an Erfolgskriterien gebunden und mit withholds kombiniert, um die dieser Vergütungsform immanente Tendenz zur ungerechtfertigten Ausweitung der Leistungen zu kontrollieren. Darüber hinaus finden sich, vorrangig in → PPOs, gedeckelte Einzelleistungen (fee caps) als Instrument zur Begrenzung der Mengenausweitung. D. h. Überschreitungen der geplanten Ausgaben, die auch durch die withholds nicht gedeckt werden können, führen zu einer linearen Kürzung der Einzelleistungsvergütungssätze.

Basis der Vergütung nach Einzelleistungen sind die Kosten der Leistungserstellung. Dabei kann es sich einmal um die Ist-Kosten einer Arztpraxis handeln, die der Arzt weitgehend nach seinem Ermessen in Rechnung stellt (UCR: „usual, costumary, and reasonable"). Die Vergütung würde dann etwa einer Vergütung nach den Faktorkosten entsprechen. Zur Kontrolle, ob der in Rechnung gestellte Betrag den UCR-Anforderungen entspricht, wird er mit Durchschnittswerten verglichen.

Unter Anreizaspekten sinnvoller ist eine Vergütung für Einzelleistungen, die auf normierten Kosten basieren (Gebührenordnungssystem). Verwendung finden in Managed Care Vergütungsformen, in denen der relative Ressourcenverbrauch einer Leistung durch Punkte festgelegt wird, die dann gesondert durch Multiplikation mit einem Umrechnungsfaktor (conversion factor) in einen Geldbetrag umgerechnet werden (RVS: relative value scale, bzw. RessourceBasedRVS).[25] Die Anpassung der Punktwerte erfolgt dabei an die Höhe der Inflationsrate. Ursprünglich für die Vergütung von Leistungserbringern durch Medicare vorgesehen, werden die RBRVS-Vergütungsformen zunehmend auch von MCOs übernommen. Dabei werden unterschiedliche Umrech-

---

[25] Dieses Verfahren ähnelt dem Honorierungsverfahren für ambulante Leistungen in der gesetzlichen Krankenversicherung in Deutschland.

nungsfaktoren, z. B. für primärärztliche und chirurgische Leistungen, verwendet, um durch eine höhere Vergütung Fachärzte rekrutieren zu können (Knight 1998).

Beurteilung

Der an der Einkommensmaximierung orientierte Arzt wird hier versuchen, die Einzelleistungen zu steigern, indem ihre Zahl pro Fall oder die Zahl der Fälle erhöht wird. Da die Notwendigkeit der Leistungserbringung im Einzelfall kaum geprüft werden kann, vermag der Arzt mehr Leistungen als notwendig zu erbringen und so sein Interesse an einem hohen Einkommen durchzusetzen. Gestaltungsspielräume ergeben sich weiter durch eine Aufwertung von Leistungen (upcoding), indem nicht die erbrachte einfache Leistung, sondern die vergleichsweise aufwendigere abgerechnet wird, oder durch eine Aufgliederung einer Einzelleistung in mehrere abrechnungsfähige Teilleistungen (unbundling).

Positive Anreize bestehen im Hinblick auf eine Senkung der Kosten pro Einzelleistung. Wegen der Dynamik des technischen Fortschritts ist es in der Praxis allerdings nicht möglich, dass die Preise für Einzelleistungen die tatsächlichen Kosten der Arztpraxis widerspiegeln. Die Preise werden daher im Regelfall von den Kostenstrukturen abweichen, auch wenn periodisch Anpassungen der Gebührenordnungen vorgenommen werden. Dadurch ergibt sich für den Arzt der Anreiz, jene Leistungen bevorzugt zu erbringen, bei denen die Preise relativ höher sind als die Kosten (cream skimming). Dabei handelt es sich vor allem um geräteintensive Leistungen, da hier der medizinisch-technische Fortschritt besonders ausgeprägt ist.

Diesem Verhalten kann durch eine **Leistungskomplexvergütung** entgegengewirkt werden. Leistungskomplexe finden sich in Managed Care als Vergütung für beispielsweise die prä- und postnatalen Versorgungsleistungen einer Geburtshelferin oder die Operationskosten eines Arztes, einschließlich der postoperativen Nachsorge (Bodenheimer, Grumbach 1994). Dadurch wird die Ausdehnung der Einzelleistungen bei der Behandlung eines Falls begrenzt. Es verbleibt jedoch ein Gestaltungsspielraum zwischen den Leistungskomplexen. Auch besteht hier die Gefahr, wie bei jeder pauschalierten Vergütung, dass zu wenige Leistungen pro Behandlung erbracht werden.

Bei einer Einzelleistungsvergütung mit gedeckelten Budgets wird der Anreiz, unnötige Leistungen zu erbringen, reduziert, weil eine ungerechtfertigte Ausweitung der Leistungen mit höheren Kosten verbunden ist, ohne dass am Ende die Erlöse steigen. Es kann jedoch ein „Hamsterradeffekt" entstehen. D. h. in Erwartung möglicher linearer Abwertungen der Preise, werden mehr Leistungen erbracht, in der Hoffnung, dass die Kollegen sich zurückhalten werden (strategisches Verhalten). Von Bedeutung ist bei dieser Regelung auch die Größe der Ärztegruppe. Ist sie zu klein, werden die Krankheitsrisiken der Versicherten nicht ausreichend gepoolt. Eine zufällige Häufung von Patienten mit schweren Erkrankungen führt zu einer frühen Ausschöpfung des Budgets. Ist sie dagegen zu groß, kennt der einzelne Arzt die anderen am Budget beteiligten Ärzte nicht mehr und es entsteht kein Gruppendruck zu effizientem Verhalten.

Erfolgsorientierte Vergütung

Wie die bereits mehrfach erwähnte Untersuchung von Gold et al. (1995) ergeben hat, gingen bei etwa drei Viertel der HMOs und knapp der Hälfte der PPOs in die capitation-Vergütung vor allem von Primärärzten auch erfolgsorientierte Kriterien ein, die sowohl an den wirtschaftlichen Erfolg als auch an die Qualität der Versorgung anknüpfen. Der Arzt erhält dadurch über die Grundvergütung hinaus zusätzliche Einkünfte.

Die Konstruktion einer erfolgsorientierten Vergütungsform setzt die Klärung von vier Fragen voraus: Erstens ist zu definieren, was unter einem „Erfolg" (performance) der ärztlichen Tätigkeit zu verstehen ist (medizinischer Erfolg und/oder wirtschaftlicher Erfolg), zweitens sind Indikatoren zur Messung des Erfolgs (Erfolgsindikatoren) zu entwickeln, drittens sind diese durch ein Punktesystem (scores) zu gewichten und viertens schließlich sind die Punkte in Geld zu bewerten (Kongstvedt 2001c).

Wir beschränken uns hier auf eine Diskussion der auf den Prozess der Gesundheitsversorgung bezogenen Erfolgsindikatoren.

Erfolgsindikatoren der Gesundheitsversorgung müssen, neben formalen Eigenschaften wie Transparenz, Vollständigkeit, Widerspruchsfreiheit, zwei konstitutive Eigenschaften aufweisen: Sie sollten in einer engen Beziehung zum Gesundheitsergebnis, d. h. der Verbesserung des Gesundheitsstatus stehen (Validität), und sie müssen durch den Leistungserbringer kontrolliert werden können. Diese Anforderungen sind insofern schwierig zu erfüllen, als dass das Gesundheitsergebnis nicht nur von den Anstrengungen des Leistungserbringers, sondern auch von der compliance des Patienten abhängt. Daraus ergibt sich ein grundlegender Konflikt bei der Konstruktion gesundheitsbezogener Erfolgsindikatoren. Je enger die Indikatoren mit dem Gesundheitsergebnis verknüpft sind, desto weniger sind sie vom Leistungserbringer zu kontrollieren und desto geringer ist ihre Eignung als Erfolgsindikator und umgekehrt. In der Praxis wird dieses Dilemma dadurch gelöst, dass meist Prozessindikatoren herangezogen werden, bei denen eine Beziehung zur Veränderung des Gesundheitsstatus der Patienten unterstellt wird (→ Outcomes-Forschung).

Die MCOs, die erfolgsorientierte Vergütungsformen anwenden, haben ein breites Spektrum von Erfolgsindikatoren der gesundheitlichen Versorgung entwickelt, die vor allem den Erfolg der ärztlichen Tätigkeit nach der fachlichen Qualität, der Effektivität und der Patientenzufriedenheit beurteilen (Gold et al. 1995).

Zur Einschätzung der Qualität der ärztlichen Tätigkeit wird ein Qualitätsindex erstellt, der sich aus mehreren Indikatoren der Prozessqualität zusammensetzt, die sich in der Regel am HEDIS-Indikatorensystem (→ Vertragsgestaltung) orientieren. Diese beziehen sich etwa auf durchgeführte Früherkennungsuntersuchungen wie den Prozentsatz von Frauen über 45, bei denen eine Mammographie durchgeführt wurde, den Prozentsatz von Bluthochdruckpatienten, deren Bluthochdruck unter Kontrolle ist oder den Prozentsatz von Diabetespatienten, bei denen die Augen regelmäßig kontrolliert wurden. Für die Versorgung von Kindern kann der Erfolg an Indikatoren wie dem Prozentsatz der Kinder im Alter von 5 Jahren, die eine Vollimmunisierung haben oder dem Prozentsatz der Kinder, bei denen die Seh- bzw. Hörfähigkeit kontrolliert wird, gemessen werden.

Weitere Erfolgsindikatoren beziehen sich auf die Breite des Versorgungsangebots (Spektrum der Behandlungsverfahren, Öffnungszeiten der Praxis, Fortbildungsaktivitäten, Computervernetzung) sowie auf Inanspruchnahmedaten wie Ausgaben für Krankenhaustage, Spezialisten oder Notaufnahmen (Hanchak et al. 1996).

Neben objektiven Erfolgs- und Ergebnisbeurteilungen finden subjektive Beurteilungen seitens der behandelten Patienten statt, die durch Befragungen (surveys) ermittelt werden. In regelmäßigen Abständen wird von den Patienten die empfundene Behandlungsqualität erfragt und in die Bewertung der ärztlichen Behandlung einbezogen.

Die erfolgsorientierte Vergütung kann sich auf den einzelnen Arzt oder das Ärztekollektiv beziehen oder ein Mischsystem aus beiden Regelungen darstellen (Bodenheimer, Grumbach 1996). Grundlage der arztbezogenen Erfolgshonorare sind individuelle quality reviews, z. B. in Form des provider assessments für Primärärzte. Jeden Monat oder jedes Quartal erfolgt eine Prüfung der Behandlung einiger nach Zufall erfasster Patienten, deren Akten anhand von Behandlungsleitlinien für bestimmte Erkrankungen wie Asthma, Diabetes oder Bluthochdruck geprüft und ausgewertet werden. Die Erfolgsvergütung des Ärztekollektivs setzt dagegen mehr auf gruppeninterne Kontrollmechanismen, die sich einerseits auf die Kontrolle des Überweisungsverhaltens, andererseits auf die kontinuierliche Entwicklung und Beachtung von qualitätssichernden Maßnahmen beziehen.

Beurteilung

Zwischen ärztlichem Handeln und dem Erfolg der Behandlung besteht häufig ein eher schwach ausgeprägter, bzw. erst langfristig wirksamer Zusammenhang. Das gilt vor allem für primärärztliche Behandlungen und chronische Erkrankungen, da hier die compliance des Patienten und die sonstigen Bestimmungsfaktoren der Gesundheit (Lebensstil, Umwelt) einen großen Einfluss haben. Es ist daher schwierig, die erzielten Ergebnisse eines Arztes von jenen Faktoren abzugrenzen, die nicht seiner Kontrolle unterliegen. Zudem müssen, um eine Vergleichbarkeit des ärztlichen Erfolgs herstellen zu können, die unterschiedlichen Fallstrukturen der Praxen berücksichtigt werden. Das ist mit zusätzlichen Verwaltungskosten verbunden. Daher wird die erfolgsorientierte Vergütung nur eine von mehreren Komponenten eines umfassenden Vergütungssystems sein können. Je größer jedoch der Anteil der Erfolgskomponente an der Gesamtvergütung ist, desto stärker sind die Anreize für eine erfolgsorientierte Versorgung. Voraussetzung für die Akzeptanz seitens der Ärzte ist dabei, dass der Erfolg auf

Qualitätsindikatoren und auf der Zufriedenheit der Patienten basiert (Grumbach et al. 1998).

Außerdem sollte nicht unberücksichtigt bleiben, dass sämtliche erfolgsorientierte Vergütungssysteme das Verhältnis zwischen Arzt und Patienten erheblich tangieren (Gallagher et al. 2001) und erheblich Potenzial zur Störung des Verhaltens beinhalten.

Die wesentlichen Stärken und Schwächen der Vergütungsformen für ärztliche Leistungen sind am Ende dieses Kapitels noch einmal in einer Übersicht zusammengestellt.

Fallstudie 10: Performance-basierte Vergütung von Ärzten/Ärztenetzwerken entwickelt von der Integrated Healthcare Association in Walnut Creek, Kalifornien

Ein umfassender Ansatz für performance-basierte Vergütung von Ärzten ist von der Integrated Healthcare Association (IHA) entwickelt worden. Die IHA ist eine gemeinschaftliche Führungsgruppe kalifornischer Health Plans, Versorgungssysteme, Akademiker, Arbeitgeber, Konsumenten und Repräsentanten der pharmazeutischen Industrie (Janus 2003).

Ausgangslage

Im Juli 2000 gründete die IHA eine Arbeitsgruppe, um eine innovative und einheitliche Vergütungsstrategie für dokumentierte Performance von Ärztenetzwerken in Kalifornien zu entwickeln. Im September 2001 erreichte die IHA einen wesentlichen Meilenstein des Projektes als sechs große und in die Arbeitsgruppe involvierte Health Plans - Aetna, Blue Cross of California, Blue Shield of California, CIGNA, Health Net, and PacifiCare – zustimmten, die zwei maßgeblichen Prinzipien der Initiative zu unterstützen: (1) ein einheitliches System performance-basierter Maßgrößen für Ärztegruppen und (2) finanzielle Anreize, die auf der festgestellten Performance basieren.

Ziele

Die überragende Zielsetzung des „Pay for Performance" (P4P) Projektes besteht darin, einen Praxisfall für die Performance von Ärztenetzwerken basierend auf einem überzeugenden Anreizsystem, das signifikante Qualitätsverbesserungen bewirkt, zu entwickeln.

Grundsätze

Die Entwicklung des P4P-Konzeptes wird maßgeblich bestimmt durch die folgenden Aspekte:

- Die gegenwärtigen Vergütungssysteme belohnen weder Qualität noch Performance.

- Report Cards bezüglich Performance – verbreitet von Regulierungsinstanzen, Akkreditierungsinstitutionen und Verbraucherschutzorganisationen – beschränken sich in der Regel auf Health Plans und nicht auf Leistungserbringer.

- Health Plans entwickeln vereinzelt ihre eigenen Report Cards in Bezug auf Ärztenetzwerke. Dieses Vorgehen führt zu nicht vergleichbaren Daten und Verwirrung in der Öffentlichkeit.

Als Folge dieser Gegebenheiten basiert das P4P-Konzept auf den folgenden Kernbedingungen:

- Schaffung eines einheitlichen Systems von Maßgrößen, um die Performance von Ärztenetzwerken zu messen.

- Zuteilung signifikanter Ressourcen, um die erbrachte Performance zu belohnen.

Die Schlüsselfaktoren von P4P sind:

- Eine Balanced Scorecard, die Patientenzufriedenheit und klinische Maßgrößen umfasst, während gleichzeitig kontinuierliche Verbesserungen/Änderungen in den Maßen möglich sind.

- Veröffentlichung der Ergebnisse

- Die Möglichkeit für alle Ärztegruppen, von Performanceverbesserungen von Jahr zu Jahr zu profitieren.

Die Kraft der P4P Initiative liegt in ihrer Eigendynamik („power of Multiples"). Einheitliche Maßstäbe erleichtern Ärztenetzwerken, ihre Anstrengungen zu fokussieren und Daten weiterzuleiten. Verbesserungen werden deshalb bei allen Ärztenetzwerken einheitlich ausfallen. Darüber hinaus haben Ärztenetzwerke die Möglichkeit, maßgebliche und vielseitige finanzielle Belohnungen zu erhalten, da die verschiedenen Health Plans Anreizsysteme basierend auf denselben Kriterien anbieten.

Obwohl die Zeit für die umfassende Implementierung einer P4P Initiative reif ist, muss mit einem langen und komplexen Prozess gerechnet werden. Das Leitungskomitee und die technische Arbeitsgruppe entwickeln gegenwärtig die Performancemaßgrößen, die:

- Gemeinschaftlich kreiert sind und Input von Health Plans und von medizinischen Direktoren von Ärztenetzwerken, Wissenschaftlern und anderen Experten beinhalten.

- Angemessen ausgeglichen sind und die folgende Gewichtung berücksichtigen:

  - Klinische Maßgrößen   – 50 Prozent

  - Patientenzufriedenheit – 40 Prozent

  - Informationstechnologie/Infrastrukturinvestitionen – 10 Prozent

- Evolutionistisch strukturiert sind und das jeweils beste System der besten Maßgrößen enthalten.

Die klinischen Maßgrößen reflektieren die gegenwärtigen HEDIS-Kriterien in Bezug auf disease management (Asthma, Diabetes und Herzkreislauferkrankungen) und Prävention (Brustkrebs- und Gebärmutterhalskrebsvorsorge sowie Kinderimpfungen). Jeder teilnehmende Health Plan wird eigenständige Entscheidungen über die Quelle und die Höhe der performance-basierten Zahlungen treffen. Die Ressourcen werden aus folgenden Quellen kommen: (1) von zukünftigen Prämiensteigerungen; (2) durch Reallokation von bereits für Qualitätssteigerungsprogramme vorgesehenen Budgets; (3) durch Einsparung von für Kopfpauschalen vorgesehenen Zahlungen.

Die IHA dringt darauf, dass Health Plans signifikante Bonuszahlungen anbieten, um einen maximalen Effekt zu erzielen, aber es gibt keine Minimalbedingungen.

Ergebnisse

Da die praktische Anwendung des P4P-Konzeptes, was erst im Jahr 2003 begonnen hat, und die ersten Health Plan-Zahlungen erst Mitte 2004, basierend auf den Ergebnissen von 2003, erfolgen werden, können gegenwärtig noch keine quantifizierbaren Ergebnisse angegeben werden. Die IHA geht aber davon aus, dass bis zu $100 Millionen oder mehr im ersten Jahr an Ärztenetze basierend auf Performanceergebnissen ausgezahlt werden. Eine einheitliche Scorecard, die Patientenzufriedenheit und klinische Maßgrößen umfasst, wird für jedes Ärztenetzwerk entwickelt und veröffentlicht. Langfristig werden die Maßgrößen und Bereiche erweitert und damit auch die zugeteilten Budgets erhöhtt.

Beurteilung

Wenn die P4P Initiative erfolgreich implementiert wird, können alle Stakeholder einen erheblichen und messbaren Nutzen aus ihrer Unterstützung und Teilnahme an der P4P Initiative ziehen.

Konsumenten

- Öffentlich verfügbare Information unterstützt eine informationsgestützte Entscheidungsfindung
- Einheitliche Scorecards reduzieren Verwirrung
- Eine verbesserte Gesundheitsversorgung impliziert einen erhöhten Gesundheitsstatus

Ärztegruppen

- Belohnung für Investitionen in Qualitätssteigerungen
- Kapital für informationstechnologische und infrastrukturielle Maßnahmen
- Öffentliche Anerkennung
- Langfristig gesündere Patienten

Individuelle Ärzte

- Individualisiertes Feedback
- Benchmarking vis-à-vis Kollegen
- Persönliche Anerkennung und finanzielle Anreize
- Stolz in Bezug auf verbesserte medizinische Versorgung

Arbeitgeber

- Reale Maßgrößen für die Unterscheidung von Leistungserbringern
- Qualitätsverbesserungen als quid pro quo für Prämiensteigerungen
- Reduktion verlorener Arbeitstage
- Gesündere Angestellte

Health Plans

- Systemverbesserungen auf Leistungserbringerebene
- Verbessertes Verhandlungsklima mit Arbeitgebern bezüglich Prämienerhöhungen
- Positives öffentliches Image
- Verbesserte Gesundheitsversorgung für gegenwärtige und zukünftige Mitglieder

Somit handelt es sich um eine klassische win-win-Situation .

2.3 Vergütungsformen für stationäre Leistungen

In Anlehnung an die Grundformen der Vergütung lassen sich auch für stationäre Leistungen grundsätzlich folgende Vergütungsformen unterscheiden: die Kopfpauschale, die Fallpauschale, die Tagespauschale, die Leistungskomplexvergütung, die Einzelleistungsvergütung, die Erstattung der Faktorkosten und die erfolgsorientierte Vergütung.

HMOs vergüten die Vertragskrankenhäuser, wie eine Befragung ergeben hat (Knight 1998), nach Tagespauschalen (per diem) in rund 90% der HMOs, nach Fallpauschalen (case rate) in 49% der HMOs, nach Kopfpauschalen (capitation) in 36% der HMOs und nach Einzelleistungen auf der Basis von Ist-Kosten (charges) in 70% der HMOs.[26] Ergebnisorientierte Vergütungen für stationäre Leistungen werden mit diesen Grundformen kombiniert. Auch hier wird wieder deutlich, dass in der Regel verschiedene Vergütungssysteme kombiniert eingesetzt werden. Diese Heterogenität der Vergütungsstrukturen kann als Charakteristikum des amerikanischen Gesundheitssystems betrachtet werden. Und auch wohl als eine der zentralen Schwachstellen. Wir beschränken uns im Folgenden auf die Kopfpauschale, die Tagespauschale, die Fallpauschale, das Kostenerstattungsprinzip sowie die erfolgsorientierte Vergütung.[27]

capitation

Dem Krankenhaus wird bei dieser Vergütungsform von der MCO eine monatliche oder jährliche Pauschale pro Kopf für die Versorgung der Versicherten mit stationär und ambulant erbrachten Leistungen des Krankenhauses gezahlt. Die Pauschale ist so zu kalkulieren, dass sie die erwarteten Kosten pro Versicherten deckt. Im Allgemeinen wird die Pauschale daher auch wie bei der ärztlichen Vergütung nach Alter und Geschlecht der Versicherten differenziert. Wie die Studie von Aventis (2002) ergeben hat, verwenden vor allem network-HMOs diese Vergütungsform für Krankenhäuser.

Eng verwandt mit der Kopfpauschale ist die Vergütung auf der Grundlage eines (Kopf-)Budgets, das dem Krankenhaus i. d. R. für ein Jahr zur Verfügung gestellt wird. Das Budget ist dann einfach das Produkt aus den erwarteten Kosten pro Kopf und der Zahl der Versicherten, deren Versorgung das Krankenhaus vertraglich zugesagt hat. Auch das Krankenhausbett kann als Bemessungsgrundlage gewählt werden, da ja mit der Kopfpauschale genau genommen die Vorhaltung von Krankenhauskapazitäten vergütet wird. Hier mietet die MCO gleichsam das Krankenhausbett (Leasingmodell, vgl. Kongstvedt 2001b).

---

[26] Mehrfachnennungen waren möglich. Zu beachten ist, dass die abgerechneten stationären Leistungen im Regelfall nicht die Kosten der ärztlichen Leistungen enthalten, da die Ärzte in amerikanischen Krankenhäusern zu 90% Belegärzte sind, die gesondert vergütet werden.

[27] Zur Darstellung und Beurteilung der Einzelleistungsvergütung und der Leistungskomplexvergütung vgl. die → Vergütungsformen für Ärzte.

Die capitation verlagert das Risiko von Belegungsschwankungen und Änderungen in der Patientenstruktur (case mix) auf das Krankenhaus. Unter der Voraussetzung, dass die zu versorgende Versichertenpopulation nicht zu klein ist und ihr Morbiditätsrisiko gut kalkulierbar ist, bietet die capitation dem Krankenhaus allerdings ein geringeres Finanzierungsrisiko als Fall- und Tagespauschalen. Der Grund ist darin zu sehen, dass in Anbetracht der hohen Fixkosten eines Krankenhauses (70-80% der Gesamtkosten) eine belegungsunabhängige Pauschale von Vorteil ist. Je höher der Fixkostenanteil, desto größer ist der relative Vorteil dieser Vergütungsform (Gapenski 1998). Um das Krankenhaus dennoch vor Katastrophenfällen zu schützen, kann eine stop loss-Regelung vorgesehen werden.

Beurteilung

Das Krankenhaus hat bei dieser Vergütungsform Anreize, kostengünstig zu wirtschaften und die Verweildauer niedrig zu halten. Außerdem werden ambulant kostengünstiger zu erbringende Leistungen gegenüber stationären Leistungen bevorzugt. Ferner wird die Kontinuität der Versorgung gefördert, weil ein finanzielles Interesse des Krankenhauses an Präventions- und Rehabilitationsmaßnahmen besteht.

Es gelten aber - wenn auch durch die Größe eines Krankenhauses eingeschränkt - die gleichen Einschränkungen wie sie bei der Vergütung von ambulanten Leistungen über capitation hervorgehoben wurden. So gilt auch hier, dass die Vergütung mit capitation rates sich nicht in dem Maße durchgesetzt hat, wie man es vor einigen Jahren erwartet hätte. Im Wesentlichen ist dies darin begründet, dass Krankenhäuser nicht die Versicherungsfunktion übersehen können und das die capitation rates derart aggressiv gedrückt wurden, dass sie nicht mehr kostendeckend waren und die Krankenhäuser entsprechend die Verträge auflösen mussten.

Tagespauschale

Die Tagespauschale (per diem) vergütet den Tag eines Krankenhausaufenthalts, unabhängig von den tatsächlichen Kosten pro Tag. Die Pauschale kann jedoch differenziert sein, um dem unterschiedlichen Ressourcenaufwand Rechnung zu tragen: Statt einen gleichen Satz pro Tag zu vergüten, kann dieser mit der Verweildauer sinken (degressiver Satz), weil mit der Verweildauer auch die Behandlungskosten pro Tag abnehmen. Ebenso kann der Satz nach Abteilungen differenziert werden oder nach der Art der erbrachten Krankenhausleistung, indem unterschiedliche Sätze für die Hotelleistungen und die medizinisch-pflegerischen Leistungen vergütet werden.

Zu differenzieren sind Tagespauschalen nach der Art des Krankenhauses und der sich daraus ergebenden unterschiedlichen Fallstruktur. Grundlage der Differenzierung ist die Bildung von Gruppen gleichartiger Krankenhäuser. Diese sind so zu bilden, dass Kostenunterschiede innerhalb der Gruppe nur noch durch Wirtschaftlichkeitsunterschiede bedingt sind und nicht etwa durch Unterschiede in der Fallstruktur oder im Aufgabenspektrum. Der jeweiligen Gruppe kann dann die gleiche Tagespauschale zugeordnet werden. In den USA geschieht die Gruppenbildung - ähnlich wie im Krankenhausbetriebsvergleich in der Bundesrepublik - durch den Vergleich mit den Krankenhäusern gleicher Art, der peer group (Carter et al. 1994).

Das Krankenhaus hat bei der Tagespauschale einen Anreiz, die Kosten pro Tag niedrig zu halten, nicht dagegen die Verweildauer und die Fallzahl. Diese Tendenz, die Zahl der Krankenhaustage auszudehnen, kann durch eine Budgetierung begrenzt werden. Es gilt folgende Beziehung:

$$\text{Budget} = \text{Tagespauschale} \times \text{gepl. Fallzahl} \times \text{gepl. durchschnittl. Verweildauer}$$

Das Budget einer Periode ist das Produkt aus der Fallpauschale und der Zahl der Krankenhaustage, die ihrerseits ein Produkt aus der geplanten Fallzahl und der geplanten durchschnittlichen Verweildauer sind. Die Tagespauschale soll die geplanten Kosten pro Tag decken. Die Kosten setzen sich zusammen aus den variablen Kosten, die sich mit der Zahl der Tage verändern, und den fixen Kosten, die unverändert bleiben. Das Krankenhaus hat also einen Anreiz, in der Rechnungsperiode die Kosten pro Tag unter die geplanten Kosten zu senken (Wirtschaftlichkeitseffekt).

Ohne Budgetbegrenzung hat das Krankenhaus bei einer Vergütung nach Tagespauschalen ein Interesse, die Fallzahl zu erhöhen, da dann nur die variablen Kosten steigen, die fixen Kosten hingegen konstant bleiben. Die Kosten pro Tag sinken also (Fixkostendegression), während die Tagespauschale konstant bleibt. Es entsteht ein Erlösüberschuss. Dieser Effekt ist noch ausgeprägter bei einer Ausdehnung der durchschnittlichen Verweildauer, indem die Fallstruktur entsprechend gesteuert wird (Langlieger statt Kurzlieger) oder die Entlassungstermine generell verschoben werden. Denn eine Ausdehnung der Verweildauer verringert die Kosten pro Tag nicht nur aufgrund der Fixkostendegression, sondern weil auch mit der Verweildauer die variablen Kosten pro Tag abnehmen.

Die Einführung eines Budgets soll diese unerwünschten Effekte begrenzen. Treten am Ende der Rechnungsperiode zwischen dem vereinbarten Budget und den tatsächlichen Kosten Defizite auf, weil unwirtschaftlich gearbeitet wurde oder die Krankenhaustage höher als geplant sind, muss das Krankenhaus diese Mehrkosten tragen. Überschüsse dagegen kann es behalten. In diesem Fall trägt das Krankenhaus folglich das finanzielle Risiko von Unwirtschaftlichkeiten und Belegungsänderungen.

Beurteilung

Das Krankenhaus hat bei einer Tagespauschale ein Interesse, die Kosten pro Tag zu reduzieren. Doch besteht ohne Budgetierung ein Anreiz, die Krankenhaustage durch eine Erhöhung der Fallzahl und der durchschnittlichen Verweildauer auszudehnen. Da die Tagespauschale konstant ist, steigt der Erlös, während die Kosten pro Tag wegen des Fixkostendegressionseffekts sinken. Mit steigender Verweildauer sinken zudem auch die variablen Kosten pro Tag. Diese Effekte können durch eine degressive Tagespauschale oder eine Budgetierung der Kosten teilweise kontrolliert werden, doch bestehen hier Probleme der Feinsteuerung aufgrund der Informationsasymmetrie zugunsten des Krankenhauses. D. h. der Leistungsfinanzierer verfügt nicht über die genauen, für eine Ausgestaltung des degressiven Pflegesatzes und den Budgetausgleich erforderlichen Kenntnisse der Kostenstruktur. Wichtigstes Kontrollinstrument ist daher das → utilization review.

Fallpauschale (DRG)

Bei der Fallpauschale (case rate) ist der einzelne Fall die Bezugsbasis der Vergütung. Wegen der großen Unterschiede im Behandlungsaufwand ist es bei der Konstruktion eines auf Fallpauschalen beruhenden Vergütungssystems erforderlich, die Fallpauschale zu differenzieren. Dabei können verschiedene Kriterien herangezogen werden: die Art der Krankheit nach der Hauptdiagnose, die Schwere der Erkrankung bzw. die zu erwartenden Komplikationen, das Stadium der Erkrankung, die Art der Behandlung, das Alter oder das Geschlecht der Patienten.

Um zu vermeiden, dass bei einer zu großen Differenzierung letztlich jedem Einzelfall eine Pauschale zuzuordnen wäre, was hohe Verwaltungskosten implizieren würde und einem Kostenerstattungsprinzip gleichkäme, sind die Patienten nach Gruppen zu klassifizieren. Dabei ist die genaue Definition und Abgrenzung homogener Gruppen wichtig, weil nur so eine eindeutige Zuordnung eines Einzelfalls zur Fallgruppe möglich ist. Neben einer großen klinischen Ähnlichkeit der Fälle ist auch ein gleich hoher Ressourcenverbrauch zu beachten.

Die klinische Ähnlichkeit der Fälle kann einmal dadurch gewährleistet sein, dass bei der Differenzierung der Gruppen nach Diagnosen ein Krankheitenklassifikationssystem zugrunde gelegt wird wie etwa die ICDs (International Classification of Diseases), ein Klassifikationssystem, das periodisch durch die Weltgesundheitsorganisation überarbeitet wird. Eine Differenzierung kann zum anderen nach der Behandlung vorgenommen werden, etwa nach der Art der Operation auf der Grundlage der internationalen Klassifikation der Prozeduren und Methoden in der Medizin (ICPM).[28]

In einem weiteren Schritt sind dann die möglichen Fälle in einer Gruppe zusammenzufassen, die den gleichen Ressourcenaufwand haben, so dass ihnen eine einheitliche Fallpauschale zugeordnet werden kann. Die Berechnung des relativen Ressourcenaufwands („Gewichte") kann entweder auf statistischen Durchschnittswerten der Kosten basieren oder auf von Experten ermittelten, sich an optimalen Behandlungspfaden orientierenden Sollkosten.[29] Istkostenbezogene Werte haben allerdings den Nachteil, dass sie bestehende Unwirtschaftlichkeiten fortschreiben.

---

[28] Beide Klassifikationssysteme liegen den Fallpauschalen für Krankenhausleistungen in der Bundesrepublik zugrunde.

[29] Ein Beispiel dafür ist das auf Behandlungspfaden (patient management paths) beruhende Klassifikationssystem der Patient Management Categories (Young 1991).

Eine besondere Bedeutung als fallorientierte Vergütungsform in MCOs nehmen auf **DRGs** (Diagnosis Related Groups) basierende Fallpauschalen ein. Bei den DRGs handelt es sich um ein diagnoseorientiertes Klassifikationssystem, das neben der Hauptdiagnose auch das Vorliegen von Nebenerkrankungen und Komplikationen, das Alter der Patienten sowie die Behandlungsart (operativ oder konservativ) berücksichtigt (Fetter et al. 1980; zu DRGs in Deutschland vgl. Düllings et al. 2001; Fischer 2004; Günster, Mansky, Repschläger 2004; Klauber, Robra, Schellschmidt 2004; Böcker et al. 2001). Ursprünglich als Instrument zur medizinischen Dokumentation und Qualitätssicherung gedacht, wurde es zunächst als fallbasierte Vergütungsform mit 468 DRGs für Medicare-Patienten angewendet und dann zunehmend auch von MCOs übernommen und erweitert (Carter et al. 1994).

Die Gewichte für die DRG-basierten Fallpauschalen werden auf Basis von statistischen Durchschnittswerten kalkuliert, denen im Wesentlichen die Verweildauer zugrunde liegt. Dabei nehmen die einzelnen Leistungserbringer für ihr System Korrekturen vor (Carter et al. 1994). Die Preise für die Fallpauschalen werden nach unterschiedlichen Verfahren ermittelt und variieren nach Regionen und Krankenhaustyp (Carter et al. 1994). Gegen das finanzielle Risiko, dass ein Fall die Grenzverweildauer überschreitet oder außerordentlich hohe Fallkosten verursacht, ist das Krankenhaus dadurch gesichert, dass es dann nach Tagespauschalen abrechnen kann bzw. einen Teil der Kostenüberschreitungen erstattet bekommt. Somit trägt das Krankenhaus nur das Risiko innerhalb einer vorab definierten Bandbreite.

Beurteilung

DRG-basierte Fallpauschalen bieten einen Anreiz zur wirtschaftlichen Mittelverwendung, insbesondere zu einer geringeren Inanspruchnahme von diagnostischen Hilfsleistungen und zu einer Verkürzung der Verweildauer pro Fall. Die damit verbundenen Einsparungen können bei einzelnen Diagnosekategorien, wie z. B. Rückenleiden, erheblich sein (Sumner, Moreland 1995).

Ein Problem ist die Zuordnung von Patienten mit Mehrfacherkrankungen, weil die DRGs auf der Einordnung nach Hauptdiagnosen basieren. Die Fehlerrate liegt hier recht hoch (Hsia et al. 1992). Eng damit verbunden ist das Problem des upgradings, d. h. Patienten werden in höher vergütete Fallgruppen eingeordnet, was die kaum vermeidbaren Unschärfen der Fallgruppendefinition ermöglicht (DRG-creep). Auch ist die Risikoselektion von Patienten (cream skimming) nicht auszuschließen, wenn kostenintensive Fälle abgewiesen oder überwiesen werden, weil ihre Behandlungskosten voraussichtlich nicht durch die Fallpauschale gedeckt werden. Ferner besteht die Gefahr, dass Patienten frühzeitig entlassen werden, nur um als neuer Fall wieder aufgenommen zu werden. Das Problem der unangemessenen Überweisungen ist insbesondere für Universitätskliniken bedeutend. Als Supramaximalversorgung werden sie grundsätzlich mit dem Problem konfrontiert sein, einen überdurchschnittlichen Casemix aufzuweisen und durch das DRG-System unangemessen vergütet zu werden.

Entsprechend werden im australischen DRG-System erheblich Bereiche aus der DRG-Vergütungssystematik herausgenommen.

Kritisch wird vor allem die Verminderung der Qualität gesehen, etwa bei einer zu frühzeitigen Entlassung des Patienten („quicker and sicker") oder durch das Unterlassen notwendiger Therapien. Damit kann auch eine Kostenverlagerung in andere Versorgungssysteme (ambulante Versorgung, Pflege- und Versorgungseinrichtungen) verbunden sein. Deshalb ist bei diesem Vergütungssystem ein → case management und ein concurrent review (→ utilization review) notwendig.

Außerdem muss bedacht werden, dass die Verkürzung der Verweildauer die Belegung verringert, so dass das Krankenhaus versuchen wird, die Fallzahl zu erhöhen, um die in einem Krankenhaus hohen Fixkosten zu decken. Bei einer Fallpauschale besteht also die Tendenz, die Zahl der Patienten, insbesondere solcher mit einer kurzen Verweildauer auszuweiten. Dieses Risiko kann in Managed Care durch das preadmission review (→ utilization review) kontrolliert werden. Auch die Einbindung in ein Budget kann die Fallzahlexpansion begrenzen.

Im Gegensatz zur Tagespauschale ist eine auf Fallpauschalen basierende Vergütungsform mit höheren Verwaltungskosten für das Krankenhaus und die MCO verbunden (Durchführung und Überwachung der Einstufung der Patienten). Die Kontrollfunktion kann aber u. U. ohne zusätzliche Kosten im Rahmen des → utilization review oder des → case management wahrgenommen werden.

Kostenerstattungssystem

Im Kostenerstattungssystem werden die dem einzelnen Krankenhaus entstandenen Kosten erstattet. Das finanzielle Risiko liegt bei dieser Vergütungsform vollständig beim Leistungsfinanzierer. Daher ist es erforderlich, die Angemessenheit der Kosten durch Kosten- und Leistungsnachweise zu kontrollieren.

Das Krankenhaus hat hier keine Anreize, wirtschaftlich zu produzieren. Im Gegenteil, da Schlendrian ein Kostenbestandteil der Leistungserbringung ist, besteht sogar ein Interesse an der Ausweitung der Kosten. Das Interesse des Managements richtet sich zwangsläufig weniger darauf, Kosten zu vermeiden als sie nachzuweisen und zu rechtfertigen. Eine Kontrolle der angemessenen Kosten ist aber schwierig, weil Kosten keine objektive Größe sind, sondern einem gestalterischen Spielraum unterliegen (→ Einleitung). Wenn alle Kosten erstattet werden, besteht allerdings ein Anreiz teure medizin-technische Innovationen einzuführen.

Beurteilung

Aufgrund der dargestellten negativen Anreizstrukturen verliert das Kostenerstattungssystem in Managed Care zunehmend an Bedeutung. Es kann primär als Relikt traditioneller Versorgungssysteme betrachtet werden. Nicht desto trotz gibt es Bereiche, wo Kostenerstattung durchaus sinnvoll sein kann. Dies ist primär die Versorgung im Bereich der experimentellen Medizin und in ausgewählten Leistungsberechnungen der Supramaximalversorgung. Hier sind andere Vergütungssystematiken schlicht aufgrund des innovativen Charakters der Leistungen nicht sinnvoll einzusetzen.

Erfolgsorientierte Vergütung

Die Modelle erfolgsorientierter Vergütung für Krankenhäuser unterscheiden sich durch die unterschiedliche Betonung der Erfolgsindikatoren wie Kongstvedt (2001b) ermittelt hat: In einem von ihm untersuchten Modell erhält das Krankenhaus eine erfolgsorientierte Vergütung, die an drei Variablen geknüpft ist: an die Zufriedenheit der Patienten mit den Dienstleistungen (aufgrund von Befragungen der Patienten und Ärzte), an die medizinische Versorgung (Komplikationsraten, Wiedereinweisungsraten, durchschnittliche Verweildauer u. a.) und an Verwaltungsindikatoren (Unterstützung des → case managements, Existenz eines elektronischen Datenaustauschs). In einem anderen Modell erhält das Krankenhaus Anreize durch die Erfüllung bestimmter klinischer Prozesskriterien. Weitere Indikatoren sind hier Beschwerden der Patienten.

In einem weiteren Modell, über das Hanchak et al. (1996) berichten, sind Indikatoren der Effektivität (Häufigkeit von Kaiserschnittoperationen, Komplikationsraten), der Wirtschaftlichkeit (Verweildauer) und der Servicequalität, gemessen durch Befragungen der Patienten und ihrer einweisenden Ärzte, gewählt worden. Gerade aus Kalifornien kommen sehr erfolgreiche Konzepte, die aber nur einen kleinen Teil (2%) der Vergütung erfolgsorientiert vergüten (Schauffler, Brown, Milstein 1999).

Beurteilung

Für die Beurteilung der erfolgsorientierten Vergütung von Krankenhausleistungen gelten im Wesentlichen die gleichen Argumente, die bereits für die ärztliche Vergütung angeführt wurden. Um die Vergleichbarkeit der Krankenhäuser herzustellen, muss ihre unterschiedliche Fallstruktur und ihr jeweiliges Aufgabenspektrum berücksichtigt werden. Die Ergebnisindikatoren sind daher um diese Einflüsse zu bereinigen (Hanchak et al. 1996). Wegen der Komplexität von stationären Leistungen und den Unterschieden im Aufgabenspektrum sind diese Verfahren aufwendiger als bei ambulanten Leistungen. Andererseits dürfte die Zurechnung der vom Krankenhaus erzielten Ergebnisse bei der Patientenversorgung einfacher sein, da das Krankenhaus während des stationären Aufenthalts eine bessere Kontrolle über den Versorgungsprozess ausüben kann als der Arzt in der ambulanten Versorgung.

2.4 Fazit

Einer Feinsteuerung des Verhaltens durch Vergütungssysteme sind Grenzen gesetzt. Je pauschalierter die Vergütung ausgestaltet ist, desto größer sind die Anreize, die Patienten nach ihrem Risiko auszuwählen, keine ausreichende Versorgung zu erbringen und Kosten zu verlagern. Innovationen werden nur eingeführt, wenn sie eindeutig die Diagnose- und Behandlungskosten senken. Je mehr die Vergütung andererseits auf die tatsächlich erbrachten Leistungen abstellt, desto größer ist der Anreiz, mehr Leistungen zu erbringen als notwendig und Anstrengungen zu Kostensenkungen zu vernachlässigen.

Der empirische Befund zu den Effekten der Vergütungssysteme ist nicht eindeutig. Bislang liegen nur wenige Untersuchungen vor. Sie zeigen einerseits, dass pauschalierte Vergütungsformen die Inanspruchnahme von Leistungen reduzieren können (Stearns et al. 1992). Andererseits scheinen die Vergütungsformen im Vergleich zu anderen Einflussfaktoren wie der Risikostruktur der Versicherten oder bestimmter Merkmale der Ärzte und der Praxis keinen wesentlichen Einfluss auf die Inanspruchnahme und die Kosten von Leistungen zu haben (Conrad et al. 1998).

Zur Verhaltenssteuerung sind Vergütungssysteme daher nicht ausreichend. Sie müssen ergänzt werden durch weitere Instrumente des Managed Care wie Verfahren, die eine richtige Auswahl der Leistungserbringer sichern (→ selektive Verträge), durch Maßnahmen des → Qualitätsmanagements und durch direkte Kontrollen des Verhaltens (→ utilization review).

Es lässt sich aber generell konstatieren, dass die MCO in den letzten Jahren von zu weitgehenden Risikoverlagerungen wieder abgekommen sind. So wichtig und sinnvoll es ist, die Anreizsysteme zu optimieren, so ist es gleichermaßen bedeutend, dabei Augenmaß zu bewahren und sich nicht nur auf kurzfristige Ziele zu konzentrieren. So mag es für den Manager einer HMO kurzfristig attraktiv sein, die capitation rate wiederum um 20% gesenkt zu haben. Langfristig muss dies aber nicht sinnvoll gewesen sein. Wenn der Arzt oder das Krankenhaus mit den vereinbarten Vergütungen nicht überleben kann, ist dies auch nicht im Interesse der HMO. Generell muss festgestellt werden, dass das Problem der optimalen Vergütung von Ärzten (vgl. Robinson 2001) nur unzureichend gelöst ist und wenig Hoffnung besteht, ein Vergütungskonzept zu entwickeln, dass allen Ansprüchen gerecht wird.

Abschließend sind die wesentlichen Vor- und Nachteile aller Vergütungsformen noch einmal stichwortartig zusammengefasst (Abb. 2-2).

Abbildung 2-2: *Vergütungsformen im Vergleich*

Vergütungsformen im Vergleich		
Vergütungsform	Erwünschter Effekt	Unerwünschter Effekt
Gehalt	• Anreiz zur Gesunderhaltung des Patienten	• Keine Wirtschaftlichkeitsanreize • Warteschlangen
Kopfpauschale	• Anreiz zur Gesunderhaltung des Patienten • Wirtschaftlichkeitsanreize • geringe Verwaltungskosten	• Risikoselektion • Kostenverlagerung • Qualitätsgefährdung
Fallpauschale	• Ohne Anreiz zur Leistungsausweitung • Wirtschaftlichkeitsanreize	• Unterlassen erwünschter Leistungen • Upgrading • Kostenverlagerung
Tagespauschale	• Minimierung der Kosten pro Tag	• Ausdehnung der Verweildauer
Leistungskomplex	• kein Anreiz zur Ausweitung von Einzelleistungen	• Inhalte der Leistungen nur durch Zusatzmaßnahmen gesichert
Einzelleistung	• Leistungsorientierte Vergütung • Produktivitäts- und leistungssteigernd	• Unerwünschte Leistungsausweitung • Rosinenpicken, z. B. Bevorzugung von Geräteleistungen
Erstattung der Faktorkosten	• Planungssicherheit für Leistungserbringer • Innovationsfördernd	• Keine Wirtschaftlichkeitsanreize, Leistungsausweitung
Erfolgsorientierte Vergütungsformen	• Qualitätsverbesserung • Arztinteresse und Patienteninteresse sind deckungsgleich	• Messprobleme • Hohe Kontrollkosten

Literatur

AVENTIS PHARMACEUTICALS (2002), Managed Care Digest Series, HMO-PPO/Medicare-Medicaid Digest, Bridgewater/NJ

BÖCKER, K. ET AL. (2001). Diagnosis Related Groups – Grundstein für ein neues Abrechnungssystem der Krankenhäuser und Krankenkassen. Implikationen und Herausforderungen, in: SALFELD, R. WETTKE, J. (HRSG.) Die Zukunft des deutschen Gesundheitswesens. Perspektiven und Konzepte. Berlin Heidelberg. S. 49-77

BODENHEIMER, T.S. GRUMBACH, K. (1994), Reimbursing Physicians and Hospitals, in: JAMA, 272, S. 971-977.

BODENHEIMER, T.S. GRUMBACH, K. (1996), Capitation or Decapitation, in: JAMA, 276, S. 1025-1031.

CARTER, M.G. ET AL. (1994), Use of Diagnosis-Related Groups by Non-Medicare Payers, in: Health Care Financing Review, 16, S. 127-159.

CONRAD, D.A. ET AL. (1998), Primary Care Physician Compensation Method in Medical Groups, in: JAMA, 279, S. 853-858.

DÜLLINGS, J. ET AL. (2001), Praxishandbuch. Einführung der DRGs in Deutschland, Heidelberg

FETTER, R.B. ET AL. (1980), Case Mix Definition by Diagnosis-Related Groups, in: Medical Care, 18, Supplement, S. 1-53.

Fischer, W. (2004), DRG-Entwicklungsperspektiven, in: KLAUBER, J. ROBRA, B.-P. SCHELLSCHMIDT, H. (HRSG.) (2004), Krankenhaus-Report 2003 – Schwerpunkt: G-DRG im Jahre 1, Stuttgart, New York, S. 3-21

FOWLES, J.B. ET AL. (1996), Taking Health Status into Account When Setting Capitation rates: a Comparison of Risk-adjustment Methods, in: JAMA 1996, 276, S. 1316-132.

GALLAGHER, TH. ET AL. (2001), Patient's Attitudes Toward Cost Control Bonuses For Managed Care Physicians, in: Health Affairs 20(2), S. 186-192

GAPENSKI, L.C. (1998), The Financial Risk to Hospitals Inherent in DRG, Per Diem, and Capitation Reimbursement Methodologies, in: Journal of Health Care Management, 43, S. 323-337.

GOLD, M. ET AL. (1995), A National Survey of the Arrangements Managed Care Plans Make with Physicians, in: The New England Journal of Medicine, 333, S. 1678-83.

GRUMBACH, K. ET AL. (1998), Primary Care Physicians' Experience of Financial Incentives in Managed-Care Systems, in: The New England Journal of Medicine, 339, 1516-1521.

GÜNSTER, CH. MANSKY, TH. REPSCHLÄGER, U. (2004), Das deutsche DRG-Entgeltsystem in: KLAUBER, J. ROBRA, B.-P. SCHELLSCHMIDT, H. (HRSG.) (2004), Krankenhaus-Report 2003 – Schwerpunkt: G-DRG im Jahre 1, Stuttgart, New York, S. 43-69

HANCHAK, N.A. ET AL. (1996), U.S. Healthcare's Quality-Based Compensation Model, in: Health Care Financing Review, 17, S. 143-159.

HSIA, D.C. ET AL. (1992), Medicare Reimbursement Accuracy under the Prospective Payment System, 1985-1988, in: JAMA, 268, S. 896-99.

JANUS, K. (2003), Managing Health Care in Private Organizations. Transaction Costs, Cooperation and Modes of Organization in the Value Chain, Frankfurt am Main

KLAUBER, J. ROBRA, B.-P. SCHELLSCHMIDT, H. (2004), Krankenhaus-Report 2003 – Schwerpunkt: G-DRG im Jahre 1, Stuttgart, New York

KNIGHT, W. (1998), Managed Care. What It Is and How It Works, Gaithersburg.

KONGSTVEDT, P.R. (2001a), Compensation of Primary Care Physicians in Open Panel Plans, in: KONGSTVEDT, P.R. (HRSG.), The Managed Health Care Handbook, Gaithersburg, S. 120-146.

KONGSTVEDT, P.R. (2001b), Negotiating and Contracting with Hospitals and Institutions, in: KONGSTVEDT, P.R. (HRSG.), The Managed Health Care Handbook, Gaithersburg, S. 202 -214.

KONGSTVEDT, P.R. (2001c), Non-Utilization-Based Incentive Compensation for Physicians, in: KONGSTVEDT, P.R. (HRSG.), The Managed Health Care Handbook, Gaithersburg, S. 166-175.

ROBINSON, J.C. (2001), The End of Managed Care, in: JAMA 285 (20), S. 2622-2628

ROBINSON, J.C., CASALINO, LP (2001), Reevaluation of Capitation Contracting in New York And California, in: Health Affairs, July/August 2001, S. 11-19

SCHAUFFLER, H.H. BROWN, C. MILSTEIN, A. (1999), Raising the Bar: The Use of Performance Guarantees by the Pacific Business Group on Health, in: Health Affairs 18 (2), S.

STEARNS, S.C. ET AL. (1992), Physicians Responses to Fee-for-service and Capitation Payment, in: Inquiry, 29, S. 416-425.

SUMNER, A.T. MORELAND, C.C. (1995), The potential impact of diagnosis related group medical management on hospital utilization and profitability, in: Health Care Managed Review, 20, S. 92-100.

YOUNG, W.W. (1991), Patient Management Categories, in: NEUBAUER, G. SIEBEN, G. (HRSG.), Alternative Entgeltverfahren in der Krankenhausversorgung, Gerlingen.

3 Qualitäts-und Kostensteuerung

3.1 Gatekeeping

Grundgedanken

Unter dem Konzept des gatekeepings wird verstanden, dass jede Behandlungsepisode mit Ausnahme von Notfällen und einigen vorab definierten Leistungsbereichen mit einem Besuch bei einem individuell bestimmten Allgemeinarzt beginnt. Der Versicherte delegiert die Entscheidung, ob die benötigten Leistungen von diesem selber erbracht werden, ob ein Facharzt konsultiert werden soll oder gar ein Krankenhausaufenthalt notwendig ist, an seinen gatekeeper. Sämtliche Leistungen werden somit von diesem erbracht oder zumindest veranlasst.

Die Grundgedanken des gatekeeping-Prinzips sind einfach (Böhlert et al. 1997a; Wasem, Greß, Hessel 2003; Wiechmann 2003, S. 58). Der gatekeeper soll einen koordinierten und sektorenübergreifenden Behandlungsablauf sicherstellen und quasi die Clearingstelle sein. Alle Behandlungen, selbsterbrachte oder überwiesene, laufen über seinen Tisch und werden von ihm koordiniert. In diesem Punkt übernimmt der gatekeeper im Wesentlichen auch die Funktion eines Disease-Managers (→ disease management). Der günstigere gatekeeper soll vor den teureren fachärztlichen und stationären Leistungen „schützen". Folgende Abbildung stellt die Funktionen dar:

Abbildung 3-1: Gatekeeping-System

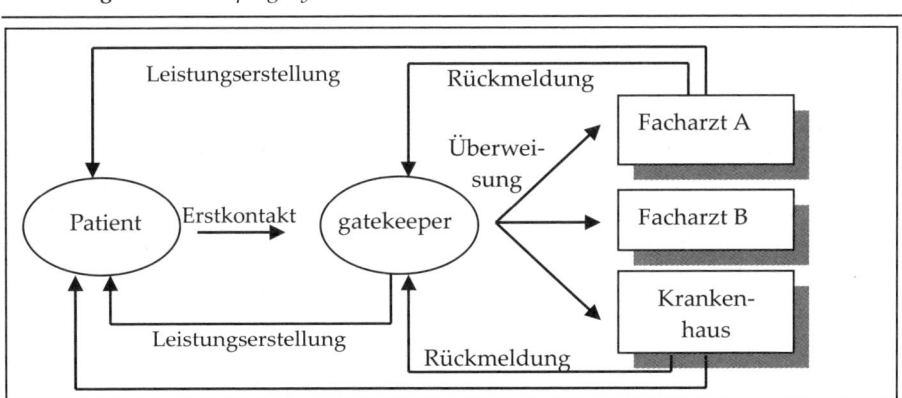

Gatekeeping ist ein Paradebeispiel der Befürworter von Managed Care (Zelman, Berenson 1998), weil es die Aspekte Qualitätssteigerung durch Optimierung der Behandlungsabläufe und Kostensenkung durch Steuerung der Leistungserstellung kombiniert.

Das Konzept hat aber weitreichende Konsequenzen für die medizinische Leistungserstellung, da sich vor allem die Rolle des als gatekeeper fungierenden Allgemeinmediziners (primary care physician) verändert. Dieser vertritt nicht mehr nur wie im traditionellen fee for service-System die Interessen des Patienten, sondern ist für eine kosten- und qualitätsoptimale Leistungserstellung zuständig. Diese Veränderung wird deutlich verschärft, wenn der gatekeeper auf der Basis von Kopfpauschalen (→ Vergütungssysteme) vergütet wird und entsprechend auch das finanzielle Risiko trägt. Jede nicht in Anspruch genommene Leistung erhöht den individuellen Nutzen des gatekeepers.

Im Rahmen der Entwicklung von Managed Care spielt der gatekeeper eine wesentliche Rolle. Über 90% der HMOs setzten anfänglich einen Allgemeinmediziner als gatekeeper ein (Franks et al. 1992, S. 424). Aber gerade hier müssen wesentliche Strukturunterschiede zwischen dem deutschen und dem amerikanischen Gesundheitswesen berücksichtigt werden. Das amerikanische Gesundheitswesen ist durch eine extreme Überversorgung mit Spezialisten und einer entsprechenden Unterversorgung mit Allgemeinmedizinern gekennzeichnet.[30] Dieses wird durch den verstärkten Einsatz und die große Verbreitung von (in der Regel kostentreibenden) Medizintechnologien verschärft (Payer 1996)[31]. Gatekeeping ist somit auch ein Instrument für Managed Care-Organisationen, mit dem Fehlsteuerungen im amerikanischen Gesundheitswesen korrigiert werden (Grumbach et al. 1999). Entsprechend wird gatekeeping in den USA daher schwerpunktmäßig als Instrument zur Begrenzung von unangemessenem „overtreatment" diskutiert (Franks et al. 1992). Dies macht aber eben auch deutlich, dass die allgemeine Erhöhung der Anzahl von Allgemeinärzten im Verhältnis zu den Fachärzten nicht zwangsläufig etwas mit gatekeeping zu tun haben muss, sondern lediglich Ausdruck einer stärkeren Planung der Leistungserstellung respektive des Leistungsangebotes sein kann.

Außer auf amerikanische Ergebnisse kann beim gatekeeping bereits auf umfangreiche europäische Erfahrungen zurückgegriffen werden. Neben Großbritannien, wo der „fundholding general practitioner" ein wesentliches Steuerungsinstrument ist, ist gatekeeping sowohl in den Niederlanden, Dänemark und der Schweiz ein weitverbreitetes und erprobtes Instrument (für Großbritannien, vgl. Kingdom 1996, S. 27ff oder Klein 1996, für Dänemark, Observatory 2001, S. 199ff; für die Niederlande, vgl. Otte-

---

[30] In den USA kamen 1992 auf 10.000 Einwohner lediglich 2,2 primary care physicians, in Deutschland waren es 11,0 (OECD Health Data 2002).

[31] Beispielsweise ist die Verbreitung von MRIs in den USA mehr als dreimal so hoch wie in Deutschland (OECD Health Data 2002).

will 1996, S. 76ff; Wasem, Greß, Hessel 2003, für die Schweiz; vgl. Böhlert et al., 1997a; Böhlert et al. 1997b; Prognos AG 1998).

Formen des gatekeepings

Im Wesentlichen können zwei Arten von gatekeeping unterschieden werden. Einerseits der „einfache" gatekeeper, der nur eine Schleusenwärter-Funktion einnimmt und andererseits der „capitated" gatekeeper, der darüber hinaus über eine Vergütung mit Kopfpauschalen auch das finanzielle Risiko trägt.

Bei beiden Formen erklärt sich der Versicherte bereit, bei Erkrankungen grundsätzlich zuerst den gatekeeper aufzusuchen. Dieser erbringt die benötigten Leistungen entweder selbst oder überweist den Patienten. Nur bei Notfällen und speziellen routinemäßigen Untersuchungen (z. B. dem Besuch eines Gynäkologen) wird dieses Prinzip aufgehoben. Konstitutiv ist somit die Einschränkung der Wahlfreiheit des Versicherten.

Der „einfache" gatekeeper wird nach Einzelleistungen (fee for service) vergütet. Entsprechend ist er am wirtschaftlichen Erfolg nicht unmittelbar beteiligt. Für ihn verändern sich primär nur die Aufgabenfelder. Nur die Koordination und die Überwachung von Behandlungsabläufen, und somit auch viel administrative Arbeit, gewinnen an Bedeutung.

Anders ist die Situation beim „capitated" gatekeeper. In seiner reinsten Form übernimmt der gatekeeper das volle Risiko (full risk capitation) sämtlicher medizinischer Leistungen, unabhängig davon, wer sie letztlich erbringt. In der Praxis werden meist abgeschwächte Formen eingesetzt, da das Risiko für einen einzelnen Arzt zu hoch ist, respektive er nicht über einen ausreichend großen Risiko-Pool verfügen kann und somit die Abhängigkeit von Zufallsvariablen deutlich zu groß ist. Denn einige wenige Patienten können in dieser Form des gatekeepings über Gewinn oder Verlust einer Arztpraxis entscheiden. Entsprechend sind in der Praxis zwei Modellvarianten typisch: erstens, dass über einen Risiko-Pool Maxima pro Versicherten definiert werden. Wenn ein schwerkranker Versicherter bereits mehr als eine gewisse Summe an Ausgaben verursacht hat, fällt er aus dem finanziellen Verantwortungsbereich des gatekeepers heraus. Es wird hier auch von stop loss (→Vergütungssysteme) gesprochen. In den USA ist es allerdings üblicher, dass der gatekeeper nur für seine eigenen (primärärztlichen) Leistungen finanziell verantwortlich ist, nicht aber für das gesamte Leistungsspektrum. Auch wenn dies vom Ansatz her sinnvoller ist - der Arzt trägt nur das Risiko seiner eigenen Leistungen – verliert das Modell wesentliche Steuerungsfunktionen. Es entstehen dann für den Allgemeinmediziner erhebliche Anreize, teure Patienten auf andere Leistungsstufen (Fachärzte und insbesondere Krankenhäuser) zu verlagern, und gerade dies soll ja durch den Einsatz von gatekeepern verhindert werden.

Als gatekeeper eignen sich neben den prädestinierten Allgemeinmedizinern auch Allgemeininternisten, Pädiater und eingeschränkt auch Gynäkologen (Baumann, Stock

1996, S.123). Wobei für alle die gleiche Einschränkung gilt, dass sie von der heutigen medizinischen Ausbildung her - dies gilt sowohl für die USA als auch für Deutschland – nicht über die für das gatekeeping erforderlichen Managementfähigkeiten verfügen und somit Weiterbildungen für diese Aufgabenfelder zwingend notwendig sind.

Bedeutung und Wirkungsmechanismen

Zuerst soll auf die Wirkungsmechanismen auf der Qualitätsseite eingegangen werden. Der gatekeeper soll für einen ganzheitlichen und abgestimmten Behandlungsprozess sorgen. Fallindividuell werden die Schnittstellenprobleme des Gesundheitswesens optimiert, indem der gatekeeper die für den Patienten jeweils geeignete Behandlungsform ermittelt; anders formuliert: Der gatekeeper löst Schnittstellenprobleme auf und sorgt für einen koordinierten Informationsfluss zwischen den Beteiligten. Da sämtliche Informationen bei ihm zusammenlaufen, kann er mit größerer Wahrscheinlichkeit Zusammenhänge zwischen Diagnosen herstellen und einen geeigneten Behandlungsplan entwickeln. Dabei entscheidet der gatekeeper auch, zu welchem Facharzt der Patient überwiesen wird (nicht nur welcher Spezialisierung, sondern auch konkret Facharzt X oder Y). Er ist somit „broker" des Patienten (Robinson, Steiner 1998, S. 25). Bei zunehmend multimorbiden und chronisch Kranken gewinnt diese Funktion an Bedeutung bzw. kann als Strategie gegenüber den Veränderungen im Krankheitspanorama gesehen werden. Entscheidend ist dabei, dass der gatekeeper in irgendeiner Form für die Ergebnisse verantwortlich gemacht wird, und dies sowohl qualitäts- als auch kostenbezogen.

Die Kostenaspekte sind häufig kaum sinnvoll von Qualitätskriterien abzugrenzen. Der gatekeeper soll durch seine Türöffnerfunktion sicherstellen, dass keine unnötigen fachärztlichen oder stationären Leistungen nachgefragt und angeboten werden. Dies ist sowohl kostensenkend als auch qualitätssteigernd. Gegenüber den anderen Leistungserbringern übernimmt der gatekeeper keine ausschließliche Kollegenfunktion mehr, sondern er ist nun der Auftraggeber des Facharztes und somit für dessen Umsatzvolumen indirekt verantwortlich. Die Verteilung der Ressourcen wird somit von der MCO auf die Ebene der Leistungserbringer delegiert.

Für die MCO bedeutet der Einsatz eines gatekeepers eine Reduzierung der Informationsasymmetrie (→ Einleitung), da sie davon ausgehen kann, dass der Allgemeinmediziner deutlich besser beurteilen kann, ob Leistungen angemessen sind. Auch das Problem der Qualitätskontrolle der Fachärzte wird erheblich gesenkt, da diese darauf angewiesen sind, vom gatekeeper Patienten überwiesen zu bekommen und entsprechend an einer für beide Seiten langfristig attraktiven Lösung interessiert sind.

Es steckt aber noch eine andere für die Kostenbetrachtung wichtige Hypothese hinter der gatekeeper-Funktion. Sehr viele der fachärztlich erbrachten Leistungen könnten durchaus auch von einem Allgemeinmediziner erbracht werden. Weil der gatekeeper die Facharztleistungen, zumindest beim „capitation"-gatekeeper, aus seinem Budget bestreiten muss, wird er genau prüfen, ob er die Leistungen nicht selbst und entsprechend günstiger anbieten kann. Implizit soll eine Umschichtung vom Fach- zum Allgemeinarzt induziert werden. Die Rolle der Allgemeinmediziner wird nicht nur inhaltlich, sondern auch quantitativ aufgewertet. Damit es aber nicht zu einer ungewollten Mengenausweitung kommt (erst der Besuch beim gatekeeper, dann beim Facharzt), werden eindeutige Facharztbesuche, wie beispielsweise die routinemäßige Untersuchung beim Gynäkologen oder Kinderarzt, ausgeklammert. Hier kann der Facharzt ohne vorherige Konsultation des gatekeepers aufgesucht werden.

Der Einsatz eines gatekeepers soll den Versicherten auch vom so genannten „doctor hopping" abhalten (Baumann, Stock 1996, S.123). Hierunter wird das Konsultieren mehrerer Fachärzte zu einem Behandlungsfall verstanden. Die tatsächliche Bedeutung dieses Phänomens ist aber umstritten.[32] Indirekt damit verbunden ist - wie bereits erwähnt - auch die Einschränkung von unnötigen Kosten durch Doppeluntersuchungen. Durch seine Funktion als Koordinator kann der gatekeeper generell verhindern, dass Doppeluntersuchungen gemacht werden. Es ist seine Aufgabe, die jeweiligen Leistungserbringer mit existierenden Untersuchungsergebnissen (z. B. Röntgenbildern oder Bluttests) zu versorgen. Im Idealfall werden diese Informationen online zur Verfügung gestellt, d. h. der gatekeeper und andere Versorgungsstufen sind über ein gemeinsames Netzwerk miteinander verbunden.

Gatekeeping ist, abgesehen von der ganz abgeschwächten Form, immer mit Budgetierung auf der untersten und somit in der Regel ersten Ebene der Leistungserstellung verbunden. Dies bedeutet, dass der gatekeeper pro eingeschriebenem Versicherten - nicht die Anzahl Patienten ist für sein Honorar entscheidend - eine ex ante festgelegte monatliche oder quartalsweise Pauschale erhält. Diese beträgt beispielsweise in den Niederlanden zwischen 73 und 93,70 Euro, abhängig vom Alter (über/unter 65) und der Sozialstruktur eines Stadtteils (Wasem, Greß, Hessel 2003, S. 24). Damit wird bewusst eine sehr viel höhere Kostentransparenz und ein stärkeres Kostenverständnis bei den Entscheidungsträgern (d. h. hier den Leistungserbringern) geschaffen.

Fallstudie 11: *Medizinischer Ressourcenverbrauch und Gesundheitskosten im Hausarztmodell Aarau (Schweiz)*
von: Matthias Schwenkglenks, Thomas D. Szucs

Ausgangslage

In der Schweiz haben **Health Maintenance Organizations** (HMOs) und Hausarztmodelle, zuerst in Europa, seit Anfang der neunziger Jahre Fuß gefasst und seit der Reform des Krankenversicherungsgesetzes im Jahr 1996 an Bedeutung gewonnen (Böhlert et al. 1997b; Baumberger 2001). Die Hausarztmodelle verzeichneten in der zweiten Hälfte der neunziger Jahre ein wesentlich schnelleres Wachstum als die klassischen HMOs, weil sie auf bestehenden Strukturen aufbauten und weil für die Versicherten

---

32 Die Einführung von Versicherungskarten soll dieses Problem deutlich verschärft haben, weil damit die administrativen Hürden abgeschwächt wurden.

die Möglichkeit bestand, den Hausarzt, sofern Vertragspartner des Modells, beizubehalten. Der in Hausarztmodellen versicherte Anteil der Schweizer Bevölkerung stieg
zwischen Mitte 1996 und 2001 von 1.4% auf 5.4% (Böhlert et al. 1997b; Managed Care
Modelle in der Schweiz 2001). Im Jahr 2000 hatten etwa 35% der Bevölkerung über
ihren Krankenversicherer Zugang zu einem solchen Modell.

Modell

Das im Rahmen der Hausarztmodell-Studie Aarau (HAMA) untersuchte CareMed-
Hausarztmodell Aarau steht hinsichtlich der gesetzten Anreize für Leistungseinspa-
rungen an der Untergrenze des Spektrums der in der Schweiz vertretenen Managed
Care-Varianten, deren Charakter im Vergleich zu vielen US-Lösungen ohnehin mode-
rat ist. Auf der Ebene der verwendeten Steuerungsmechanismen beschränkt sich das
Modell auf ein reines **gatekeeping**. Außer in medizinischen Notfällen ist zunächst der
Hausarzt zu konsultieren, bei dem die versicherte Person eingeschrieben ist. Weibliche
Versicherte haben außerdem freien Zugang zu gynäkologischen Vorsorgeuntersuchungen und geburtshilflicher Betreuung. Die resultierenden Leistungsdaten werden
zentral aufbereitet und zu den Daten der herkömmlich versicherten Mitglieder der
beteiligten Krankenversicherer im Raum Aarau in Bezug gesetzt. Das Geschäftsergeb-
nis bleibt weitgehend ohne finanzielle Konsequenzen. Eine **capitation** wurde nicht
vereinbart.

Ergebnisse

Die HAMA wurde in Kooperation mit den Trägern des CareMed-Hausarztmodells
Aarau (Ärzte, Krankenversicherer und Trägergesellschaft SanaCare) durchgeführt. Im
Rahmen einer Querschnittsstudie mit retrospektiven Elementen wurden Daten zur
Soziodemografie, zur Morbidität, zum Ressourcenverbrauch und zur Kostenstruktur
der im Hausarztmodell Versicherten sowie einer herkömmlich versicherten Kontroll-
population erhoben. Personen, die keine oder nur seltene Kontakte mit dem Gesundheitswesen hatten, wurden explizit einbezogen.

Von 1810 zufällig ausgewählten und eingeladenen Personen nahmen 39% an der Studie teil. Das Einverständnis zur Datenweitergabe durch Hausarzt und Krankenversicherer wurde von 33% erteilt. Die Teilnahmerate der im Hausarztmodell Versicherten
lag um fast 50% höher als die der herkömmlich versicherten Personen.

Der im Hausarztmodell versicherte Teil der Studienpopulation wies ein um etwa 3
Jahre höheres Durchschnittsalter und einen um 6% geringeren Frauenanteil auf. Bei
diesen Differenzen handelte es sich nachweislich um eine Abbildung von Charakteristika der gesamten Versichertenpopulationen. Die sonstigen Unterschiede auf der Ebene der Soziodemografie und der Versicherungsmerkmale waren gering und zum Teil
durch die beschriebene Alters- und Geschlechtsdifferenz erklärbar. Auffällig war lediglich ein deutlich geringerer Berufstätigen- und ein erhöhter Pensioniertenanteil im

Hausarztmodell. Die herkömmlich versicherten Personen waren tendenziell etwas mobiler, ungebundener und beruflich aktiver.

Ebenfalls nur geringe Unterschiede bestanden beim selbstberichteten Gesundheitsverhalten und beim subjektiven Gesundheitszustand (ermittelt mit Hilfe des SF-36). In den ärztlichen Daten fanden sich, bei weitgehender Übereinstimmung, einige statistisch nicht signifikante Hinweise auf eine geringfügig höhere Morbidität der herkömmlich versicherten Personen.

Die Zahl der Hausarzt-Konsultationen war in beiden Modellen nahezu identisch. Der Verbrauch aller anderen medizinischen Ressourcen war bei den herkömmlich versicherten Personen erhöht. Die meisten der beobachteten Unterschiede waren jedoch nicht statistisch signifikant. Signifikant erhöht war, nach einer Korrektur für die bestehenden Alters- und Geschlechtsdifferenzen, die Zahl der Facharztbesuche. Ein ebenfalls signifikanter Unterschied bestand auf der Ebene der Facharztkonsultationen ohne Überweisung.

Die multivariate Kostenanalyse zeigte Kosteneinsparungen auf Seiten des Hausarztmodells, die etwa 10-20% der Kosten des herkömmlich versicherten Vergleichskollektivs entsprachen. Diese Unterschiede fielen vor allem auf der Ebene der ambulanten Kosten an, dabei weniger auf der Ebene der Konsultationskosten als auf der Ebene der Medikamentenkosten und der sonstigen ambulanten Kosten.

Beurteilung

Insgesamt waren sich die Mitglieder der untersuchten Versicherungsmodelle bemerkenswert ähnlich. Die Versichertenzusammensetzung des CareMed-Hausarztmodells Aarau widersprach deutlich der Vorstellung, Managed Care-Modelle würden durch gesunde Personen im mittleren Erwachsenenalter dominiert (Morgan et al. 1997).

Eine Verzerrung der Resultate zur Kostenfrage durch Selektionseffekte kann nicht ausgeschlossen werden. Der Befund einer Assoziation der Hausarztmodell-Teilnahme mit reduzierten Kosten in der Obligatorischen Krankenpflegeversicherung der Schweiz kann jedoch als stabil betrachtet werden, auch wenn bezüglich der Größe dieses Effekts Unklarheiten verbleiben. Insgesamt werden die Ergebnisse früherer Schweizer Studien, die ebenfalls deutliche Kosteneinsparungen durch Hausarztmodelle berichteten, durch die HAMA-Resultate gestützt.

Das genaue Zustandekommen der beobachteten Kosteneinsparungen konnte nicht vollständig geklärt werden. Die Beobachtung einer reduzierten Zahl von Spezialistenbesuchen im Hausarztmodell läge als Teilerklärung nahe, doch die Resultate der Kostenanalyse bestätigten keinen derartigen Effekt. Eher scheinen die Ursachen der Kostenunterschiede in einem unterschiedlichen Verschreibungsverhalten und in derzeit nicht näher spezifizierbaren Unterschieden bei den übrigen ambulanten Leistungen zu liegen. Detaillierte Daten zur 'Mikroarchitektur' der erbrachten Leistungen würden hier möglicherweise genauere Aufschlüsse erlauben. Es gelten unter anderem, die Leistungs- und Kostenstruktur pro Einzelkonsultation, die beim Hausarzt und beim Spezialarzt durchgeführten Prozeduren einschließlich möglicher Doppelunter-suchungen sowie die isolierten Labor- und Medikamentenkosten zu analysieren. Unsere Resultate wären zum Beispiel durchaus mit der Vorstellung vereinbar, dass im Hausarztmodell Doppeluntersuchungen vermieden werden, weil die Ärzte besser über die bei ihren Patienten bereits durchgeführten Maßnahmen informiert sind.

Die Frage, ob für einzelne, qua Lebensalter oder anders definierte Versichertengrup-pen Modifikationen des **gatekeeping**-Prinzips die Modelleistungsfähigkeit verbessern könnten (Perroud et al. 1996), kann die HAMA nicht ausreichend beantworten, gerade auch, weil die Details der wirksamen Mechanismen nur teilweise geklärt werden konnten.

Kritische Würdigung

Bereits in der Einleitung wurde darauf hingewiesen, dass einige der Managed Care-Instrumente für das deutsche Gesundheitssystem nicht nur Innovationen darstellen, sondern vielmehr auch die Wiederentdeckung altbekannter Steuerungselemente. Hierzu gehört auch der gatekeeper, der im Grunde eine Wiederbelebung des traditio-nellen Hausarztsystems[33] darstellt.

Das gatekeeping greift dabei nahezu alle kritischen Punkte einer fragmentierten Ge-sundheitsversorgung auf. Anstelle einer isolierten Behandlung einer Diagnose tritt die kontinuierliche Betreuung eines Versicherten durch „seinen" gatekeeper; idealtypisch von der Geburt bis zum Tod (wobei der Arzt mit hoher Wahrscheinlichkeit eher stirbt). Durch die für das gatekeeping konstitutive langfristige Bindung zwischen Arzt und Patienten kann es auch zu den geforderten Verschiebungen zwischen Prävention und Kuration kommen. Die Forderung nach verstärkten präventiven Maßnahmen (z. B., dass sich der gatekeeper dafür einsetzt, dass Versicherte aufhören zu Rauchen, mehr Sport treiben, abnehmen etc.) gewinnt eine völlig neue Dimension, da der gatekeeper ein finanzielles Interesse hat, dass sein Patientenstamm in möglichst „guter gesund-heitlicher Verfassung" ist. Dies ist aber tendenziell mehr der Wirkungsmechanismus von capitation (→ Vergütungssysteme), der bereits ausführlich dargestellt wurde.

Darüber hinaus spricht für das gatekeeping-Prinzip, dass erheblich Evidenz existiert, und dass Gesundheitssysteme mit einem solchen System insgesamt niedrigere Ge-sundheitsausgaben haben als Systeme ohne ein solches (OECD Health Data 2002; Wasem, Greß, Hessel 2003, S. 4). Dabei muss allerdings einschränkend berücksichtigt werden, dass es ausgesprochen schwierig ist, die Ursachen für geringe Gesundheits-ausgaben sauber zu isolieren.

Von Befürwortern der hausarztzentrierten Versorgung – es muss hier deutlich hervor-gehoben werden, dass die Frage ausgesprochen ideologisch diskutiert wird und insbe-

---

[33] In der Literatur wird auch vom Primärarztsystem gesprochen. Vgl. z. B. der Sachver-ständigenrat in seinem Jahresgutachten 1992. (SVRKAiG 1992, S. 316ff).

sondere die „Grünen" und Sozialdemokraten dazu tendieren, die hausarztzentrierte Versorgung quasi aus Prinzip zu fordern - wird als Argument angeführt, dass die Kommunikation zwischen Hausarzt und Patient besser seien. Dies „lässt sich empirisch international vergleichend nicht belegen" (Wasem, Greß, Hessel, S. 4).

Diesen offensichtlichen Stärken des gatekeepings stehen nicht unerhebliche Schwächen gegenüber. Die freie Arztwahl ist ein wesentliches Kriterium der Patientenzufriedenheit. Auch wenn es sich dabei primär nur um eine Forderung nach Freiheit handelt, die ausgesprochen wenig genutzt wird, wird sie von den Versicherten sehr hoch eingeschätzt. Das gatekeeping ist somit schlicht eine Begrenzung der freien Arztwahl und wird per se schwer zu vermitteln sein. Mit anderen Worten, der Verzicht auf die freie Arztwahl muss den Versicherten abgekauft werden, entweder durch mehr oder bessere Leistungen in anderen Bereichen oder aber durch niedrigere Prämien. Somit besteht eine trade off-Beziehung, d. h. die Einschränkung der Wahlfreiheit muss mit geringeren Prämien kombiniert werden. Hier liegt aber wohl die entscheidende Schwäche des Konzeptes. Selbst wenn es durchaus vorstellbar ist, dass durch die konsequente Umsetzung des gatekeepings einige Prozentpunkte der Gesamtausgaben eingespart werden können, bleibt die Frage offen, ob diese Kostenvorteile die notwendigen Prämienreduktionen oder Leistungsausweitungen überkompensieren. Ohne entsprechende Anreize wird das Konzept nicht durchsetzbar sein, da die qualitativen Aspekte schwer zu vermitteln sind und vor allem der Versicherte ja auch in einem System mit freier Arztwahl seinen individuellen gatekeeper haben kann. Es besteht für ihn keine Verpflichtung, direkt zum Facharzt zu gehen, sondern er kann, wie beim gatekeeping, jedes Mal zuerst seinen Hausarzt konsultieren. Diese Vorteile können aus der Sicht des Versicherten also auch ohne Einschränkung der Wahlfreiheit realisiert werden. Empirische Untersuchungen in den USA haben ergeben, dass nahezu alle Versicherten den Erstkontakt mit einem Allgemeinmediziner, der ihre Krankengeschichte kennt, schätzen (Grumbach et al. 1999, S. 264).

Die Patientenzufriedenheit wird darüber hinaus durch den Mehraufwand, den das gatekeeping verursacht, geschwächt. Viele Versicherte werden den Besuch des gatekeepers häufig als Schikane betrachten. Vor allem dann, wenn sie der Meinung sind, selbst beurteilen zu können, zu welchem Facharzt sie gehen müssen (z. B. bei Pilzerkrankungen).

Der Versicherte wird auch die neue Rolle des Allgemeinmediziners sehr kritisch betrachten. Hatte er vorher bei der Vergütung des Arztes über Einzelleistungen eher das Gefühl, dass der Arzt mehr Untersuchungen als unbedingt nötig durchführt („schadet zumindest nicht") und die Umtriebigkeit als Fürsorge gedeutet, kehrt sich dies nun um. Die Gefahr einer Unterversorgung wird für den Versicherten real. Er muss latent davon ausgehen, dass eher zuwenig als zuviel behandelt wird, da jede Leistung zu Lasten des gatekeepers geht. Auch der gatekeeper ist an Einkommen oder Freizeit interessiert (individuelle Nutzenmaximierung).

Für den Allgemeinmediziner stellt insbesondere die „capitation"-Variante eine weitgehende Neuorientierung dar. Der gatekeeper hat durch seinen Patientenstamm ein festes Einkommen, es variiert nur mit der Größe seines Patientenstammes, und er trägt kaum ein unternehmerisches Risiko, zumindest solange sich die capitation rate nur auf sein Leistungsspektrum bezieht. Er kann somit nicht mehr sein Einkommen, sondern nur noch seine Freizeit maximieren. Je effizienter er seinen Patientenstamm behandelt, desto weniger Aufwand, respektive desto mehr Freizeit hat er. Hauptargument für die Unterstützung des Konzeptes durch Allgemeinmediziner dürfte allerdings sein, dass er nun die Leistungserstellung dominiert. Er verwaltet das Budget, hat die Informationen und kann damit maßgeblich Einfluss auf den Behandlungsprozess ausüben. Dies ist vor allem bedeutend, weil der Allgemeinmediziner bisher ein „Mauerblümchen-Dasein" fristete und - sowohl in Deutschland als auch den USA - am schlechtesten vergütet wurde.

Das System hat jedoch auch für den Allgemeinmediziner gravierende Nachteile. Der gatekeeper begibt sich in eine unangenehmere Position mit erheblichen Rollenkonflikten, da einerseits das Vertrauen der Patienten eingeschränkt wird und er andererseits quasi für das Einkommen seiner Facharztkollegen mitverantwortlich ist. Und diese werden ihm kontinuierlich unterstellen, zu viele Leistungen selbst zu erbringen, ohne über die entsprechende Qualifikation zu verfügen. Gatekeeping verlagert einen Großteil der Spannungsverhältnisse auf die unterste Ebene der Leistungserstellung.

Für eine abschließende Beurteilung des gatekeeping-Konzeptes ist eine entscheidende Frage, wie mit der Gefahr der Risikoselektion umgegangen wird. Es bestehen erhebliche Anreize für den gatekeeper, schlechte Risiken „abzuschrecken" (z. B. durch eine miserable Behandlung, die den Patienten freiwillig zum nächstmöglichen Termin einen anderen gatekeeper suchen lässt) und gute Risiken (je nach Wohnlage, Berufsgruppe etc.) gezielt anzusprechen. Dieses Problem lässt sich nur beheben, wenn durch eine risikoangepasste capitation-Prämie sichergestellt wird, dass es per se keine guten oder schlechten Risiken gibt, bzw. präziser ausgedrückt die Zusammensetzung des Patientenstammes nicht für den wirtschaftlichen Erfolg einer Praxis ausschlaggebend ist. Es muss entsprechend für den gatekeeper ein weitgehender Kontrahierungszwang gelten. Diese Überlegungen machen deutlich, dass durch die Verlagerung der finanziellen Interessen auf die erste Ebene der Leistungserstellung externe Qualitätssicherungsmaßnahmen (→ Qualitätsmanagement) notwendig werden, damit das gatekeeping sich nicht zu einem reinen Selektionsinstrument entwickelt.

In der Diskussion über das gatekeeping, respektive der Stärkung der Rolle der Allgemeinmediziner, werden darüber hinaus zwei Aspekte unseres Erachtens zu wenig berücksichtigt. Erstens gilt es die These, dass die Leistungserstellung durch Allgemeinmediziner günstiger sei als jene durch Fachärzte, kritisch zu hinterfragen. Die zunehmende Ausdifferenzierung der Medizin - die Anzahl von Fachdisziplinen hat sich in den letzten Jahren vervielfacht - hat auch ihre inhaltlichen Gründe. Neue Behandlungsmethoden erfordern nahezu zwangsläufig eine Spezialisierung. Es bestehen zumindest begründete Zweifel, ob ein Allgemeinmediziner überhaupt in der Lage ist, der Anforderung gerecht zu werden, das gesamte Spektrum der medizinischen Leistungserstellung zu überschauen und in allen Bereichen über den state of the art informiert zu sein. Falls dies nämlich nicht der Fall ist, kann es sogar zu einer Erhöhung der Behandlungskosten kommen, da Patienten entweder falsch behandelt werden (Fehldiagnosen) oder die Überweisung an einen Facharzt zu spät erfolgt. Zumindest in den Niederlanden geht man davon aus, dass die Hausärzte in Zukunft nicht in der Lage sein werden, das gesamte Leistungsspektrum abzudecken und Spezialisierung notwendig sein wird (Wasem, Greß, Hessel 2003, S. 26).

Der zweite Aspekt geht in eine ähnliche Richtung. In der Diskussion wird häufig ignoriert, dass die medizinische Ausbildung überhaupt nicht auf die Management-Funktionen des gatekeepers ausgerichtet ist. Ohne entsprechende Weiterbildungen und Zusatzqualifikationen sowie Reorganisationen der Arztpraxen können die Funktionen kaum wahrgenommen werden. Die Übernahme von Koordinations- und Steuerungsfunktionen müsste auch dazu führen, dass beispielsweise in einer Gruppenpraxis Disease-Manager eingestellt werden, die diese Funktionen wahrnehmen. Die traditionelle Organisation mit „Arzt plus Sprechstundenhilfe" erscheint wenig geeignet, um ein wirkungsvolles gatekeeping durchzuführen.

Zusammenfassend kann konstatiert werden, dass es sich bei gatekeeping zwar um ein theoretisch sehr attraktives Konzept handelt, dass erhebliche Steuerungsmöglichkeiten beinhaltet und viele auch zukünftig steigende Anforderungen (insbesondere die Optimierung von Schnittstellen) adressiert. Es darf dabei aber nicht ignoriert werden, dass insbesondere in den USA wieder vom gatekeeping Abstand genommen wird (Ferris et al. 2001; Lawrence 2001) und auch das niederländische System sich in einer Krise befindet (Wasem, Greß, Hessel 2003). Dies ist einerseits in der unangemessen Einschränkung der Wahlfreiheit und deren hohen Bedeutung begründet und andererseits in den hohen Anforderungen an die Leistungserbringer. Wie auch in anderen Managed Care-Ansätzen geht es hier darum, einen guten Kompromiss zwischen Wahlfreiheit und Steuerungsmöglichkeiten zu finden und insbesondere auch die Einbindung in adäquate institutionelle Arrangements (→ integrierte Versorgungssysteme).

Literatur

BAUMANN, M. STOCK, J. (1996), Managed Care – Impulse für die GKV?, Prognos-Gutachten im Auftrag der Hans-Böckler-Stiftung, Düsseldorf 1996

BAUMBERGER, J. (2001), So funktioniert Managed Care. Anspruch und Wirklichkeit der integrierten Gesundheitsversorgung in Europa. Stuttgart

BÖHLERT, I. ET AL. (1997a), Das Schweizer Gatekeepersystem – ein Modell zur Verbesserung der Leistungsentwicklung und Wirtschaftlichkeit, in: Gesundheitswesen, 59, S. 488-94

BÖHLERT, I. ET AL. (1997b), Voraussetzungen zur erfolgreichen Umsetzung von Managed Care – Gatekeepersystem nach dem Schweizer Muster in Deutschland, in: Gesundheitswesen, 59, S. 555-60

EUROPEAN OBSERVATORY ON HEALTH CARE SYSTEMS (2001), Health Care Systems in Transition Denmark

FERRIS, T.G. ET AL. (2001), Leaving gatekeeping behind – effects of opening access to specialists for adults in a health maintenance organization, in: N Engl J Med 345 (18), S. 1312-1317

FRANKS, P. ET AL. (1992), Gatekeeping Revisted – Protecting Patients From Overtreatment, in: The New England Journal of Medicine, Aug. 6, S. 424-27

GRUMBACH, K. ET AL. (1999), Resolving the Gatekeeper Conudrum, in: JAMA, 282 (3), 21. Juli 1999, S. 261-266

KINGDOM, J. (1996), The United Kingdom, Wall, A., Health Care Systems in Liberal Democracies, London, S. 127-162

KLEIN, R. (1996), The New Politics of NHS, 3. Auflage, Essex

LAWRENCE, D. (2001), Gatekeeping reconsidered, in: N Engl J Med 345 (18), S. 1342-1343

MORGAN, R.O. VIRNIG, B.A. DEVITO, C.A. PERSILY, N.A. (1997), The Medicare-HMO revolving door - the healthy go in and the sick go out, in: New England Journal of Medicine 337(3), S.169-75.

OECD HEALTH DATA 2002, (2002) CD-ROM, Paris

OTTEWILL, R. (1996), The Netherlands, in: Wall, A., Health Care Systems in Liberal Democracies, London, S. 76-103

O.V. (2001), Managed-Care-Modelle in der Schweiz. Managed Care 2001(1), S. 37-39.

PAYER, L. (1996) Medicine and Culture, 2. Auflage, New York

PERROUD, H.-M. GABBUD, J.-P. TAPERNOUX, B. GUEISSAZ, F. (1996), Der Schweizer Hautarzt und die alternativen Versicherungssysteme. Schweizerische Ärztezeitung (18), S. 745-6

PROGNOS AG (1998), Evaluation neuer Formen der Krankenversicherung, Synthesebericht im Auftrag des Bundesamtes für Sozialversicherungen, Bern

ROBINSON, R. STEINER, A. (1998) Managed Health Care US Evidence and Lessons for the National Health Service, Buckingham

SACHVERSTÄNDIGENRAT DER KONZERTIERTEN AKTION IM GESUNDHEITSWESEN (SVRKAIG) (1992) Jahresgutachten 1992, Baden-Baden

WASEM, J. GREß, S. HESSEL, F. (2003), Hausarztmodelle in der GKV – Effekte und Perspektiven vor dem Hintergrund nationaler und internationaler Erfahrungen. Diskussionsbeiträge aus dem Fachbereich Wirtschaftswissenschaften Universität Essen, Nr. 130

WIECHMANN, M. (2003), Managed Care. Grundlagen, internationale Erfahrungen und Umsetzung im deutschen Gesundheitssystem, Wiesbaden

ZELMAN, W. BERENSON, R.A. (1998), The Managed Care Blues & How to Cure Them, Washington D.C.

3.2 Guidelines und clinical pathways

Grundgedanken

Für kein anderes Instrument im Rahmen von Managed Care gibt es derart vielfältige Begriffsvariationen wie für **guidelines**. In der deutschen Diskussion wird von Richtlinien, Leitlinien, Empfehlungen und Stellungnahmen gesprochen, aus der amerikanischen Literatur kommen noch algorithms, critical paths, practice parameter oder clinical pathways hinzu (Amelung 1998, S.3). Grundsätzlich unterscheiden sich die Begriffsdefinitionen hinsichtlich des Verbindlichkeitsgrades (verbindlich bis zu reinen Empfehlungen)[34], des Umfangs (sektorenbegrenzt bis zu sektorenübergreifend) und der Frage, ob sie generell oder unternehmensspezifisch sind (insbesondere clinical pathways können als die Umsetzung auf unternehmensspezifische settings verstanden werden (Ziegenbein 2001, S. 257)).

Im Folgenden wird nur der Begriff guidelines benutzt, auch wenn es berechtigte Begriffsabstufungen gibt, weil es sich immer um eine Standardisierung der medizinischen Leistungserstellung handelt. Fallweise Entscheidungen sollen durch generelle ersetzt werden. In der allgemeinen Management-Literatur wird dies als Substitution von Führung durch Organisation bezeichnet. Hier wird auch der Zusammenhang zwischen → utilization review und guidelines offensichtlich: Guidelines gehören zur Organisation, d. h. es werden feste Regelungen geschaffen, utilization review demgegenüber zur Führung, d. h. die Entscheidung im Einzelfall wird betrachtet.

Guidelines beschäftigen sich indirekt auch mit der Kernfrage der Leistungserstellung im Medizinbereich: der Frage nach der inhaltlichen Ausgestaltung des „medizinisch Notwendigen". Entsprechend definiert auch der Sachverständigenrat Leitlinien als „...systematisch entwickelte, evidenz-basierte ... Entscheidungs- und Orientierungshilfen für medizinische Maßnahmen unter definierten charakteristischen Bedingungen..."(SVRKAiG 1998, S. 379).

Im Rahmen der Diskussion über Managed Care muss jedoch deutlich gemacht werden, dass dies eine einseitig medizinisch orientierte Betrachtung ist und MCOs durchaus abweichende Zielsetzungen, nämlich primär die Kostensenkung, verfolgen. MCOs wie beispielsweise eine HMO greifen mit Hilfe von guidelines unmittelbar in die Art der Leistungserstellung ein. Der Arzt oder ein anderer Leistungserbringer hat vorgegebene Behandlungspfade „abzuarbeiten", unabhängig davon, ob er diese Behandlungsform für geeignet hält.

---

[34] „Nach den Richtlinien (z. B. Mutterschaftsrichtlinien, Histologiebefund vom Operationspräparat) **muß** man sich richten, von den Leitlinien (z. B. Betreuung von nicht insulinpflichtigen Diabetikern ...) **sollte** man sich leiten lassen, Empfehlungen **kann** man befolgen." (Selbmann 1995, S. 183)

So heben Emanuel und Goldman zu Recht hervor, dass es zwei Arten von guidelines gibt. Erstens jene, die durch Fachgesellschaften (Reinauer 1998) entwickelt und in Fachzeitschriften mit peer review publiziert und zur Diskussion gestellt werden. Auch hier gibt es häufig sehr voneinander abweichende guidelines durch verschiedene Fachgesellschaften oder Institutionen, die konkurrieren.[35] Zu dieser Kategorie von guidelines gehören auch diejenigen, die von der staatlichen amerikanischen Agency for Health Care and Policy Research in Washington D.C. (www.ahcpr.gov) entwickelt werden. Analog hierzu sind in Deutschland jene von der Arbeitsgemeinschaft der Wissenschaftlichen Medizinischen Fachgesellschaften (AWMF; www.uni-düsseldorf.de/www/AWMF) zu betrachten.

Dem stehen zweitens, vertrauliche guidelines von MCOs gegenüber, die primär Kosten senken oder andere Wettbewerbsvorteile schaffen sollen und konsequenterweise auch nicht Gegenstand von Fachkontroversen sein können (Emanuel, Goldman 1998). In einem Wettbewerbsumfeld ist die Art der Leistungserstellung ein wesentlicher Erfolgsfaktor, die folglich auch ein „Betriebsgeheimnis" darstellt.

In der Praxis hat eine Mischform der beiden Varianten an Bedeutung gewonnen. Dabei handelt es sich um guidelines von spezialisierten Beratungsunternehmen – einer der Marktführer ist die Unternehmensberatung Milliman and Robertson - die ihre guidelines zwar nicht öffentlich zur Diskussion stellen, die aber auch nicht unternehmensindividuell sind. Für die MCOs weisen sie den Vorteil auf, dass die meisten Ärzte mit dem Umgang dieser guidelines vertraut sind.

Guidelines sind ohne Frage in den USA eines der konstitutiven Elemente von Managed Care (James 1995; GAO 1996). Auch wenn es Unterschiede zwischen den verwendeten guidelines und dem Umfang des Einsatzes gibt, sind sie wesentlicher Bestandteil der Gestaltung der Beziehungen zwischen MCOs und den Leistungserbringern. Auch in Deutschland hat in den letzten Jahren eine intensive praktische und theoretische Diskussion zu dem Thema begonnen (Dietrich, Imhoff, Kliemt 2004; Ziegenbein 2001; Torsello, Klenk, Kasprzak 2002).

Formen und Ziele von guidelines

Bevor konkret auf die unterschiedlichen Zielsetzungen eingegangen wird, soll eine guideline für eine infektiöse Pneumonie exemplarisch dargestellt werden (Abb. 3-2)

Mit der guideline soll die Behandlung des häufig vorkommenden Krankheitsbildes einer infektiösen Pneumonie (Lungenentzündung) effizienter gestaltet werden. Durch die präzise Festlegung der Ablaufschritte soll sowohl sichergestellt werden, dass die Behandlung in schnellstmöglicher Zeit erfolgt und gleichzeitig definierte Qualitätsanforderungen erfüllt werden. Hinter den Punkten G1 bis G9 - es handelt sich um eine

---

[35] Klassisches Beispiel ist die Frage nach Mammographien bei unter 50-jährigen Frauen, worüber die Ansichten sehr weit auseinander gehen.

verkürzte Darstellung - sind detaillierte Informationen, die medizinischen Parameter, nachgelagert, die hier nicht näher betrachtet werden sollen. Entscheidend ist bei ihnen lediglich, dass sie evidenz-basiert sind (→ Evaluationsverfahren).

Abbildung 3-2: *Guideline einer infektiösen Pneumonie (gekürzt, in Anlehnung an Thiemann 1996, S. 456)*

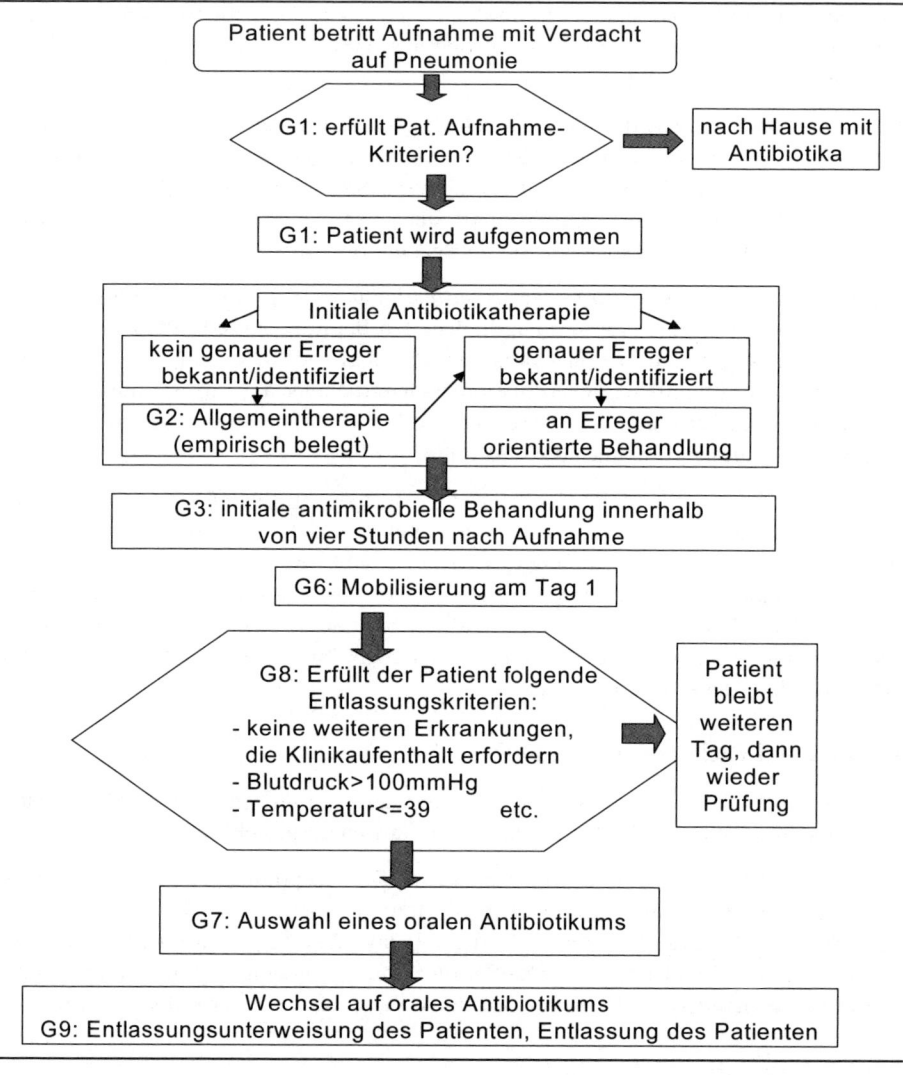

Die häufig als zentrale Funktion hervorgehobene Qualitätssicherung (Lohr 1998) soll hier nicht näher diskutiert werden, da dies im Rahmen des → Qualitätsmanagements erfolgt. Auch auf die Funktion von guidelines als internes Steuerungsinstrument, z. B. zur Einarbeitung neuer Mitarbeiter, zur inner- und zwischenbetrieblichen Koordination oder als Führungsinstrument wird hier nicht näher eingegangen (Amelung 1998, S. 10ff). Im Folgenden werden primär die externen Steuerungsfunktionen und die Auswahlfunktionen beleuchtet. Im Vordergrund stehen die Durchsetzung kostenoptimaler Behandlungsformen, die Produktdifferenzierung und die Wahl der Vertragspartner.

MCOs setzten guidelines primär zur Steuerung der Mengenkomponenten ein. Wurde über das preauthorization utilization review (→ utilization review) eine Leistung genehmigt, d. h. festgestellt ob sie überhaupt erbracht werden sollte, kann nun vorgegeben werden, wie diese zu erbringen ist. Die MCOs bestimmen somit nicht nur das Leistungsvolumen (Stückzahlen) insgesamt, sondern auch die jeweils eingesetzten Leistungsmengen (Mengenkomponente). Konkret bedeutet dies, dass beispielsweise über das → utilization review eine ERCP genehmigt wurde, die guideline legt nun fest, wie viele Bilder gemacht werden sollten.

Die zugrunde liegende Annahme ist dabei, dass ein von ihnen definiertes Qualitätsniveau günstiger erbracht werden kann, wenn sich Ärzte an eine vorgegebene guideline halten, als wenn diese im Rahmen der Therapiefreiheit die Behandlung individuell bestimmen. Dies kann unterschiedliche Gründe haben. Positiv formuliert helfen MCOs Ärzten bei der Leistungserstellung, indem sie ihnen geeignete, vor allem aber effizientere Behandlungswege aufzeigen. MCOs übernehmen in diesem Fall quasi Personalentwicklungsfunktionen indem sie für die Verbreitung von evidenzbasierter Medizin in die allgemeine Praxis sorgen. Idealerweise legen MCOs eine Behandlungsform fest, die kosten- und/oder qualitätsoptimal ist. Entscheidend ist dabei, dass die Art der Leistungserstellung vom Leistungsfinanzierer analysiert und vorgegeben wird. In der Regel bedeuten guidelines dabei einen reduzierten Einsatz von Medizintechnologien und im Falle von Krankenhausbehandlungen eine Verkürzung der Liegezeiten durch eine Komprimierung der Leistungserstellung.

Für den Leistungserbringer bedeutet der Einsatz von guidelines eine Art management by exception. Nur in besonderen Fällen kann er von einer guideline abweichen und muss dies dann begründen. Eigenmächtiges Abweichen von der guideline führt zu Einkommenseinbußen, da MCOs in diesem Fall nur den definierten Leistungsumfang vergüten.

Auch wenn guidelines immer im Zusammenhang mit Kosteneinsparungen diskutiert werden, lassen sich in der Praxis aber auch Beispiele finden, die zu einer Erhöhung der Kosten geführt haben, indem als Standard eine höhere Mengenkomponente als die bisher übliche vorgegeben wurde (Pauly 1995, S. 68). MCOs sollten deshalb grundsätzlich überprüfen, ob eine guideline nicht zu einer Mengenausweitung führt, respektive ob die dadurch zu erwartenden Qualitätsverbesserungen die Mehraufwendungen rechtfertigen. Hier wird bereits offensichtlich, dass guidelines nicht ausschließlich als Instrument zur Kostenreduktion gesehen werden dürfen.

Der zweite Aspekt ist die Produktdifferenzierung einer MCO. Über guidelines kann eine angestrebte Produktdifferenzierung auch nach außen hin dokumentiert werden. Auch wenn dies für deutsche Verhältnisse provokant klingen mag, kann eine Produktdifferenzierung - inhärent mit dem Begriff einer Zwei-Klassen-Medizin verbunden - durchaus ein Marketingziel darstellen. Guidelines fixieren in erster Linie die Prozessqualität und nicht die Ergebnisqualität. So kann es das Ziel einer MCO sein, differierende Angebote zu entwickeln, die sich in der Ablauforganisation unterscheiden. Die Entfernung von Gallensteinen ist beispielsweise im Regelfall mit einem dreitägigen Krankenhausaufenthalt verbunden. Durch eine spezielle Prozessgestaltung ist es aber möglich, diesen auf einen Tag zu reduzieren. Zwar ist das mit einem erheblichen organisatorischen Mehraufwand verbunden, doch für eine MCO kann es trotzdem interessant sein, dieses Produkt zu entwickeln und zahlungskräftigen Kunden anzubieten. Genauso ist es denkbar, guidelines für risikoaverse Patienten zu definieren, die eine überdurchschnittliche Anzahl von Tests haben wollen. Auch dies wäre mit einem entsprechend zu honorierenden Mehraufwand verbunden. Guidelines eignen sich somit, um individuellen Bedürfnissen und Zahlungsbereitschaften zu entsprechen und Abschied zu nehmen von der Vorstellung, dass es keine Produktdifferenzierung im Gesundheitswesen geben sollte.

Die Anwendung von guidelines kann auch als Kriterium zur Auswahl von Vertragspartnern herangezogen werden (→ selektives Kontrahieren). Immer dann, wenn Indikatoren für die Ergebnisqualität nur schwer zu messen sind, bietet es sich an, auf die Prozessqualität und deren Fixierung zurückzugreifen. Eine MCO kann beispielsweise nur mit Leistungserbringern kontrahieren, die festgelegte guidelines anwenden und muss somit keine weiteren Qualitätsüberprüfungen durchführen.

Einsatzgebiete von guidelines

Eine zentrale Frage ist, für welche Indikationen guidelines entwickelt werden sollten. Dieser Punkt ist vor allem deshalb relevant, weil ihre Entwicklung sehr kostspielig ist. Vier Aspekte sind für MCOs relevant:

- Quantität und Homogenität,
- Kosten- und Qualitätsdifferenzen zwischen den Behandlungsformen,
- Grad der Informationsasymmetrien zwischen Leistungserbringer und– finanzierer und
- das Fehlen von pauschalierten Vergütungsformen (→ Vergütungssysteme).

Erstens sind guidelines nur in vom Umsatzvolumen (Menge und/oder Kosten pro Fall) her bedeutenden Diagnose- oder Therapieformen sinnvoll. Klassische Beispiele sind Geburten, bypass-Operationen, Hüftgelenkserneuerungen, chronische Erkrankungen wie Diabetes oder Behandlungen mit hohen Folgekosten wie Schlaganfälle. In der Praxis zeigt sich allerdings, dass mit relativ wenigen guidelines ein Großteil der medizinischen Leistungen abgedeckt werden kann. Die Leistungen müssen auch in einem relativ homogenen Spektrum liegen, d. h. sie müssen möglichst standardisierbar sein. Guidelines, die sehr viele Ausnahmeregelungen aufweisen und entsprechend unübersichtlich sind, werden sich nur schwer durchsetzen können. Auch diese Kriterien erfüllen deutlich mehr medizinische Leistungen als allgemein angenommen. Auch wenn jeder Patient spezielle Charakteristika aufweist, können trotzdem die Eckpunkte einer Behandlung – und zwar ohne Verlust der Individualität – standardisiert werden.

Guidelines sind zweitens auch nur dann zweckmäßig, wenn unterschiedliche Therapieschemata stark differierende Kosten aufweisen. Dies dürfte beispielsweise immer dann vorliegen, wenn die Wahl zwischen der günstigeren ambulanten und einer kostspieligeren stationären Versorgung oder zwischen medikamentöser und chirurgischer Behandlung besteht. Unterschiedliche Behandlungsformen, die sich weder in Kosten noch in Qualität unterscheiden, müssen nicht standardisiert werden. Durch den medizintechnologischen Fortschritt, wie beispielsweise minimalinvasive Operationen, nimmt die Anzahl von unterschiedlichen Behandlungsformen mit erheblich differierenden Kosten deutlich zu.

Der dritte Aspekt ist die Reduzierung von Informationsasymmetrien. Informationsasymmetrien bestehen dann, wenn es für den Leistungsfinanzierer nur schwer möglich ist, die Leistungserstellung zu überprüfen, und somit ein Kontrollproblem existiert (→ Einleitung). Je schwieriger es im Einzelfall ist, den Leistungserbringer zu überprüfen und je größer das Potenzial ist, dass er eigene Interessen maximiert, desto sinnvoller ist der Einsatz von guidelines. Konkret bedeutet dies, dass die Leistungserstellung transparenter wird. Mit guidelines wird es auch für Nicht-Mediziner möglich, die Leistungserstellung zu kontrollieren. Zumindest kann festgestellt werden, ob von der guideline abgewichen wurde und entsprechend ein Rechtfertigungszwang entsteht.

Der vierte Aspekt betrifft Alternativen zu guidelines. Wenn es pauschalierte Vergütungsformen wie Fallpauschalen , Sonderentgelte oder Kopfpauschalen (→ Vergütungsformen) gibt, ist die Art der Leistungserstellung für den Leistungsfinanzierer zumindest aus finanziellen Gründen nicht bedeutend, da Ineffizienzen nicht zu seinen Lasten gehen. Hier muss nur die Ergebnisqualität überprüft werden (→ Qualitätsmanagement), wofür sich guidelines aber wiederum auch eignen. Bei pauschalierten Vergütungsformen haben die Leistungserbringer selber ein großes Interesse, guidelines zu entwickeln, bzw. einzusetzen, da sie somit ihre Kosten kontrollieren können.

Zu den beschriebenen Aspekten kommen aus medizinischer Sicht noch drei weitere Kriterien hinzu. Erstens sind guidelines nur dann geeignet, wenn es zumindest eine relativ große Akzeptanz für vorherrschende Behandlungsformen gibt. Es muss im Prinzip eine konsensfähige Diagnose- oder Therapieform geben. Zweitens eignen sich guidelines für Behandlungsformen mit einem großen Image- oder Haftungsrisiko.

Beide Risiken können durch die konsequente Anwendung von guidelines nahezu ausgeschlossen werden. In den USA hat die Begrenzung des Haftungsrisikos durch die Anwendung von guidelines die Akzeptanz maßgeblich gefördert. Drittens lassen sich guidelines besonders einfach bei Behandlungsformen mit einem hohen Neuigkeitsgrad durchsetzen, weil dabei wenig „alte Praktiken" aufgegeben werden müssen.

Kritische Würdigung

Eine kritische Würdigung von guidelines ist sehr schwierig, da guidelines derart unterschiedlich eingesetzt werden können, dass verallgemeinernde Aussagen kaum sinnvoll sind. Die folgende Graphik (Amelung 1998, S. 23) verdeutlicht diesen Zusammenhang.

Abbildung 3-3: *Kosten-/ Qualitätsmatrix von guidelines*

		Qualität		
		höher	**gleich**	**niedriger**
Kosten	**höher**	Präferenzentscheidung	negativ	negativ
	gleich	positiv	unbedeutend	negativ
	niedriger	Star	positiv	Produktdifferenzierung

Aus der Sicht des Leistungsfinanzierers sind guidelines, die zu höheren Kosten und einer Erhöhung der Qualität führen, Präferenzentscheidungen. Es muss abgewogen werden, in welchem Verhältnis die Mehraufwendungen zu der Qualitätssteigerung stehen. Niedrigere Qualität bei gleichzeitig niedrigen Kosten stellt eine Reduzierung des Leistungspaketes dar. Das Produkt, das der Leistungsfinanzierer anbietet, ist schlicht ein anderes, als jenes vor der Einführung von guidelines. Die drei Felder im rechten oberen Eck müssen nicht näher betrachtet werden. Es kann kein Interesse an solchen Strategien bestehen, da sie für alle Beteiligten nachteilig sind. Gleiches gilt für gleich bleibende Qualität bei gleich bleibenden Kosten. Hier schlagen lediglich die Entwicklungskosten von guidelines negativ zu Buche. Als strategische Erfolgsfaktoren können die drei Felder in der linken unteren Ecke angesehen werden.

Sämtliche dieser Felder stellen realistische Ausprägungen dar, für die sich entsprechende Beispiele finden lassen. Es ist nicht legitim, ein Feld herauszugreifen und entsprechend positiv oder negativ zu argumentieren. Auf Qualitätsaspekte (→ Qualitätsmanagement) wird hier nicht weiter eingegangen, sondern nur auf die Steuerungsfunktionen. Diese Trennung wird ausschließlich durch den Versuch begründet, Redundanzen zu vermeiden. Nachfolgend sollen einige wesentliche Thesen zu guidelines diskutiert werden.

Guidelines und → utilization review sollten im Kontext betrachtet werden, da sie zusammen eine weitgehende Einschränkung der Diagnose- und Therapiefreiheit der Leistungserbringer bedeuten. Erst wird festgelegt, häufig auf der Basis von Checklisten, welche Leistungen erbracht werden dürfen, dann folgt das „Abarbeiten" eines extern vorgegebenen Behandlungsmusters. Mit der Entwicklung von guidelines wird ganz maßgeblich darüber entschieden, wer berechtigt ist, die Art und den Umfang der Leistungserstellung zu definieren. Guidelines legen damit auch die Kräfteverhältnisse zwischen Leistungsfinanzierung und –erstellung fest.

Anders formuliert bedeuten guidelines die Einführung einer gesteuerten Versorgung, so auch die deutsche Übersetzung von Managed Care, und einen Abschied vom „blank check" für die Leistungserbringer, d. h. der vollständigen Delegation der Verantwortung über die Art und den Umfang der Leistungserstellung an die Leistungserbringer.

Guidelines bedürfen, wie im Prinzip alle Steuerungsinstrumente, Anreiz- und/oder Sanktionsmechanismen zu ihrer Umsetzung. Nur wenn die Nichtbefolgung unmittelbare Konsequenzen hat, werden sie eingehalten. Auch der Sachverständigenrat hat vorgeschlagen, die Vergütung an die Einhaltung von guidelines zu koppeln (SVRKAiG 1998, S. 379ff).

In den USA wird die Umsetzung von guidelines durch drei Faktoren bestimmt: erstens durch die erhebliche Gefahr von Kunstfehlerprozessen (Haftungsrisiko). Der Arzt hat ein großes Interesse, sein Haftungsrisiko möglichst gering zu halten. Die konsequente Anwendung einer guideline reicht in der Regel als Nachweis der angemessenen Behandlung aus. Dies ist ein Aspekt, der auch in der deutschen Diskussion zunehmend an Bedeutung gewinnt. Zweitens ist die Marktmacht der MCOs entscheidend. Je größer ihre Macht ist, desto einfacher lassen sich guidelines durchsetzen - vor allem solche, die primär die Kostensenkung bezwecken. Und der dritte bestimmende Faktor ist, dass von den MCOs auch nur solche Leistungen vergütet werden, die durch die guideline gedeckt sind. Eine MCO hat keine Probleme mit einer Mengenausweitung durch den Arzt, wenn diese nicht zu höheren Kosten für die MCO führt.

Obwohl guidelines wenig in diesem Zusammenhang diskutiert werden, sind sie ein nahezu optimales Instrument zur Leistungsbeschränkung. Dadurch, dass der Leistungsumfang eindeutig fixiert wird, und dies muss a priori nicht der „optimale" Umfang sein, kann problemlos eingeschränkt werden. Ob beispielsweise bei einer Schwangerschaft drei oder vier Vorsorgeuntersuchungen durchgeführt werden, ist einerseits eine medizinische Frage, andererseits eine Frage des angestrebten Leistungsumfangs.

Besondere Beachtung bedürfen jene guidelines, die von MCOs als rein interne Dokumente entwickelt werden: Die beteiligten Ärzte müssen so genannte „gag-rules" unterzeichnen, dass sie den betroffenen Patienten die verfolgten guidelines nicht offenbaren dürfen (Emanuel, Goldman 1998). Emanuel und Goldman fordern deshalb auch, sämtliche guidelines von einer neutralen, interdisziplinär zusammengesetzten Stelle vorab überprüfen und genehmigen zu lassen. Dies wäre auch ein wesentlicher Bestandteil eines quality reviews (→ Qualitätsmanagement). Diese Forderung kann als Reaktion auf sehr problematische guidelines wie beispielsweise die „24h-Delivery"-guidelines angesehen werden. MCOs haben hier Abläufe definiert, nach denen eine gebärende Frau innerhalb von 24 Stunden das Krankenhaus verlassen haben soll, was jedoch zu erheblichen Widerständen in der Bevölkerung und bei den politisch Verantwortlichen führte.

Guidelines weisen gegenüber anderen Managed Care-Instrumenten einen bedeutenden Vorteil auf. Die Leistungserbringer können jene guidelines, die von neutralen oder staatlichen Institutionen entwickelt wurden, kaum kritisieren. Denn der Grundgedanke, Standards zur optimalen Patientenversorgung zu entwickeln, ist konsensfähig. Auch wenn häufig entgegengebracht wird, dass diese die Behandlungsabläufe zu stark vereinfachen, besteht die einstimmige Meinung, dass es durchaus sinnvoll ist, Standards zu entwickeln (Robinson, Steiner 1998, S. 149). Denn auch Ärzte tendieren dazu, ihren Kollegen abzusprechen, dass diese den state of the art praktizieren. Guidelines sind somit ein Managed Care-Instrument, welches ohne erheblichen Widerstand seitens der Leistungserbringer eingeführt werden kann.

Trotz der insgesamt positiven Steuerungsfunktionen bleibt die Frage ungeklärt, ob der erhebliche Aufwand zur Entwicklung und Einführung von guidelines im Verhältnis zu den potentiellen Einsparungen oder Qualitätssteigerungen steht. Befragungen von amerikanischen Ärzten haben ergeben, dass lediglich 18% ihre Arbeitsweise verändert haben, und nur 22% waren der Überzeugung, dass guidelines Kosten einsparen können. Dafür waren 67% der Ansicht, dass sie zur „Abstrafung" von Ärzten eingesetzt werden (Robinson, Steiner, 1998, S. 149f.). Aber auch hier zeigt sich, dass neue Managementinstrumente eine erhebliche Zeit benötigen, um sich in der Praxis durchzusetzen. Es kann davon ausgegangen werden, dass guidelines in wenigen Jahren eine absolute Selbstverständlichkeit darstellen werden und eine nicht leitlinienorientierte Behandlung undenkbar ist.

Literatur

AMELUNG, V.E. (1998), Guidelines: Standardisierung medizinischer Leistungserstellung? Eine kritische Analyse; in: FISCHER, H. ET AL., Management Handbuch Krankenhaus, 13. Ergänzungslieferung, Heidelberg, Juni 1998

DIETRICH, F. IMHOFF, M. KLIEMT, H. (2004), Standardisierung in der Medizin, Stuttgart

EMANUEL, E.J. GOLDMAN, L. (1998), Managed Care: Six Safeguards, in: Journal of Health Politics, Policy and Law, 23 (4), Aug. 1998

JAMES, B. (1995), Implementing Practice Guidelines through Clinical Quality Improvement, in: Graham, N.O., Quality in Health Care, Gaithersburg

LOHR, K.N. (1998), The Quality of Practice Guidelines and the Quality of Health Care, in: Bundesministerium für Gesundheit, Leitlinien in der Geundheitsversorgung – Bericht einer WHO-Konferenz, Schriftenreihe des BMG, Band 104, Baden-Baden, S. 42-52

PAULY, M.V. (1995), Practice guidelines: Can They Save Money? Should They? in: Journal of Law, Medicine & Ethics, S. 65-74

REINAUER, H.J. (1998), Leitlinien für Diagnosen und Therapie in Deutschland, in: Bundesministerium für Gesundheit, Leitlinien in der Gesundheitsversorgung – Bericht einer WHO-Konferenz, Schriftenreihe des BMG, Band 104, Baden-Baden, S. 91-94

ROBINSON, R. STEINER, A. (1998), Managed Health Care US Evidence and Lessons for the National Health Service, Buckingham

SACHVERSTÄNDIGENRAT FÜR DIE KONZERTIERTE AKTION IM GESUNDHEITSWESEN (SVRKAiG) (1998), Gesundheitswesen in Deutschland, Band 2, Baden-Baden

SELBMANN, H.-K. (1995), Qualitätsmanagement und Behandlungsleitlinien im Krankenhaus, in: Arnold, M. Paffrath, D., Krankenhausreport '95, Stuttgart, S. 177-189

Thiemann, H. (1996), Clinical Pathways, Instrumente zur Qualitätssicherung, in: f&w im Krankenhaus, 5, S. 454-457

TORSELLO, G. KLENK, E. KASPRZAK, B. (2002), Erste Erfahrungen mit klinischen Ablaufpfaden am Beispiel der Carotischirurgie, in: Zentralbl Chir, 127, S. 656-659

UNITED STATES GENERAL ACCOUNTING OFFICE (GAO) (1996), Practice Guidelines – Managed Care Plans Customize Guidelines to Meet Local Interests, Washington

ZIEGENBEIN, R. (2001), Klinisches Prozeßmanagement, 2. Aufl., Gütersloh

3.3 Positivlisten

Grundgedanken und Wirkungsmechanismen

Positivlisten – in der amerikanischen Managed Care–Diskussion wird auch von formularies gesprochen – stellen die explizite Leistungsdefinition seitens des Leistungsfinanzierers dar. Anstatt fallweise zu entscheiden → utilization review[36], treten generelle Regelungen, welche Leistungen, insbesondere Medikamente, finanziert werden. Im Wesentlichen handelt es sich somit um eine Ergänzung zu → guidelines, bei denen Behandlungsmethoden vorgegeben werden. Positivlisten können aber auch anstelle von guidelines eingesetzt werden. Es wird nicht vorgeschrieben, wie konkret eine Behandlung abzulaufen hat, sondern es wird festgelegt, wie sie nicht vonstatten gehen soll. Dies erfolgt durch eine Nichtaufnahme in die Positivliste. Im Folgenden soll nur auf Positivlisten für Medikamente eingegangen werden, da nur diese im Rahmen von Managed Care praktische Relevanz besitzen.

Im Rahmen von Managed Care wird die Rolle von Positivlisten nicht wie in der aktuellen deutschen Diskussion über die Gesundheitsreform verstanden (Cassel, Friske 1999, S. 534). Geht es in Deutschland um eine einheitliche Liste (Fricke 2002, S. 96), die für alle Krankenversicherungen verbindlich sein soll, handelt es sich im Managed Care-Kontext um ein Steuerungsinstrument jeder einzelnen MCO im Verhältnis zu ihren Leistungserbringern und Versicherten. Fragen der Gesamtsystemgestaltung spielen in diesem Zusammenhang, wie allerdings generell bei Managed Care, keine Rolle. Entsprechend ist die allgemeine Rationierungsdiskussion durch die Einführung von Positivlisten hier auch irrelevant, da es sich rein um unternehmenspolitische Entscheidungen über den Leistungsumfang handelt.

Die Einführung von Positivlisten beruht auf der Annahme, dass es erstens sehr viele Medikamente oder Behandlungsverfahren gibt, die vollständig wirkungslos sind, dass zweitens die gleiche Effektivität mit geringerem Mitteleinsatz zu erreichen ist oder aber drittens nicht in den Leistungsbereich der jeweiligen MCO gehören sollen. Hier wird bereits deutlich, dass es sich um ein Instrument mit unterschiedlichen Intentionen handelt, die entsprechend auch getrennt betrachtet werden müssen. Die Ziele beim Einsatz von Positivlisten reichen somit von Effizienzsteigerung bis hin zu Produktdifferenzierung in einem Wettbewerbsumfeld.

Sechs strategische Ziele können mit Positivlisten verfolgt werden:

- Produktdifferenzierung gegenüber anderen MCOs,
- Kostensenkung durch die Substitution von Markenprodukten durch Generika,
- Durchsetzung von kosteneffektiven Medikationen,

---

[36] Im Rahmen des utilization reviews spielt die Unterform drug utilization review eine wichtige Rolle. 99,7% aller HMOs setzen diese Form des utilization reviews ein (Aventis 2002, S. 33).

- Qualitätssteigung durch wirksamere, evidenzbasierte Medikationen und den Ausschluss nicht wirksamer Präparate,
- Aufbau von Marktmacht gegenüber den Pharmaherstellern und
- Reduzierung des Medikamentenverbrauchs.

Die strategischen Ausrichtungen müssen sich nicht ausschließen, sondern können in einem komplementären Verhältnis stehen. Außerdem muss die Ausgestaltung der Positivlisten betrachtet werden und welche Konsequenzen sie für die Beteiligten hat. Hierbei muss unterschieden werden, ob es sich um eine offene oder geschlossene Liste handelt. Bei einer offenen Liste muss die Verschreibung eines nicht aufgeführten Produktes begründet werden, bei einer geschlossenen ist die Verschreibung ausgeschlossen. Darüber hinaus besteht die Möglichkeit, eine Zwischenform zu wählen, d. h. drei Kategorien zu bilden. In der ersten sind jene Produkte, die vollständig finanziert werden, in der zweiten solche, bei denen Zuzahlungen geleistet werden müssen, und die dritte Kategorie von Produkten muss generell vom Versicherten bezahlt werden (Herder-Dorneich 1994, S. 593f).

Betrachten wir nun die strategischen Zielsetzungen von Positivlisten. Durch eine Positivliste kann eine MCO eine Differenzierung der Versicherungsprodukte umsetzen. Gerade die Aufnahme oder eben Nichtaufnahme von Medikamenten mit einer großen Medienwirkung wie beispielsweise Xenical oder Viagra, eignet sich hervorragend als Instrument der Produktgestaltung. Grundsätzlich relativ homogene Krankenversicherungsprodukte können hier deutlich differenziert werden. Im Gegensatz zu Variationen bei den Behandlungsformen (Finanzierung oder Nichtfinanzierung) eignen sich viele Positivlisten nicht nur zur Produktdifferenzierung, sondern auch für die Kommunikationspolitik. Zum einen kann über die Länge der Positivliste („Bei uns bekommen Sie alles, was Sie benötigen"), zum anderen kann insbesondere über die Finanzierung der gerade am meisten diskutierten Innovationen kommuniziert werden. Bei diesen Beispielen wird auch deutlich, dass die Verschreibungspflicht nicht das entscheidende Kriterium darstellt, d. h. Medikamente, die aufgrund ihrer Toxizität verschreibungspflichtig sind, müssen nicht in die Listen aufgenommen werden.

Die zweite Zielrichtung ist die konsequente Substitution von Markenprodukten durch in der Regel sehr viel günstigere Generika-Produkte. Aufgrund ihrer Erfahrung tendieren Ärzte dazu, jene Präparate zu verschreiben, mit denen sie bereits jahrelange Erfahrung gemacht haben. Dies sind aufgrund der Patentfristen grundsätzlich die Markenprodukte. Auch ist es für den Arzt angenehmer, seinem Patienten ein bekanntes Markenprodukt zu verschreiben als ein völlig unbekanntes „no name"-Generika, dem immer das Image einer billigen Kopie anhaftet. Auf die Bedeutung persönlicher Bindungen zwischen Ärzten und Pharmavertretern soll hier nicht eingegangen werden.

Der dritte und vierte Aspekt geht in eine ähnliche Richtung. Durch Positivlisten soll einerseits sichergestellt werden, dass kosteneffektive und qualitätsoptimale Medikationen gewählt werden. Hier übernimmt die MCO auch eine Weiterbildungsfunktion für die Leistungserbringer. Systematisch werden die unterschiedlichen Medikationsformen analysiert und auf ihre Wirtschaftlichkeit und Wirksamkeit hin untersucht. Für den einzelnen Arzt bedeutet dies eine Komplexitätsreduktion und eine Verbesserung der Qualität seiner Leistungserstellung. Außerdem kann er Zeit einsparen, da er sich nicht mehr mit Pharmavertretern auseinandersetzen muss. Aber auch der diskreditionäre Spielraum des Arztes soll eingeschränkt werden. Positivlisten verhindern beispielsweise die Verschreibung von Medikamenten, die nur verschrieben werden, damit der Patient „etwas bekommen hat". Dies wird von vielen Patienten auch erwartet, da keine Verschreibung tendenziell als Leistungsvorenthaltung gedeutet wird.

Der fünfte Aspekt ist der Aufbau von Marktmacht gegenüber der Pharmaindustrie (Shapiro 1997, S. 265). Erstens wird das Beschaffungsmanagement deutlich professionalisiert, d. h. es können Studien über unterschiedliche Therapieformen durchgeführt und der Markt auch insgesamt besser analysiert werden. Und zweitens werden die Pharmahersteller durch die Frage der Aufnahme und Nichtaufnahme unter Druck gesetzt. Dies ist aber nur begrenzt relevant, da die Aufnahme durch medizinische Kriterien bestimmt sein sollte. Wichtiger ist das dritte Kriterium. Durch eine Reduzierung der Anzahl von Medikamenten wird nicht nur weniger verbraucht, sondern auch die Nachfrage verschoben: Weniger Medikamente werden in größeren Mengen benötigt. Durch diesen Effekt können MCOs Mengenvorteile (economies of scale) bei der Beschaffung erzielen (Cassel, Friske 1999, S. 535).

Als letzter Aspekt soll noch auf die Reduzierung des Medikamentenverbrauches an sich eingegangen werden. Positivlisten verfolgen konsequent das Ziel, unwirksame Produkte aus dem Markt zu drängen. Durch die Nichtfinanzierung von Produkten und Produktgruppen soll erreicht werden, dass das Mengenvolumen reduziert wird.

Mit einer Verbreitung von 96% bei offenen und fast 50% bei geschlossenen Medikamenten-Listen (Blissenbach, Penna 1996, S. 377) handelt es sich auch um eines der klassischen Instrumente im Rahmen von Managed Care. Der Einsatz differiert stark zwischen den MCOs. Je stärker der Bindungsgrad der Leistungserbringer an den Leistungsfinanzierer und je größer die MCO ist, desto bedeutender sind Positivlisten. 100% der staff-HMOs und lediglich 65,9% der IPA-HMOs setzen Positivlisten ein. Große MCOs mit mehr als 250.000 Versicherten nutzen zu 100% dieses Managed Care-Instrument (Aventis 2002, S. 41). Der geringere Anteil von Positivlisten bei IPA-HMO ist ein Beispiel für die These, dass IPAs in der Lage sind, ihre Mitglieder vor weitreichender Einflussnahme der MCO „zu schützen".

Dabei sind es nicht mehr überwiegend die MCOs selbst, die Positivlisten entwickeln und den Einkauf abwickeln, sondern spezialisierte Beratungen (Reuter 1997, S. 330). Pharmaceutical Benefit Management Organizations (PBMO) sind Unternehmen, die ursprünglich als Einkaufsgenossenschaften der MCOs gegründet wurden, um diese Funktionen zu übernehmen. Ihre Vorteile liegen in zwei Bereichen. Erstens können sie Skalenerträge bei der Entwicklung von Positivlisten realisieren. Die Entwicklung von beispielsweise zehn Positivlisten für MCOs wird nur unwesentlich teurer sein als die Eigenentwicklung durch jede MCO selbst. Zweitens bündeln sie in erheblichem Maße Einkaufsmacht und sind somit in der Lage, sehr viel höhere Rabatte auszuhandeln.

In den letzten Jahren wurden sehr viele dieser Beratungen von den Pharmakonzernen aufgekauft, da diese sich den Zugang zu den Märkten offen halten wollen. Diese Form der vertikalen Integration mag aus der Sicht der Pharmakonzerne sinnvoll sein, führte aber zu erheblichen kartellrechtlichen Problemen, da somit auch Zugang zu weitreichenden Informationen über die Konkurrenz geschaffen wurde. In der Folge mussten sich die Muttergesellschaften verpflichten, die neuen Tochtergesellschaften weitgehend autonom zu führen (Reuter 1997, S. 330).

Kritische Würdigung

Wie bei nahezu allen Managed Care-Instrumenten kann wiederum nicht generell über sie geurteilt werden. Ob Positivlisten einen Beitrag zur Kostensenkung und/oder Qualitätssteigerung leisten, hängt von den strategischen Intentionen ab.

Positivlisten können ohne Frage sehr erfolgreiche Auswirkungen auf die Kostenstruktur haben, wenn sichergestellt werden kann, dass jeweils das günstigste Medikament eingesetzt wird. Es kann nicht von den Ärzten erwartet werden, dass sie für alle eingesetzten Medikamente die jeweils kostenoptimale Variante kennen. Wenn seitens der Regulierungsbehörden lediglich überprüft wird, ob ein Medikament wirksam ist, nicht aber ob es auch effizient ist, müssen die Leistungsfinanzierer eigene cost benefit-Analysen (→ Evaluationsverfahren) durchführen. In den USA wird davon ausgegangen, dass die Medikationskosten um 10% und mehr reduziert werden können (Blissenbach, Penna 1996, S. 378).

Auch hinsichtlich des → Qualitätsmanagements können Positivlisten einen wichtigen Beitrag leisten. Ausgehend davon, dass Positivlisten nicht nur unwirtschaftliche, sondern gleichermaßen unwirksame oder weniger wirksame Medikamente aus dem Entscheidungsbereich eliminieren, kann die Qualität der Leistungserstellung signifikant erhöht werden. In der amerikanischen Diskussion wird fast einhellig hervorgehoben, dass Positivlisten qualitätssteigernd wirken (z. B. Blissenbach, Penna 1996, S. 378).

Es wurde mehrfach angesprochen, dass für den Erfolg von Managed Care-Instrumenten die Akzeptanz der Leistungserbringer ein wesentliches Kriterium darstellt. Hier dürfte die wesentliche Schwäche von Positivlisten liegen. Es ist kaum zu erwarten, dass Ärzte sich gern von einer Versicherungsgesellschaft aufoktroyieren lassen, welche Medikamente sie verschreiben dürfen. Dies wird ohne Frage als Eingriff in die Therapiefreiheit verstanden und insbesondere dann schwierig durchzusetzen sein, wenn ein Arzt sich nach verschiedenen Positivlisten von verschiedenen MCOs zu richten hat. Deshalb kann auch davon ausgegangen werden, dass die Wirkung von Positivlisten ganz maßgeblich von der Organisationsstruktur abhängt. In einer staff-HMO dürfte es kein Problem darstellen, auch geschlossene Positivlisten durchzusetzen. Außerdem achten die MCOs darauf, ihre Ärzte bei der Erstellung einzubinden. Empirische Untersuchungen haben ergeben, dass in 97,2% respektive 88,3% der Auswahlgremien Ärzte bzw. Apotheker vertreten waren (Aventis 2002, S. 43).

Positivlisten führen zu einem nicht zu vernachlässigenden Verwaltungsaufwand. Nur wenn sie auf fundierten Analysen basieren, werden sie von den Ärzten anerkannt und umgesetzt. Ein besonderes Problem ist dabei, dass sie quasi per definitionem der Zeit hinterherlaufen. Neue, möglicherweise sehr wirksame Medikationen kommen erst verspätet bei den Leistungserbringern an, da sie einen weiteren review-Prozess durchlaufen müssen. Vor allem bei bisher nicht zufrieden stellend therapierbaren Krankheiten, wie beispielsweise Parkinson oder Alzheimer, ist es überhaupt nicht durchsetzbar, ein Medikament, das über Monate angekündigt ist, nicht auch sofort zur Verfügung zu stellen. Die die Übersichtlichkeit einschränkenden Nachträge bieten hier den einzig gangbaren Weg. So erscheint es auch wenig verwunderlich, dass 43,6% der MCOs ihre Positivlisten quartalsweise überarbeiten (Aventis 2002, S. 43)

Bei einem zunehmenden Wandel von operativen Behandlungen hin zu medikamentösen Therapieformen stellen Positivlisten auch ein sehr wirksames Rationierungsinstrument dar. Ohne hier in die Rationierungsdiskussion einsteigen zu wollen, muss erwähnt werden, dass durch die Nichtfinanzierung, z. B. von umstrittenen AIDS-Therapien, das Behandlungsspektrum auf der Ebene der einzelnen MCO eingeschränkt wird.

Ein weiteres Kernproblem ist die fehlende Evidenzbasis vieler Behandlungsformen. Es muss schlicht akzeptiert werden, dass wir für sehr viele Diagnose- und Therapieformen nicht wissen, ob sie effizient sind oder nicht. Dies beinhaltet ebenso die eingesetzten Medikamente.

Als letzter Aspekt ist noch auf die Auswirkung von Positivlisten innerhalb der Pharmaindustrie einzugehen. Positivlisten fördern ohne Frage nicht-forschende Hersteller. Die forschenden Hersteller müssen ihre teilweise sehr hohen Forschungs- und Entwicklungsaufwendungen dann vollumfänglich auf patentierte und insbesondere auf Produkte ohne Konkurrenz umlegen. Dies führt zwangsläufig zu einer Erhöhung der Preise bei Medikamenten in Nischenmärkten und bei Produktinnovationen. Eine alternative Strategie ist der Wandel von einem reinen Medikamentenhersteller hin zu einem integrierten Problemlöser (Reuter 1997, S. 332ff; Janus 2003). Dies bedeutet, dass ein Dienstleistungspaket entwickelt wird, welches neben den Medikamenten auch noch Fortbildungen, Medizintechnik und andere Produkte beinhaltet. An sich vergleichbare Produkte sollen durch die Schaffung von Zusatznutzen nicht mehr vergleichbar sein. Dies ist eine Strategie, die ausgesprochen typisch für reife Märkte mit starkem Verdrängungswettbewerb ist.

Literatur

AVENTIS PHARMACEUTICAL (2002), Managed Care Digest Series, HMO/PPO-Medicare-Medicaid Digest, Bridgewater/NJ

BLISSENBACH, H.F. PENNA, P.M. (1996), Pharmaceutical Service in Managed Care, in: KONGSTVEDT, P.R. (HRSG.), The Managed Health Care Handbook, 3. Auflage, Gaithersburg, S. 367-387

CASSEL, D. FRISKE, J. (1999), Arzneimittelpositivlisten: Kostendämpfungsinstrument oder Wettbewerbsparameter? in: Wirtschaftsdienst 1999/IX, S. 529-37

FRICKE, F.-U. (2002), Steuerungsinstrumente in der Arzneimittelversorgung, in: SCHÖFFSKI, O. ET AL. (HRSG.), Pharmabetriebslehre, Berlin, Heidelberg, S. 83-100

HERDER-DORNEICH, P. (1994), Ökonomische Theorie des Gesundheitswesens, Baden-Baden

JANUS, K. (2003), Managing Health Care in Private Organizations. Transaction Costs, Cooperation and Modes of Organization in the Value Chain, Frankfurt am Main

REUTER, W. (1997), Managed Care und die pharmazeutische Industrie, in: ARNOLD, M. ET AL. (Hrsg.), Managed Care, Stuttgart

SHAPIRO, H.M. (1997), Managed Care Beware, West Hollywood

3.4 Disease Management

Vorbemerkungen

Eine Analyse der Kosten der Gesundheitsversorgung zeigt, dass ein Großteil der Ausgaben auf einen relativ kleinen Teil der Versicherten entfällt (GEK 2003). Daraus erwächst die Forderung, die Qualität und die Kosten der gesundheitlichen Versorgung dieser Risikogruppen gezielt zu verbessern. Hier setzt das disease management an.

Disease management lässt sich definieren als ein Organisationsansatz, der die Gesundheitsversorgung von Patientengruppen über den gesamten Verlauf einer Krankheit und über die Grenzen der einzelnen Leistungserbringer hinweg koordiniert und optimiert (Greilich, Berchtold, Löffel 2002, S. 1). Es ist ein System koordinierter Versorgungsinterventionen und Kommunikationsansätze für Bevölkerungsgruppen mit Gesundheitsbeeinträchtigungen, bei denen die Mithilfe der Patienten am Behandlungsprozess wesentlich ist (Disease Management Association of America 2004). Ziel ist die Qualitätsverbesserung und die Kostenreduktion bei der Versorgung von Patienten mit chronischen Erkrankungen (Bodenheimer 2000).

Das disease management ist eine strukturierte Antwort auf eine Reihe von Problemen, die in vielen Gesundheitssystemen vorkommen: ein fragmentiertes und nicht koordiniertes System der Versorgung, eine Überbetonung der akuten, insbesondere der stationären Versorgung, eine Vernachlässigung der Prävention sowie ungeeignete Behandlungsformen. Die auf die Akutversorgung fokussierten Einzelkomponenten können als Komponentenmodell (component management model) angesehen werden. Es beruht auf der Idee, dass durch eine Minimierung der Kosten der Teilprozesse die Gesamtkosten gesenkt werden können (Zitter 1997). Diese Annahme hat sich nicht bestätigt. Amerikanische Gesundheitsexperten schätzen, dass im amerikanischen Gesundheitswesen 25 bis 40% aller Kosten durch eine mangelnde Qualität entlang der Behandlungskette entstehen.

Die Philosophie des disease managements beruht auf der Annahme, dass eine systematische, integrierte, evidenzbasierte, langfristige Versorgung von identifizierbaren Risikogruppen von Kranken mit chronischen, kostenintensiven Erkrankungen effektiver und kostengünstiger ist als eine episodische, fragmentierte Versorgung von Individuen und somit Unter-, Über- und Fehlversorgung abgebaut werden kann (Sachverständigenrat 2003, S. 540). Disease management zielt letztlich auf eine Verhaltensänderung von Leistungserbringern und Patienten (Kozma 1999). Im Gegensatz zum → case management steht beim disease management die von einer bestimmten Erkrankung betroffene Personengruppe im Vordergrund und nicht der kostenträchtige Einzelfall mit einem komplexen Krankheitsbild. Doch stellt das case management als direktes Steuerungselement der Patienten einen wichtigen Bestandteil von disease management dar (Kozma 1999).

Das disease management geht von der Annahme aus, dass jede Krankheit einen erkennbaren Lebenszyklus und eine typische ökonomische Struktur hat, so dass die Erfahrungen mit dem Qualitätsmanagement von industriellen Wertschöpfungsprozessen auf die Gesundheitsversorgung mit Erfolg übertragen werden können. Das disease management weist daher viele Gemeinsamkeiten mit den neueren Ansätzen des → Qualitätsmanagements auf.

Elemente des disease managements

Die wesentlichen Elemente des disease managements sind (Hunter, Fairfield 1997; Zitter 1997; Disease Management of America 2004):

- Ein integriertes Versorgungssystem ohne traditionelle Grenzen zwischen den medizinischen Fachgebieten und Institutionen (Arztpraxis, Krankenhaus, Einrichtungen der Pflege und Rehabilitation), das die Gesundheitsversorgung über den gesamten Verlauf einer Krankheit koordiniert.

- Eine Wissensbasis, die über Prävention, Diagnose, Behandlung und Milderung einer Krankheit umfassend informiert (→ evidenzbasierte Medizin) und welche die Ergebnisse der → Outcomes-Forschung kontinuierlich einbezieht. Sie fließen beispielsweise in → guidelines ein.

- Ein ausgefeiltes klinisches und administratives Informationssystem, mit dem Versorgungsmuster analysiert werden können. Das Informationssystem erfasst die ökonomische Struktur einer Krankheit und legt fest, welche Versorgung durch wen und auf welche Weise in einer bestimmten Krankheitsphase zu erfolgen hat. Basis des Informationssystems sind computergestützte Informations- und Netzwerktechnologien.

- Ein Vergütungssystem, das die Ergebnisse der Versorgung (outcomes) in die Vergütungsbasis einbezieht (→ Vergütungssysteme).

- Die Anwendung von Methoden des → Qualitätsmanagements, mit denen das Informationssystem und das Versorgungssystem kontinuierlich entwickelt und verfeinert werden. Dazu gehören Prozess- und Outcomes-Messungen und die Evaluation des Programms.

- Maßnahmen der Patienteninformation, der Gesundheitsförderung und Patientenschulung, um die compliance der Patienten im Versorgungsprozess zu erhöhen und um die Gesundheitsrisiken des Versichertenkollektivs zu senken. Die Maßnahmen können Programme zur Verhaltensänderung einbeziehen.

- Identifikations- und Risikostratifizierungsverfahren für Bevölkerungsgruppen.

- Kooperationsmodelle der Leistungserbringer, um Ärzte und unterstützende Dienstleister einzubeziehen.

Generelle Kriterien für die Auswahl der Erkrankungen, die einem disease management durch MCOs unterliegen, sind eine große Variationsbreite im Behandlungsmuster von Patient zu Patient und von Arzt zu Arzt, die hohen Kosten einer Krankheit, eine Häufung vermeidbarer Komplikationen und eine geringe compliance der Patienten. Zu den Kriterien zählen auch Versorgungsmuster mit zahlreichen Überweisungen vom Hausarzt zu Fachärzten, die Möglichkeit, guidelines zu entwickeln und eine gute Steuerbarkeit der Krankheit durch das disease management (Plocher 1996).

Das disease management eignet sich daher besonders für Krankheiten, die gut erforscht sind, für die bereits Evidenz-basierte Behandlungsprotokolle vorliegen und deren outcomes gemessen werden können, wie Diabetes, Herzerkrankungen, Krebserkrankungen, Schlaganfall, Asthma, Hauterkrankungen, Osteoporose, Rückenleiden, Depression und bestimmte Infektionskrankheiten. Mehr als die Hälfte aller HMOs haben Programme für Asthma, Diabetes und Risikoschwangerschaften eingeführt (Gold 1999).

Phasenablauf des disease managements

Ein disease management-Programm lässt sich als Steuerungskreislauf interpretieren (Abb. 3-4).

Abbildung 3-4: *Phasenablauf des disease managements (in Anlehnung an Neuffer 1997)*

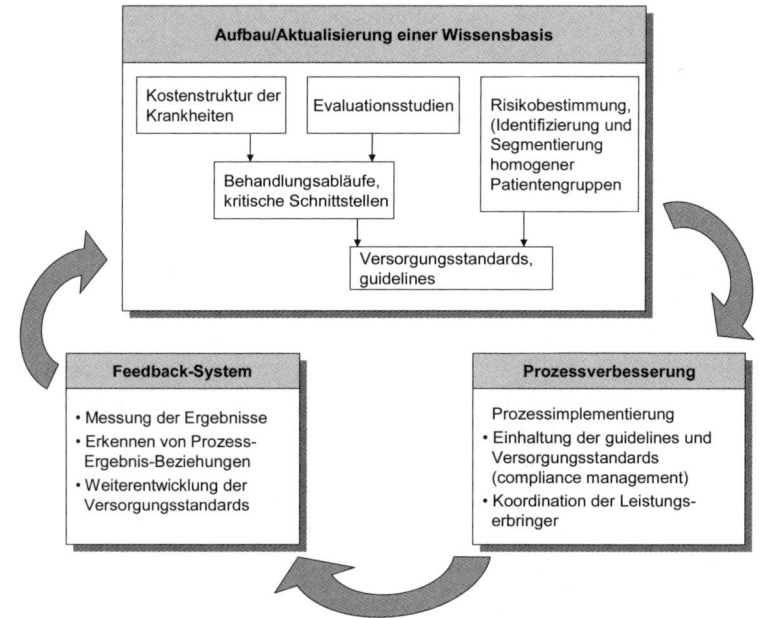

Am Beginn des Prozesses sind folgende Fragen zu klären (Ellrodt et al. 1997; Eichert et al. 1997):

- Sollen alle Krankheitstypen in das Programm einbezogen werden oder nur solche eines bestimmten Typs? Wenn alle einbezogen werden sollen, sind differenzierte Versorgungskonzepte zu entwerfen (Patientensegmentierung).
- Welche ärztlichen Fachdisziplinen, Gesundheitsberater, case manager, Pharmakologen, Physiotherapeuten, aber auch Vertreter der Leistungsfinanzierer und Vertreter der Patienten, sollen in das Programm einbezogen werden (Bestimmung des Teams)?
- Welches sind die kritischen, d. h. kostenträchtigen Schnittstellen der Versorgung?
- Welche Interventionen sind geeignet, die klinischen und ökonomischen Ergebnisse zu verbessern (Evaluation)?

Um diese Fragen beantworten zu können, werden Daten über die aktuellen Behandlungsmuster, die Behandlungsergebnisse und die Kostenstrukturen benötigt. Ihre Erhebung geschieht in der Regel auf der Grundlage umfassender Informationssysteme. Die klinische und ökonomische Effektivität der Präventions- und Behandlungsmethoden kann zum Teil vorhandenen Evaluationsstudien entnommen werden (→ Evaluationsverfahren) und ist mit den Recherchemethoden der Meta-Analyse (→ Outcomes-Forschung) zu ermitteln. Ferner sind die → guidelines auszuwerten, die von den einschlägigen Organisationen konzipiert worden sind.

Aufbauend auf diesem Wissen werden Diagnose- und Behandlungsstandards für Prävention, Diagnose, Akuttherapie und Rehabilitation entwickelt. Dieser Prozess impliziert, dass umfangreiche und unterschiedlich strukturierte Informationen in eine geeignete, leicht umsetzbare Form gebracht werden müssen, damit guidelines entstehen, die auf eine breite Zustimmung stoßen. Die guidelines bilden oft die Grundlage für die Erarbeitung von klinischen Behandlungspfaden (clinical pathways), mit denen der Ablauf der Patientenversorgung zeitlich und über die Disziplinen hinweg koordiniert werden soll. Klinische Behandlungspfade reflektieren die Ziele der Patienten und Leistungserbringer und beinhalten die idealen Abläufe und das timing, um diese Ziele mit größter Effizienz zu erreichen.

In einem nächsten Schritt sind die guidelines und Behandlungspfade zu implementieren. Dazu gehört eine Darstellung in übersichtlicher Form wie Handbücher oder Zusammenfassungen der wichtigsten Empfehlungen. Eine frühzeitige Einbindung von angesehenen Fachkollegen in alle Phasen des disease managements begünstigt deren Erfolg, da sich gezeigt hat, dass Meinungsführer als Innovatoren und Promotoren einen großen Einfluss auf das ärztliche Verhalten haben. Erfolgsversprechend sind auch Einzelgespräche, etwa mit Pharmakologen, im Vergleich zu Gruppensitzungen. Laufende Rückmeldungen können die Orientierung an den guidelines verbessern und Gründe für Abweichungen darstellen (Plocher 1996).

Einige MCOs haben Anreize gesetzt, um die Einhaltung von guidelines und Behandlungspfaden zu sichern. Dazu gehören erfolgsorientierte Vergütungsformen (→ Vergütungssysteme) und die entsprechende Ausgestaltung → selektiver Verträge.

Die Koordination der diversen Leistungserbringer über die Versorgungsstufen hinweg ist eine große Herausforderung für das disease management. Insbesondere geht es hier um das Aushandeln der Risikoverteilung und der Vereinbarungen über das case management zwischen den Programmpartnern (Plocher 1996).

Der Aufbau dieser Strukturen und Prozesse erfordert Zeit und hohe Kapitalinvestitionen, u. a. in Informationssysteme. Nicht alle MCOs können diese finanzieren. Sie sind daher darauf angewiesen, disease management-Programme bzw. Komponenten dieser Programme von anderen Institutionen zu übernehmen (so genannte carved-out disease management-Programme) oder Dienste auszugliedern und joint ventures einzugehen. Bis 1999 hatten bereits 200 Unternehmen disease management-Programme angeboten (Bodenheimer 2000). Dabei handelt es sich um Organisationen, die über spezialisierte Anbieternetze verfügen und auf Basis eigener Vergütungssysteme, in der Regel capitation-Vergütung (→ Vergütungssysteme), für eine spezialisierte Leistung vergütet werden, wie psychotherapeutische Behandlung, Drogenprogramme oder zahnärztliche Leistungen. Die carve out-Organisationen erbringen ihre Leistungen typischerweise für HMOs und große Unternehmen mit eigenen Versicherungen (Zitter 1997) oder auch für Krankenhäuser (Bodenheimer 2000). Im Gegensatz zum disease management, in dem die MCO eine aktive Rolle übernimmt, wird das Versorgungsmanagement in diesem Fall ganz einer eigenständigen Organisation überlassen. Die carve out-Organisation kann - wie eine MCO - ein loses Netz von Leistungserbringern sein, die nur selten miteinander agieren, oder eine hoch integrierte Organisation, in der die verschiedenen Professionen ständig zusammenarbeiten. In den losen Organisationsformen ist zwar eine effektive Kostenkontrolle möglich, weniger jedoch koordinierte Anstrengungen, um die Qualität in dem Maße zu sichern und zu verbessern wie in den integrierteren Formen (Plocher 1996).

In der letzten Phase des disease management-Prozesses erfolgt die Auswertung der durchgeführten Maßnahmen. Die wichtigsten klinischen und ökonomischen Ergebnisse sowie ihre Einflussfaktoren sollten erfasst werden. Dazu gehören Prozessvariablen wie die Durchführung regelmäßiger Kontrollen oder Patientenberatungen, die zu Ergebnisvariablen, wie der Wiederherstellung der Arbeitsfähigkeit oder gesundheitsbezogener Indikatoren der Lebensqualität (→ Evaluationsverfahren) in Beziehung gesetzt werden können.

Eine wichtige Prozessvariable ist die Einhaltung von guidelines und Behandlungspfaden. Diese können jedoch im Einzelfall die in sie gesetzten Erwartungen aus verschiedenen Gründen nicht erfüllen: Es kann sein, dass sie den Ärzten trotz aller Bemühungen der MCO nicht bekannt sind oder nicht rechtzeitig zur Verfügung stehen; die Ärzte vertrauen ihnen nicht, weil sie in der Literatur kontrovers diskutiert werden oder weil sie in Teilen suboptimale Verfahren enthalten; die guidelines können sich im

Einzelfall als nicht geeignet erweisen und schließlich können organisatorische Hemmnisse für eine Abweichung von den guidelines verantwortlich sein.

Bei der Auswahl der Ergebnisvariablen gilt es zu klären, in wessen Interesse die Bewertung vorgenommen werden soll. Da das disease management eine Vielzahl von Interessengruppen (stakeholders) vereint, ist eine Differenzierung notwendig. Aus der ärztlichen Sicht oder auch aus der Sicht des Leistungsfinanzierers mögen andere Ergebnisvariablen relevant sein als aus Patientensicht. Ein Konsens kann hier durch bestimmte Techniken hergestellt werden. Eine Methode ist die Delphitechnik, bei der die Befragten zunächst die outcomes nach ihrer Bedeutung einstufen und dann, nachdem sie die Präferenzen der übrigen erfahren haben, eine erneute Einstufung vornehmen.

Aus den gewonnenen Erfahrungen lassen sich Rückschlüsse auf eine Verbesserung des disease management-Prozesses ziehen. Im Interesse einer kontinuierlichen Verbesserung können Komponenten eliminiert werden, die nicht effektiv sind, es können bestehende Elemente verbessert, neue hinzugefügt und die am Prozess des disease managements Beteiligten können über die Ergebnisse informiert werden. Je schneller die Organisation den Steuerungskreislauf durchläuft, desto effektiver kann sie den Herausforderungen begegnen, die mit internen und externen Strukturänderungen verbunden sind.

Neuorientierung des disease managements

Die MCOs erkennen zunehmend, dass eine kosteneffektive und qualitativ erfolgreiche gesundheitliche Versorgung des Versicherungskollektivs eine stärkere Orientierung an den Gesundheitsrisiken und der Gesundheitsförderung voraussetzt. Diese Neuorientierungen des disease managements werden in der Literatur als (population based) health management (Peterson, Kane 1997) oder auch chronic care management bezeichnet, bei dem eine enge Einbeziehung der primärärztlichen Versorgung vorgenommen wird (Sipkoff 2003). Ziel ist die Aufrechterhaltung der Gesundheit des Versichertenkollektivs durch eine Senkung der Risikofaktoren, der Früherkennung von Krankheiten, die Vermeidung von krankheitsspezifischen Komplikationen und die Erfolgsmessung der durchgeführten Maßnahmen.

Erste Ansätze einer Weiterentwicklung des disease managements zum health management finden sich beispielsweise bei Lovelace Health Systems, der Mayoklinik und Kaiser Permanente (Bernard 1997). Das health management bedient sich hier teilweise Methoden der bevölkerungsbezogenen Gesundheitswissenschaften (Public Health) wie Reihenuntersuchungen, Risikoerfassung, Beeinflussung des Gesundheitsverhaltens, Krankheitskostenstudien oder der gesundheitsfördernden Gestaltung der Arbeitswelt.

Besonderes Gewicht wird dabei auf die Erfassung der Gesundheitsrisiken der Versicherten (health risk appraisal) gelegt. Das health risk appraisal ist eine Methode zur

Bewertung des Morbiditäts- oder Mortalitätsrisikos einer Person für eine bestimmte Zeitperiode. Sie dient dazu, den Einzelnen zu motivieren, die persönliche Verantwortung für seine Gesundheit zu übernehmen, über sein Gesundheitsverhalten zu entscheiden und die medizinischen Leistungsangebote in geeigneter Weise zu nutzen. Das health risk appraisal stellt zudem ein Instrument für die Identifikation von Hochrisiko-Gruppen als potentielle Teilnehmer für disease management-Programme dar (Kozma 2003a). Die Versichertendaten liefern leistungsfähige und genaue Schätzungen der künftigen Risiken und zu erwartenden Kosten, so dass entsprechende Programme entwickelt werden können.

Die Segmentierung der Patienten in Risikogruppen bildet auch die Grundlage für das chronic care management (Sipkoff 2003). Hierbei unterstützen multidisziplinäre ambulante Teams aus Pflegekräften die direkte Einbeziehung der Patienten (Wagner 2000). Patienten mit höheren Risiken werden so genannten care managern zugewiesen, beispielsweise einer besonders ausgebildeten onkologischen Pflegefachkraft, die rund um die Uhr für die Patienten erreichbar ist und die Behandlungen in Kooperation mit Primärärzten koordiniert (Carroll 2002a).

Auch das chronic care model (Wagner 2002) betont die Einbeziehung von Patienten. Es setzt bislang erfolgreiche Verbesserungsstrategien in sechs Elementen untereinander in Beziehung (Abb. 3-5) und baut auf drei Grundsätze auf:

- eine genaue Definition von optimaler Versorgung,
- ein konkretes Vorgehen für einen Systemwandel und
- eine effektive Verbesserungsstrategie.

Abbildung 3-5: *Das chronic care model nach Wagner (2002)*

Elemente	Inhalte
Organisation der Gesundheitsversorgung („Organization of Health Care")	Der Geschäftsplan eines Unternehmens der Gesundheitsversorgung spiegelt die Selbstverpflichtung des Unternehmens zur Anwendung des chronic care models wider. Kliniker werden in das entsprechende Team einbezogen.
Gestaltung der Versorgung („Delivery System Design")	Regelmäßige, geplante proaktive Besuche helfen den Patienten, eine optimale Gesundheit zu erhalten und den Unternehmen, mit ihren Ressourcen besser umzugehen. Dabei werden Patientenzielsetzungen einbezogen. Die Besuche berücksichtigen die Fähigkeiten und Erfahrungen mehrerer Mitglieder des sog. care teams.

Entscheidungsunterstützung („Decision Support")	Kliniker haben einen einfachen Zugang zu den aktuellsten evidenzbasierten → guidelines über die Versorgung der chronischen Erkrankungen. Regelmäßige Fortbildungen für Kliniker unterstützen die Verwendung dieser Standards.
Klinische Informationssysteme („Clinical Information Systems")	Die Gesundheitsversorgung („harness") verwendet Technologien, um Kliniker mit einer zusammengefassten Übersicht eines jeden ihrer Patienten mit chronischen Erkrankungen zu versorgen. Diese Übersicht beinhaltet Informationen mit denen der Gesundheitszustand der Patienten bewertet und Komplikationen minimiert werden können.
Patienten Selbst-Management („Patient Self-management")	Patienten werden ermutigt, Ziele zu setzen, Barrieren und Herausforderungen zu identifizieren und ihre eigenen Gesundheitszustände zu überwachen. Eine Vielzahl von Instrumenten und Ressourcen ermöglicht den Patienten über visuelle reminder ihre Gesundheit zu managen.
Öffentliche und gemeinschaftliche Ressourcen („Community Ressources")	Ressourcen der Gemeinschaft, von Schulen über Verwaltungsstellen bis hin zu gemeinnützigen Organisationen unterstützen die Bestrebungen des Gesundheitssystems, das Empowerment bei Patienten mit chronischen Erkrankungen zu fördern und sie einbeziehen und aktiv bleiben zu lassen.

Für eine erfolgreiche Umsetzung von care management-Prozessen müssen zudem bestehende Barrieren aus der Sicht der Leistungserbringer abgebaut werden. Genannt werden fehlende finanzielle und personelle Ressourcen, unzureichende klinische Informationssysteme, hohe Arbeitsbelastung der Ärzte und eine Vergütung ohne Bezug zur Qualität der Leistung (Rundall 2002).

Um die Kosten der Versorgung niedrig zu halten, lassen sich als weitere Trends die Abkehr von der Konzentration auf nur eine Erkrankung und die Berücksichtigung von Multimorbidität bei der Programmgestaltung erkennen (Carroll 2002b, Sipkoff 2003). Zudem laufen Bestrebungen, das Internet als interaktives Medium der Gesundheitserziehung und des Compliance Managements stärker einzubeziehen (Glaser 2002).

Kritische Würdigung des disease managements

Für die MCO bietet das disease management Kostenvorteile aufgrund der Behandlungskontinuität und der engen Kooperation mit den Leistungserbringern. Dem stehen höhere Verwaltungskosten und ein hoher Investitionsaufwand für den Aufbau eines rechnergestützten Informationsnetzes gegenüber. Die möglichen Leistungseinsparungen werden in jüngster Zeit kontrovers beurteilt und stellen höhere methodische Anforderungen an die Evaluation der disease management-Programme. Da in einigen MCOs pro Jahr bis zu 20% aller Mitglieder wechseln, sind sie gezwungen, disease management-Programme zu entwickeln, die kurzfristig die Investitionen wieder einspielen. Bestimmte Krankheitsbilder werden daher kaum berücksichtigt, obgleich sie mittel- und langfristig Aussicht auf Verbesserung bei Versorgungsqualität und Effizienz geben könnten. Aus diesem Grund sind auch Aussagen zu Langzeitergebnissen bestehender Programme kaum möglich.

Die Ausgliederung von disease management-Leistungen wird kontrovers beurteilt. Das Problem dieser carve outs ist, dass sie die Koordinierungsfunktion der primärärztlichen Versorgung einschränken und durch Einbindung der Patienten in unterschiedliche Programme (unterschiedlicher Anbieter) die Kontinuität der Behandlung stören (Bodenheimer 2000, Davis 2000) und damit ein wesentliches Ziel des disease managements unterlaufen können. Insbesondere ältere, multimorbide Patienten benötigen eine koordinierte und kontinuierliche Versorgung, die durch eine Serie von carve out-Programmen nicht geleistet werden kann.

Manche dieser Anbieter sind mit Arzneimittelherstellern verbunden. Sie bieten zunehmend kommerzielle disease management-Programme an. Die Arzneimittelhersteller verstehen sich nicht mehr als bloße Produzenten von Pharmazeutika, sondern versuchen aktiv durch eine Ausweitung ihrer Wertschöpfungskette in den Prozess der Gesundheitsversorgung einzugreifen.

Das ist auch eine Reaktion auf die Kritik der Preispolitik der Pharmaindustrie. In den vergangenen 15 Jahren haben Pharmaunternehmen in den USA und teilweise in Europa verschiedene Programme eingerichtet, davon viele für Diabetes, für die pränatale Versorgung, die palliative Versorgung, das Management von terminalem Nierenversagen und für die Versorgung von Schlaganfallpatienten, Asthma, Depression, Migräne und bestimmte Krebserkrankungen (Bernard 1997, Bodenheimer 2000). „Antikickback"-Regelungen gegen die Pharmaindustrie sollen u. a. vermeiden, dass manche Programme primär als Absatzkanäle für Produkte etabliert werden (Kozma 2003b).

Da die Anbieter von carve-out-Programmen zusätzliche Mittel in Form von Unternehmensgewinnen aus der Gesundheitsversorgung abziehen, befürworten deren Opponenten die Etablierung von Inhouse disease management-Programmen, welche die beteiligten Leistungserbringer stärker einbeziehen und unterstützen (Bodenheimer 2000). Den Ärzten und weiteren am disease management beteiligten Leistungserbringern bietet das disease management die Chance einer evidenzbasierten medizinischen

Versorgung und die Möglichkeit zu einer intensiven fachlichen Kooperation. Dem stehen als Nachteile Einschränkungen in der Therapiefreiheit und mögliche Konflikte zwischen der Erfüllung der Patientenwünsche und den Anforderungen des disease managements gegenüber.

Der Patient darf im Idealfall vom disease management eine Verbesserung der Behandlungsqualität und eine stärkere Partizipation am Versorgungsprozess erwarten. Auf der anderen Seite kann das mit dem disease management verbundene monitoring des Gesundheitsverhaltens als Nachteil empfunden werden. Für ein wirkungsvolles disease management muss der Patient als Partner gewonnen werden (Davis 2000).

In der folgenden Übersicht (Abb. 3-6) sind die Vor- und Nachteile des disease managements aus der Sicht unterschiedlicher Interessengruppen noch einmal schematisch zusammengefasst (in Anlehnung an Hunter, Fairfield 1997).

Abbildung 3-6: *Vor-und Nachteile des disease managements*

Vor- und Nachteile des disease managements aus der Sicht der Interessengruppen		
	Vorteile	Nachteile
Leistungs-finanzierer	• Höhere Kosten-Effektivität • Behandlungskontinuität • Verbesserte Kooperation mit Leistungserbringern	• Höhere Verwaltungskosten • Erfordert Investitionen in das Informationssystem und braucht Zeit • Kann zu Rigiditäten führen und Innovationen blockieren
Ärzte	• Gelegenheit, effektiv und kooperativ zu arbeiten • Gute, stabile Beziehungen zu anderen Leistungserbringern • Guter Zugang zu Informationen • Erhöhte Professionalität	• Bedrohung der Therapiefreiheit • Statusverminderung • Interessenkonflikt zwischen Patientenwünschen und guidelines • Kann das Arzt-Patient-Vertrauensverhältnis mindern
Patienten	• Besseres Behandlungsergebnis • Mehr und bessere Informationen • Größere Partizipation der Patienten • Kontinuierliche Versorgung • Vorrang präventiver Versorgung	• Leistungseinschränkung • Überforderung bei den Entscheidungen und Verantwortungen • Geringe Bereitschaft, sich „überwachen" zu lassen • Gefahr, dass Kosten mehr als Qualität im Vordergrund stehen, da leichter messbar

Ein effektives health management stößt im Managed Care-System der USA allerdings auf Grenzen. Bedingt durch die Koppelung der Versicherung an den Arbeitsvertrag und die große Mobilität des durchschnittlichen Arbeitnehmers amortisieren sich die Kosten für das health management häufig nicht. Mit wachsender Größe der MCOs als Folge von Konzentrationsprozessen auf den Märkten des Managed Care (Corrigan et al. 1997) dürfte das health management jedoch an Bedeutung gewinnen.

Es gilt heute, aus den disease management-Programmen der ersten Generation und den Fehlern der Vergangenheit zu lernen. Dabei wird disease management von manchen als ein Instrument des change managements angesehen, um für eine stark anwachsende Population von Menschen mit chronischen Erkrankungen die Versorgung neu zu gestalten (Glaser 2002).

Literatur

BERNARD, S. (1997), The Roles of Pharmaceutical Companies in Disease Management, in: TODD, W.E. NASH, D. (HRSG.), Disease Management. A System Approach to Improving Patient Outcomes, Chicago, S. 179-205.

BODENHEIMER, T. (2000), Disease management in the American market, in: BMJ, 320, S. 563–6.

CARROLL, J. (2002a), DM and Medicare: A Marriage Made in Heaven? Managed Care, Juni 2002, S. 40.

CARROLL, J. (2002b), DM Vendors Start to Address Costs Created by Comorbidities, Managed Care, März 2002, www. managedcaremag.com, Abruf: 10.02.2004

CORRIGAN, J.J. ET AL. (1997), Trends toward a National Health Care Marketplace, in: Inquiry, 34, S. 11-28.

DAVIS, R.M. (2000), Advances in managing chronic disease, in: BMJ, 320, 26.02. 2000, S. 525-526.

DISEASE MANAGEMENT ASSOCIATION OF AMERICA (2004), Definition of DM, www.dmaa.org/definition.html, Abruf: 02.02.2004.

EICHERT, J.H. ET AL. (1997),The Disease Management Development Process, in: TODD, W.E., NASH, D. (HRSG.), Disease Management. A System Approach to Improving Patient Outcomes, Chicago, S. 27-59.

ELLRODT, G. ET AL. (1997), Evidence-Based Disease Management, in: JAMA, 278, S. 1687-1692.

GLASER, V. (2002), Interview with Warren Todd, in: Disease Management, 5, Supplement 1

Gold, M. (1999), The Changing US Health Care System, in: The Milbank Quarterly, 77, S. 113-137.

Greilich, A. Berchtold, P. Löffel N. (2002), Disease Management – Patient und Prozess im Mittelpunkt, 2te Auflage, Bern

Grobe, Th. Dörning, H. Schwartz, F.-W. (2003), GEK-Gesundheitsmonitor, Schwäbisch-Gmünd

Hunter, D.J. Fairfield, G. (1997), Managed Care: Disease Management, in: BMJ, 314, S. 50-53.

Kozma, C.M. (1999), Case Management: A Tool for Disease Management Programs, 01.08.1999, www.medicomint.com, Abruf: 04.02.2004

Kozma, C.M. (2003a), Targeting High-Risk Patients Adds Value to Disease Management Programs, in: Managed Care Interface, 01.08.2003, www.medicomint.com, Abruf: 04.02.2004

Kozma, C.M. (2003b), Disease Management and Antikickback Regulations, in: Managed Care Interface, 01.12.2003, www.medicomint.com, Abruf: 04.02.2004

Neuffer, A.B. (1997), Managed Care. Umsetzbarkeit des Konzepts im deutschen Gesundheitssystem, Diss. St. Gallen.

Peterson, K.W. Kane, P.D. (1997), Beyond Disease Management: Population-Based Health Management, in: Todd, W. E., Nash, D. (Hrsg.), Disease Management. A System Approach to Improving Patient Outcomes, Chicago, S. 305-346.

Plocher, D. (1996), Disease Management, in: Kongstvedt, P.R. (Hrsg.), The Managed Health Care Handbook, Gaithersburg, S. 318-347.

Rundall, T.G. et al. (2002), As good as it gets? Chronic care management in nine leading US physician organisations, in: BMJ, 325, S. 958-961.

Sachverständigenrat für die konzertierte Aktion im Gesundheitswesen (SVRKAiG) (2003), Finanzierung, Nutzerorientierung und Qualität, Gutachten 2003, Bonn

Sipkoff, M. (2003), Health Plans Begin To Address Chronic Care Management, in: Managed Care, Dezember 2003, www.managedcaremag.com/archives/0312/0312.kaiserchronic.html, Abruf: 10.02.2004

Wagner, E.H. (2000), The role of patient care teams in chronic disease management, BMJ, Vol. 320, S. 569–72.

Wagner, E.H. (2002), The Changing Face of Chronic Disease Care. In: Accelerating Change Today For Americas's Health: Curing the System - Stories of Change in Chronic Illness Care, Mai 2002, 320, S. 2-5.

ZITTER, M. (1997), A New Paradigma in Health Care Delivery: Disease Management, in: TODD, W. E., NASH, D. (HRSG.), Disease Management. A System Approach to Improving Patient Outcomes, Chicago, S. 1-25.

3.5 Case Management

Einführung

Das case management ist ein kooperativer Prozess, durch den die Versorgungsmöglichkeiten eines Patienten geplant, bewertet, implementiert, koordiniert, überwacht und evaluiert werden. Die Qualität und die Kosten-Effektivität der Versorgung soll durch Kommunikationsprozesse und die optimale Nutzung der verfügbaren Ressourcen gefördert werden (Mullahy 1996; Schwaiberger 2002; Löcherbach et al. 2003).

Im Gegensatz zum → disease management ist das case management auf das multidisziplinäre Management des komplizierten, kostenträchtigen Einzelfalls innerhalb eines bestimmten Zeitrahmens ausgerichtet. Im Fokus befinden sich Patienten mit hohem Risiko, mit lebensgefährlichen Verletzungen oder solche mit einer chronischen Erkrankung. Typische Erkrankungen, die durch ein case management betreut werden, sind: AIDS, Schlaganfall, Transplantationen, Kopfverletzungen, schwere Verbrennungen, Risikoschwangerschaften, Risikogeburten, Rückenmarksverletzungen, neuromuskuläre Erkrankungen. Aufgreifkriterien für das case management sind ferner überlange Liegezeiten, gescheiterte oder wiederholte chirurgische Eingriffe sowie Fallkosten, die bestimmte kritische Werte übersteigen (z. B. Fallkosten größer als 30.000 US $). Ergänzende Aufgreifkriterien können sein: Behandlungsempfehlung an die eigene Praxis, sich widersprechende oder kumulierende Behandlungen oder eine langfristige Behandlung mit Schmerzmitteln oder Antidepressiva (Mullahy 1996).

Das case management hat in den USA eine lange Tradition und seine Wurzeln in der Betreuung von Kranken durch Pflegekräfte und Sozialarbeiter. Mit der Ausbreitung von Managed Care hat es an Bedeutung gewonnen und wird heute zunehmend als Teilfunktion des → disease management gesehen (Ward, Rieve 1997).

Case manager werden in Managed Care-Systemen vorwiegend von Leistungserbringern beschäftigt, insbesondere von solchen, die nach Kopfpauschalen vergütet werden (→ Vergütungssysteme). Hier arbeiten sie in Krankenhäusern als Mitglied des Entlassungsteams, in Rehabilitationseinrichtungen oder Heimpflegeeinrichtungen. Auch die HMOs selbst, Versicherungen und TPAs[37] beschäftigen case manager.

Daneben existieren selbständige case manager und solche, die in anderen Einrichtungen beschäftigt sind. Sie werden sowohl im Auftrag von Leistungserbringern als auch von Leistungsfinanzierern tätig, können aber auch direkt von einem Patienten oder seiner Familie mit dem case management beauftragt werden (Mullahy 1996).

---

[37] TPAs (third party administrators) sind alle Organisationen, die administrative Aufgaben, wie die Abwicklung der Abrechnungen oder das case management für MCOs, Arbeitgeber oder andere Versicherungen wahrnehmen.

Zum großen Teil werden die Funktionen eines case managers von entsprechend ausgebildeten Pflegepersonen („nurses") wahrgenommen. Diese können aufgrund ihrer Ausbildung ein leitliniengeführtes klinisches Management und eine qualifizierte Unterstützung bei der Selbstversorgung der Patienten bieten (Cesta et al. 1998). Ihre Leistungen umfassen entweder ein breites Spektrum, oder sie haben sich auf bestimmte Krankheiten oder Patientengruppen spezialisiert.

Das case management weist eine gewisse Verwandtschaft mit dem → gatekeeper auf, weil auch hier der Patient einen bestimmten Eintrittspunkt hat und dieser von einer Person kontrolliert wird, die für die Koordination des Versorgungsprozesses zuständig ist. Die case manager unterscheiden sich jedoch von gatekeepern, weil sie keine Behandlungen durchführen, keine Diagnosen erstellen, keine Medikamente verschreiben und keinen medizinischen Behandlungsplan entwickeln.

Das case management kann nachträglich (retrospektiv) und vorausschauend (prospektiv) erfolgen (Ward, Rieve 1997). Prospektiv werden vor allem Patienten erfasst, die für Operationen vorgesehen sind. Die case manager arbeiten hier eng mit dem für die Entlassungsplanung zuständigen Personal im Krankenhaus zusammen, um die Verweildauer zu reduzieren. Sie organisieren ferner den Übergang in die häusliche Versorgung, in eine Rehabilitations- oder eine Pflegeeinrichtung. Retrospektiv werden Patienten identifiziert, die häufige Krankenhauseinweisungen aufweisen oder regelmäßig die Notaufnahme aufsuchen. Für sie entwickeln die case manager ein ambulantes Versorgungsprogramm mit dem Ziel, die Ausgaben für Krankenhausleistungen zu senken. Üblicherweise enthält dieses Programm auch eine Patientenschulung zu Hause, die auch Bestandteil von einem vom Krankenhaus organisierten und finanzierten case management-Programm sein kann. Diese Programme beinhalten insbesondere eine Unterstützung bei der gesundheitsbezogenen Lebensführung und der Patientencompliance. Gerade das retrospektive case management weist daher gemeinsame Merkmale mit dem → disease management auf.

Aufgabenspektrum des case managers

Die case manager erfüllen im Idealfall drei wesentliche Funktionen: Betreuung bei der medizinischen Behandlung, einschließlich einer psychologischen Betreuung, einer Beratung bei finanziellen Problemen und einer Beratung bei berufsbezogenen Problemen (Mullahy 1996; Cesta et al. 1998; vgl. Abb. 3-7). Der Schwerpunkt liegt dabei auf den behandlungsorientierten Aktivitäten.

Abbildung 3-7: Aufgabenspektrum des case managers

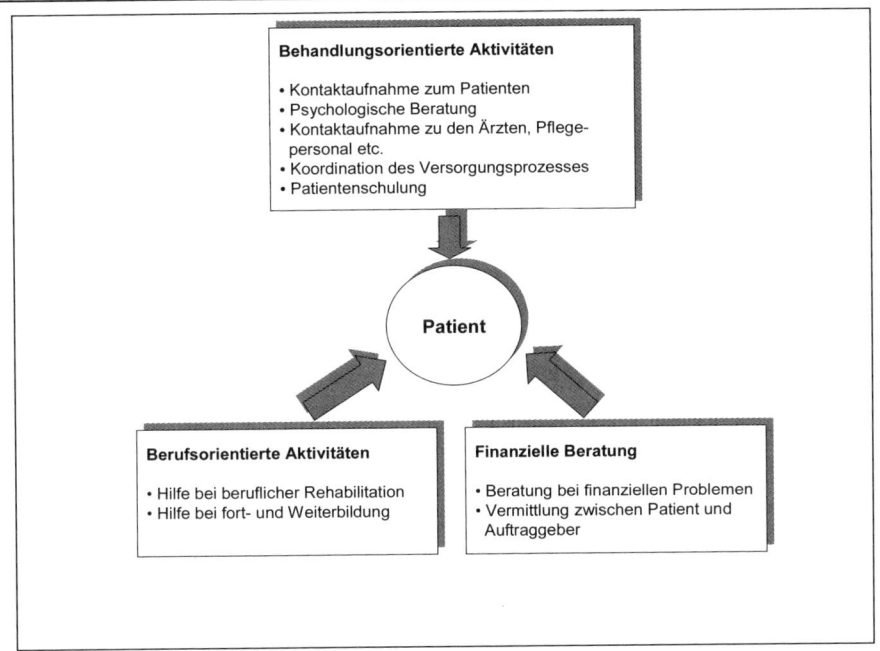

Behandlungsorientierte Aktivitäten

Die behandlungsorientierten Aufgaben umfassen alle Aktivitäten eines case management, die sichern sollen, dass der Patient eine effektive medizinische und pflegerische Versorgung erhält. Sie beinhalten insbesondere folgende Einzelaktivitäten (Mullahy 1996; Cesta et al. 1998):

- Die Kommunikation mit dem Patienten im Krankenhaus, in der Rehabilitationseinrichtung oder zu Hause. Es werden mit dem Patienten Gespräche geführt, um herauszufinden, ob die Diagnose und Behandlungsanweisungen verstanden wurden. Es gilt, die Medikamentencompliance abzuklären und die häusliche Einrichtung des Patienten ist auf eventuell erforderliche Umbauten zu überprüfen. Bei Bedarf erfolgt eine psychologische Beratung und Betreuung des Patienten und seiner Familie. Eine zusätzliche Patientenschulung zielt vor allem auf eine Verbesserung der Patientencompliance, etwa bei der Medikamententherapie, und auf eine Förderung des Gesundheitsverhaltens.

- Bei der Kommunikation mit dem medizinischen Behandlungsteam (Ärzte, Pflegepersonal, Physio- und Psychotherapeuten) geht es um folgende Fragen: Welche Diagnose wurde gestellt, welche Behandlungsschritte sind geplant, wie ist das mögliche Behandlungsergebnis und sind Komplikationen zu erwarten. Gegebenenfalls ist das Einholen einer Zweitmeinung (second opinion) erforderlich. Diese wird eingeholt, um ein komplexes medizinisches Bild abzuklären oder Alternativen zur laufenden oder geplanten Behandlung vorzubereiten. Die Zweitmeinung ist auch angezeigt, wenn ein Konflikt besteht zwischen potenziellen Behandlungsplänen, bei fragwürdigen Behandlungen oder wenn die aktuelle Behandlung keinen Erfolg zeigt. Auch im weiteren Verlauf der Behandlung ist der case manager um eine intensive Kooperation mit den Ärzten bemüht.

- Im Rahmen der Entlassungsplanung (discharge planning) sind alle Dienste zu arrangieren und zu koordinieren, die zur Entlassung oder Verlegung des Patienten erforderlich sind (Transportdienste, Pflegedienste, kommunale Dienste etc.). Ziel der Entlassungsplanung ist eine Verkürzung der Verweildauer.

- Es werden ferner Gespräche geführt mit Vertretern der Anbieter von medizinischen Geräten und Medizinprodukten sowie mit Dienstleistern in der Heimpflege über Verwendungszweck, Qualität, Kosten der Geräte und der Leistungen.

Finanzielle Beratung

Die finanzielle Beratung umfasst einmal die Vermittlung von Angeboten kommunaler und gemeinnütziger Einrichtungen, die bestimmte Versorgungsleistungen und Geräte kostenlos bereitstellen. Es erfolgt ferner eine Kontaktaufnahme zum Leistungsfinanzierer, um die Kostenübernahme für bestimmte Behandlungen abzuklären und um bei Konflikten zwischen den Leistungserbringern und dem Kostenträger zu vermitteln. Sofern erforderlich, leistet der case manager auch Unterstützung bei finanziellen Problemen des Patienten und seiner Familie, einschließlich einer Haushaltsbudgetberatung.

Berufsorientierte Aktivitäten

Die berufsorientierten Aktivitäten des case managers umfassen zunächst die Kontaktaufnahme zum Arbeitgeber, um sich über die Erwartungen des Arbeitgebers und die Bedürfnisse des Patienten als Arbeitnehmer zu informieren. Anschließend wird mit dem behandelnden Arzt ein Gespräch über die Ergebnisse geführt. Der case manager kann auf der Grundlage dieses Gespräches den Patienten bei der beruflichen Wiedereingliederung beraten und Weiterbildungsaktivitäten während der Erholungsphase unterstützen.

Ablauf des case managements

Das Herangehen an einen neuen Fall ist von der Art des Auftraggebers und seinen Anforderungen abhängig. Naturgemäß sind Leistungsfinanzierer, die die Leistungen nach dem Kostenerstattungsprinzip direkt übernehmen, eher an einem effizienten case management interessiert als solche, die Versicherungsleistungen gegen eine Pauschale erhalten (Mullahy 1996, Cesta et al. 1998).

Grundlage eines effektiven case managements ist die Orientierung an standardisierten Ablaufpfaden (critical paths). Ursprünglich im Ingenieurwesen entwickelt, finden Ablaufpfade seit den siebziger Jahren zunehmend Verbreitung auch im Gesundheitssystem, insbesondere bei der Standardisierung klinischer Behandlungsverfahren. Ein critical path ist die Optimierung der einzelnen Schritte eines Behandlungsprozesses und seiner zeitlichen Abfolge durch Ärzte, Pflegepersonal und sonstige am Prozess Beteiligte. Die Abläufe können durch verschiedene Darstellungsmethoden visualisiert werden. Ziel ist es, den Ressourceneinsatz und Zeitverzögerungen zu minimieren und die Qualität zu erhöhen. Critical paths schreiben daher auch kritische Zeitpunkte für den Beginn einer Intervention vor. Sie werden typischerweise entwickelt für Diagnosen und Prozeduren mit hohen Kosten, Risiken und Umsätzen.

Abbildung 3-8: *Ablauf des case managements*

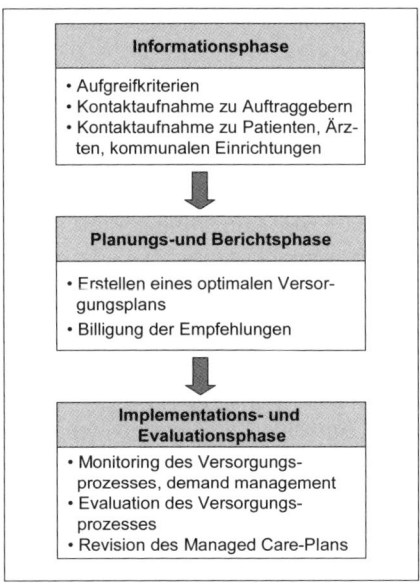

Die case manager sind verantwortlich für die Koordination, die Überwachung und die Evaluation des Patienten auf seinem Weg entlang des critical paths (Coffey et al. 1992). Die Abfolge eines case managements entlang eines Versorgungspfads lässt sich grob in eine Informationsphase, eine Planungs- und Berichtsphase sowie in eine Implementations- und Evaluationsphase gliedern (Mullahy 1996; Cesta et al. 1998, vgl. Abb. 3-8 in Anlehnung an Mullahy 1996).

Informationsphase

Am Beginn der Informationsphase steht eine Bestandsaufnahme der Fälle, für die der case manager das Management übernimmt. Handlungsleitend sind hier die Anforderungen des Auftraggebers und die bereits erwähnten Aufgreifkriterien für ein case management. Aus ihnen leiten sich die konkreten Ziele des case managements im Einzelfall ab.

In Gesprächen mit dem Auftraggeber sind dann zunächst die Kostenübernahme und die technischen Einzelheiten der Betreuung zu klären. Danach folgen Gespräche mit dem Patienten, seiner Familie, dem behandelnden Arzt und anderen in den Behandlungsprozess einbezogenen Personen und Organisationen, um die erforderlichen Daten für das case management zu beschaffen. Bei Bedarf sind auch Kontakte mit dem Arbeitgeber, den Anbietern von Medizinprodukten und kommunalen und gemeinnützigen Einrichtungen aufzunehmen.

Planungs- und Berichtsphase

Der case manager entwirft einen Versorgungsplan, der sich an den Bedürfnissen des Patienten orientiert und Empfehlungen enthält, wie diese wirtschaftlich und mit hoher Qualität erfüllt werden können. Diese Empfehlungen sollten mit dem Patienten, dem Arzt und den weiteren am Versorgungsprozess Beteiligten diskutiert werden.

Der case manager erstattet dann dem Auftraggeber einen ersten Bericht mit den Empfehlungen, der in regelmäßigen Abständen fortgeschrieben wird. Der Bericht setzt die Schwerpunkte nach den Anforderungen des Auftraggebers. Wenn der case manager Angestellter einer HMO ist, werden die medizinischen Aktivitäten im Vordergrund stehen. Ist der Auftraggeber dagegen der Arbeitgeber des Patienten, wird der case manager in seinem Bericht mehr Wert auf Empfehlungen zur Wiederherstellung der Arbeits- und Berufsfähigkeit legen.

Der Bericht kann eine Kosten-Nutzen-Analyse (→ ökonomische Evaluationsverfahren) enthalten. Die Kosten-Nutzen-Analyse enthält eine Zusammenfassung der Art der Interventionen, der Kosten des case managements und der Ersparnisse (ausgehandelte Rabatte, verringerte Inanspruchnahme von Dienstleistungen, Geräten und Medizinprodukten). Sie soll zeigen, dass die Kosten für das case management Ersparnisse realisieren, die höher sind als seine Kosten. Der Bericht mit den Empfehlungen des case managers muss vom Auftraggeber gebilligt werden, andernfalls müssen die Empfehlungen überarbeitet werden.

Implementations- und Evaluationsphase

Sofern der Auftraggeber den Empfehlungen zugestimmt hat, trägt der case manager die Verantwortung für die erfolgreiche Umsetzung des Plans. Das impliziert ein monitoring der Leistungserbringer durch telefonische Rückfragen und regelmäßige Besuche. Verbunden damit ist eine Evaluation durch die in der Behandlung erzielten outcomes in den einzelnen Versorgungsphasen sowie der geplanten zeitlichen Abfolge. Gegebenenfalls ist der Plan nach Rücksprache mit dem Auftraggeber zu revidieren.

Das Monitoring und die Evaluation sollten zusammen mit dem → utilization review erfolgen. Das ist häufig nicht der Fall. In vielen MCOs, mit Ausnahme großer HMOs, werden das case management und das utilization review von getrennten Organisationen durchgeführt (Mullahy 1996).

Fallstudie 12: Case Management bei Personenschäden

Ausgangsituation

Die Anzahl der schweren Personenschäden stieg in den letzten Jahren kontinuierlich an, obwohl die Anzahl der Kraftfahrzeugunfälle sowie die Anzahl der Personenschäden insgesamt relativ konstant blieb.

Ungeachtet dessen haben sich immer mehr Erstversicherer (KFZ-Haftpflichtversicherer) damit beschäftigt, durch aktives Schadenmanagement der Sachschäden Kosten einzusparen. Im Vordergrund standen vor allem Kostensenkungen durch Skaleneffekte und Standardisierung. Das Segment der so genannten Personengroßschäden blieb bei Schadenmanagementaktivitäten meist unberücksichtigt, da es aufgrund der Diversivität der Schadenfälle zunächst ungeeignet erschien. Die medizinische Behandlung von Unfallverletzten verlief daher bislang völlig ohne Einflussnahme des Erstversicherers. Die Möglichkeiten, die sich durch die frühe Kenntnis eines Personenschadens eröffnen, wurden verkannt.

Ein Engagement in diesem Segment lohnt sich aus Sicht des Erstversicherers, da nahezu die Hälfte aller Aufwendungen eines KFZ-Versicherers durch ein Zehntel aller Schäden verursacht wird und auch in Zukunft ein weiterer Kostenanstieg im Personenschaden zu erwarten ist – bedingt vor allem durch vier Faktoren:

- Verschlechterung der medizinischen Versorgung
- Anstieg von Hochkostenfällen
- Höhere Schmerzensgeldzahlungen
- Steigende Zahlungen für Erwerbsschäden

Der Erstversicherer hat valide Informationen meistens früher als der Sozialversicherungsträger. Diese frühzeitige Kenntnis ermöglicht eine zeitnahe Kontrolle der medizinischen Behandlung, um bei Problemen als Kostenträger sofort steuernd einzugreifen.

Der größte Hebel zur Kostensenkung ist dabei die Vermeidung eines Erwerbsschadens, der mit 40 Prozent der Schadenskosten im Personenschaden die größte Position darstellt und 90 Prozent des Einsparpotenzials birgt. Schon die Vermeidung eines einzigen Erwerbsschadens mit allen Begleitpositionen (wie z. B. Pflege oder behindertengerechte Umbaumaßnahmen) kann leicht Einsparungen in Millionenhöhe bewirken.

Personenschaden-Management bei der Volksfürsorge

Das Personen-Schadenmanagement der Volksfürsorge wurde als case management konzipiert. Der Schwerpunkt aller Bemühungen sollte dabei auf einer Erhöhung der Qualität der Fallbearbeitung, nicht auf einer Erhöhung der Quantität liegen, da nur optimale interne Abläufe einen Eingriff in die medizinische Wertschöpfungskette erlaubten. Um dieses Potenzial nutzen zu können, waren tiefgreifende Veränderungen in der Sachbearbeitung schwerer Personenschäden erforderlich.

Als Voraussetzungen für die Umsetzung einer Steuerung (Abb. 3-9) und damit für die erwünschte Kostensenkung wurden eine weitestgehende Standardisierung der Prozesse und eine aktive Steuerung der medizinischen Behandlung gesehen.

Als deren wesentliches Element wurde eine Risikoklassifizierung mit spezifischen Interventionspfaden konzipiert. Sie teilt die Personenschäden in drei Gruppen ein:

- **Gruppe A**: Beobachtung aller Schäden mit geringem Personenschaden bei denen Komplikationen nicht erwartet werden und die Behandlung in der Regel ambulant erfolgt. Hier findet in der Regel keine Steuerung statt. Als Interventionspunkt ist hier der Abschluss der Arbeitsunfähigkeit festgelegt.

- **Gruppe S**: Alle Geschädigten mit einem stationären Krankenhausaufenthalt, wenn Komplikationen nicht zu erwarten sind. Interventionspunkte hier sind die Regelbehandlungszeiten der stationären, der Anschlussheilbehandlung (AHB) und der ambulanten Behandlung. Sollten sich während dieses Behandlungsverlaufes Komplikationen einstellen, wird der Patient automatisch in das aktive Fallmanagement überführt.

- **Gruppe M:** Alle Geschädigten, bei denen die Verletzungsdiagnosen berufs- oder geschlechts- und altersbezogen komplexe Verläufe mit hohen Kosten erwarten lassen. Sie werden automatisch in das Fallmanagement geleitet und aktiv gesteuert.

Abbildung 3-9: *Steuerung im Personenschaden-Management (Kühl, Grüber 2003)*

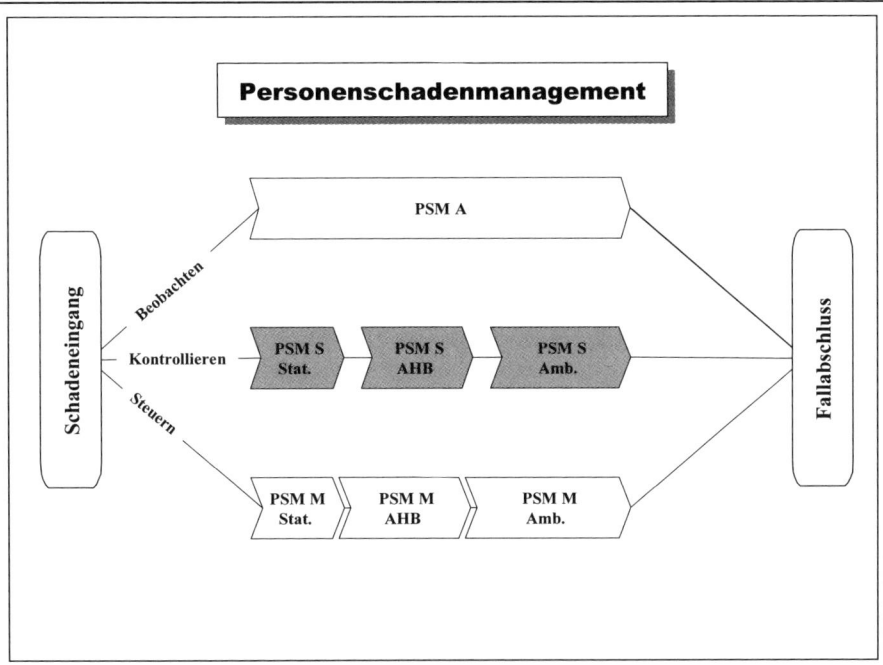

Vier Erfolgsfaktoren, die Managementkapazitäten und Investitionen in der Anfangsphase erforderten, wurden für die Umsetzung des Personenschaden-Managements bei der Volksfürsorge definiert:

1. Entwicklung von medizinischem Know-How

2. Aufbau eines EDV-gestützten Fallmonitoring/Fallmanagement

3. Frühzeitiges Erkennen kostenintensiver Schadensfälle

4. Aktive Intervention bei komplizierten Fällen

Entwicklung von medizinischem Know-How

Durch Schaffung eines Bereiches medizinische Grundsatzfragen und Besetzung mit einem Unfallchirurgen wurde die Basis für die Entwicklung von medizinischem Know-How gelegt. Als Aufgaben des Bereiches medizinische Grundsatzfragen wurden zum einen die Entwicklung des Projektes Personenschaden-Management und der damit verbundenen Fallsteuerung, zum anderen die systematische Beratung von Mitarbeitern in allen Bereichen definiert. Die Beratung schließt die Risikoabschätzung, die

Festlegung von Funktionsausfällen und die Beurteilung von Kausalzusammenhängen ein.

Die Umsetzung des aktiven Fall-Managements stellte die Sachbearbeiter der Volksfürsorge vor neue Herausforderungen. Neben dem vorhandenen juristischen Know-How musste besonders medizinisches Wissen erarbeitet werden. Erfahrungen aus der Krankenversicherung zeigten, dass auch Nicht-Mediziner durch eine systematische Schulung ausreichendes medizinisches Wissen aufbauen können. Die Schulung wurde auf den Bereich der Unfallchirurgie begrenzt.

Aufbau eines EDV-gestützten Fallmonitorings

Für die Unterstützung des Schadenbearbeitungs-Prozesses wurden in einem EDV-basierten Fallmanagement-Tool die wichtigsten Entscheidungshilfen hinterlegt. Kernstück des EDV-Tools ist eine Regeldatenbank, in der für relevante Diagnosen Warnhinweise, Regelbehandlungszeiten und Arbeitshilfen für den Sachbearbeiter hinterlegt sind und automatisch den Personenschäden zugeordnet werden. Zusätzlich eingerichtet wurde eine Vielzahl von Datenbanken (diverse Verschlüsselungssysteme, Gutachter, Akutkliniken, Rehakliniken, ambulante Rehaeinrichtungen), die der Unterstützung der Sachbearbeitung dienen. Automatisch gesetzte Interventionspunkte helfen den Sachbearbeitern und stellen die regelmäßige Kontrolle der medizinischen Behandlung sicher. Die gewonnenen Daten werden im Controlling ausgewertet. Die Überwachung der Behandlungsabläufe, die automatische Generierung von Terminen und der korrekte Übergang in die nächste Behandlungstufe ist in Abbildung 3-10 dargestellt.

Für das Regelwerk wurde ein eigener Diagnoseschlüssel in Anlehnung an die Diagnoseschlüssel der Berufsgenossenschaften entwickelt. In diesem Schlüssel werden in drei Clustern die Verletzungsregion, die Verletzungsart und die Verletzungsschwere dokumentiert.

Frühzeitiges Erkennen kostenintensiver Schadensfälle

Mit den genannten Instrumenten und intensiven Schulungen wurden die Sachbearbeiter in der Lage versetzt, kostenintensive Fälle aus den eintreffenden Schadensmeldungen und in enger Kommunikation mit den behandelnden Krankenhäusern frühzeitig zu erkennen.

Aktive Intervention bei komplizierten Fällen

Die Intervention bei den identifizierten kostenintensiven Fällen erfolgt primär telefonisch. Gemeinsam mit den Behandlern werden Therapien besprochen, geeignete Nachsorgeeinrichtungen ausgewählt und eine schnelle Überleitung organisiert.

Die über 1,5 Jahre schrittweise durchgeführte Implementierung des Personenschaden-Managements konnte zum 1.1.2003 mit der Einführung des EDV-Tools abgeschlossen werden. Die Informationsbeschaffung im Personen-Schadenmanagement war nach dieser Zeit eingespielt und dauert nun im Schnitt vier bis fünf Tage. Bei Schwerverletzten liegen ausreichende Informationen über das Ausmaß des Personenschadens während des primären stationären Aufenthaltes vor, so dass zeitnah eine Steuerung erfolgen kann.

Abbildung 3-10: Termingenerierung und Kontrolle im EDV Tool (Kühl, Grüber 2003)

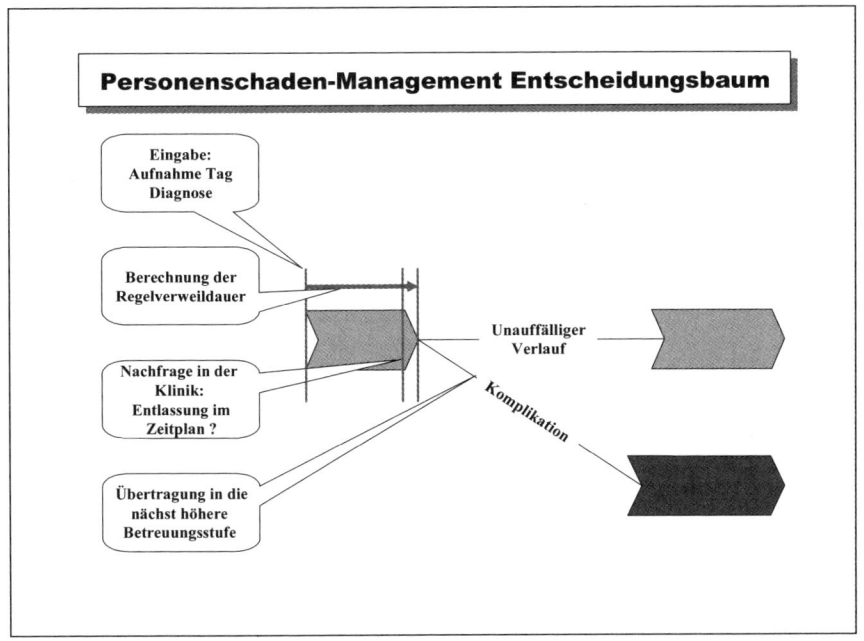

Kritische Würdigung

Die ersten Erfahrungen mit der Vollversion des EDV-Tools zeigten, dass die Mitarbeiter das aktive Fallmanagement angenommen hatten und die zusätzliche zeitliche Belastung geringer als befürchtet war.

Von knapp 5.000 Personenschäden mit Diagnose bis Ende 2003, entfielen 572 auf die Gruppe S (Geschädigte mit einem stationären Krankenhausaufenthalt ohne zu erwartende Komplikationen) und 108 auf die Gruppe M (Geschädigte, deren Verletzungsdiagnosen komplexe Verläufe mit hohen Kosten erwarten lassen). In diesen Fällen ist eine aktive Fallsteuerung erfolgt.

Mit dem aktiven Personen-Schadenmanagement gelang es, die konkurrierenden Ziele von Geschädigten und Versicherung zusammen zu bringen. Es zeigte sich, dass sowohl die Geschädigten als auch die Volksfürsorge profitierten, denn diese senkte ihre Auszahlungen vor allem deshalb, weil die Anspruchsberechtigten schneller gesund und beruflich reintegriert werden konnten.

So betrug die Einsparung in einem Beispiel (Abb. 3-11) für die Versicherung ca. 85.000 Euro. Die 71 jährige Patientin war nach der Versorgung einer komplexen Kniegelenksverletzung in einer Rehabilitationsklinik nicht ausreichend versorgt worden. Nach Auskunft der dort behandelnden Ärzte war eine Mobilisation der Patientin nicht zu erreichen. Die behandelnden Ärzte schlugen eine Verlegung in ein Pflegeheim vor.

Abbildung 3-11: Fallbeispiel

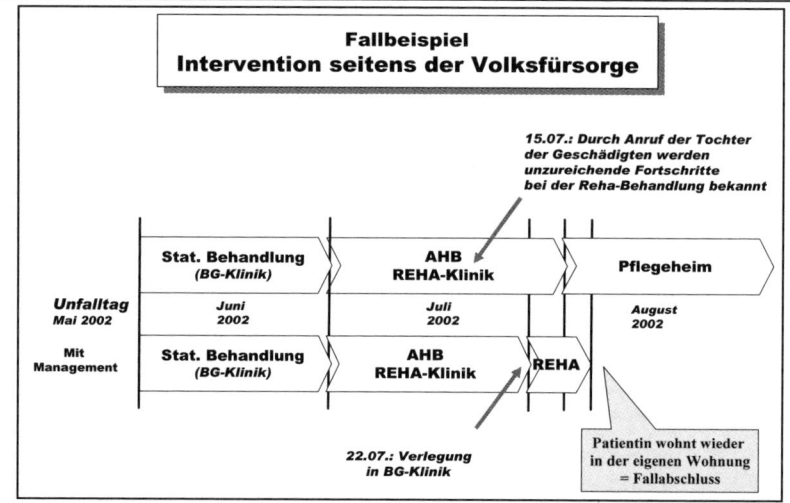

Die Patientin, die bis zum Unfalltag ihren schwerkranken Ehemann versorgt hatte, informierte den Versicherungsträger über den für sie katastrophalen Ausgang der Verletzung. Nach Rücksprache mit der primär behandelnden Klinik wurde eine Verlegung in die Rehabilitationsklinik einer berufsgenossenschaftlichen Unfallklinik veranlasst. Die Patientin konnte dort nach einem kurzen Aufenthalt vollständig rehabilitiert entlassen werden.

Allerdings stehen den positiven Aspekten des Personenschaden-Managements auch Risiken gegenüber. So wird der Zahlungsstrom im Segment der schweren Personenschäden durch die zusätzlich ergriffenen Maßnahmen in den ersten zwei bis drei Jahren ansteigen, bis sich die erzielten Einsparungen zeigen. Aus demselben Grund können Controllingparameter in der Anfangsphase nur auf Prozessebene aussagekräftig sein.

Mittlerweile hat der Erfolg des Personenschaden-Managements zur Ausgliederung in eine eigenständige Dienstleistungsgesellschaft geführt, die zukünftig auch für andere Auftraggeber tätig werden soll (Kühl, Grüber 2003).

Beurteilung des case managements

Eine Reihe von empirischen Untersuchungen (Wagner 1998) haben ergeben, dass ein case management durch nurses sehr effektiv ist, insbesondere bei der Behandlung chronischer Erkrankungen (Diabetes, koronare Herzerkrankungen). Verantwortlich dafür sind die Patientenschulung durch die case manager, die Orientierung an guidelines und die Kommunikation mit den Ärzten, die Delegation kritischer Aufgaben (Versorgungsplanung, Kontrolle der compliance, Unterstützung der eigenständigen Versorgung der Patienten) an die case manager sowie die Erfassung und Aufbereitung der für das case management relevanten Daten.

Auch bei der Entlassungsplanung von Patienten kann ein case management sehr effektiv sein. Das ergab eine Studie, in der eine Interventionsgruppe von älteren, multimorbiden Patienten, die während des Krankenhausaufenthalts und danach auf der Grundlage eines critical paths betreut wurden, mit einer Kontrollgruppe verglichen wurden. Im Ergebnis zeigte sich, dass die Wiedereinweisungsraten in der Interventionsgruppe geringer waren, die Verweildauer nach Wiedereinweisung kürzer, die Patientenzufriedenheit höher, der Funktionsstatus besser und die Gesamtkosten der Krankenhausleistungen niedriger (Naylor et al. 1999).

Andererseits sind gewisse Defizite eines insbesondere unprofessionellen case managements zu beobachten. So kann die Betreuung durch den case manager sich auf telefonische Kontakte beschränken. Und im Konflikt zwischen den Interessen des Patienten und des Auftraggebers besteht stets die Gefahr, dass der case manager die Interessen des Patienten zu Gunsten der Wirtschaftlichkeitsinteressen des Auftraggebers vernachlässigt (Mullahy 1996).

Denoch kann davon ausgegangen werden, dass das case management in Deutschland erheblich an Bedeutung gewinnen wird. Dies ist im Wesentlichen darin begründet, dass eine kleine Anzahl von Versicherten für einen Großteil der Kosten verantwortlich sind (0,5% der Versicherten verursachen 20,6% der Gesamtkosten, 20% der Versicherten 91,5% (GEK 2003)) Insofern ist es nur plausibel, sich nicht auf 80% Versicherte zu konzentrieren, die nicht einmal 10% der Kosten verursachen, sondern sich ganz zielgerichtet auf die „teuren" Fälle zu konzentrieren und deren Behandlung zu optimieren. Es darf hier nicht unerwähnt bleiben, dass das case management sich nicht nur an die Behandlungskosten richtet, sondern gleichermaßen die Qualität steigert. Somit ist es ein Managed Care-Instrument mit dem Potenzial, gleichzeitig Kosten zu senken und die Qualität zu erhöhen.

Literatur

CESTA, T.G. ET AL. (1998), The Case Managers' Survival Guide: Winning Strategies für Clinical Practice, St. Louis.

COFFEY, R.J. ET AL. (1992), An Introduction to Critical Path, in: Quality Management in Health Care, 1, S. 45-54.

GROBE, TH. DÖRNING, H. SCHWARTZ, F.-W. (2003), GEK-Gesundheitsmonitor, Schwäbisch-Gmünd

KÜHL, H. GRÜBER, J. (2003), Personenschadenmanagement in der KH-Versicherung. Internes Handout der Volksfürsorge, Hamburg

LÖCHERBACH, P. KLUG, W. REMMEL-FAßBENDER, R. (2003), Case Management, 2. Aufl., Luchterhand

MULLAHY, C.M. (1996), Case Management and Managed Care, in: KONGSTVEDT, P.R. (HRSG.), The Managed Health Care Handbook, Gaithersburg, S. 274-300.

NAYLOR, M.D. ET AL. (1999), Comprehensive Discharge Planning and Home Follow-up of Hospitalized Elders. A Randomized Clinical Trial, in: JAMA, 281, S. 613-620.

SCHWAIBERGER, M. (2002), Case Management im Krankenhaus, Melsungen

WAGNER, E.H. (1998), More Than a Case Manager, in: Annals of Internal Medicine, 129, S. 654-616.

WARD, M.D. RIEVE, J.A. (1997), The Role of Case Management in Disease Management, in: TODD, W.E. NASH, D. (HRSG.), Disease Management. A System Approach to Improving Patient Outcomes, Chicago, S. 235-259.

3.6 Utilization Review und Management

Grundgedanken

Der unmittelbare Eingriff in die Art und den Umfang der Leistungserstellung stellt ein konstitutives Element von Managed Care dar. Das **utilization review** ist hierzu ein wesentliches Instrument (HCCA 1996, S. 141ff; Knight 1998 S. 179ff; Zelman, Berenson 1998, S. 73ff).

Auf der Basis individueller Fallbetrachtung wird beim utilization review die Angemessenheit der medizinischen Leistungen beurteilt. Die Leistungserbringer müssen durchgeführte oder geplante Leistungen, externen Begutachtern systematisch offenlegen und verlieren teilweise ihre Diagnose- und Therapiefreiheit. Drei Fragen stehen im Vordergrund (Restuccia 1995, S. 253):

* veranlassen die Symptome eines Patienten zu der Annahme, dass bestimmte medizinische Leistungen (z. B. eine Kernspinntomographie) erbracht werden sollten, um dem Behandlungsprozess zu entsprechen (mit anderen Worten, „do the right thing!")?

* muss ein Patient wirklich stationär behandelt werden oder gibt es geeignete andere Formen (Ort und auch Stufe der Leistungserstellung)? und

* wenn ein stationärer Aufenthalt unvermeidlich ist, wie lange darf der Patient im Krankenhaus verweilen (d. h. „do the things right")?

Von Seiten der Leistungsfinanzierer wird hierbei immer wieder hervorgehoben, dass es sich beim utilization review nicht ausschließlich um ein Instrument zur Kostenkontrolle handelt, sondern durch die systematische Überprüfung der Angemessenheit von Untersuchungen die Qualität gesteigert wird (Smith 1992, S. 360). Trotzdem liegt das Schwergewicht in der Praxis auf der Vermeidung von unangemessen Leistungen und somit der Kostenkontrolle; und dies aus gutem Grunde: Payne et al. (1991, S. 484ff) haben in ihrer Studie ermittelt, dass 8,9% der Krankenhaustage unangemessen (inappropriated) waren. Dabei gibt es erhebliche Unterschiede je nach Fachgebiet (Endokrinologie mit 25,4% bis hin zur Gynäkologie mit 1,2%), je nach Alter (je älter die Patienten, desto größer der Anteil unangemessener Tage) und je nach Honorierungsform. Ältere Studien gehen von deutlich höheren Werten aus, da das Einsparpotenzial damals noch nicht ausgeschöpft war. So schätzte Wickizer, dass 20% der Krankenhauseinweisungen und 35% der Krankenhaustage unangemessen sind (Wickizer 1992, S. 104). Erste Modellvorhaben in Deutschland lassen allerdings die Vermutung zu, dass die Werte hier sehr viel niedriger liegen, wobei das generelle Problem, dass es erhebliche Unterschiede in der Leistungserstellung gibt – wegweisend hier die Untersuchungen von Wennberg (1984) – gleichermaßen relevant ist .

Utilization management ist demgegenüber keine fallindividuelle Betrachtung, sondern die aggregierten Leistungen beispielsweise eines Arztes werden mit den Ergebnissen der besten Ärzte (best practice) oder dem statistischen Mittel verglichen. In den wesentlichen Zügen entspricht utilization management dem aus der Managementlehre bekannten benchmarking (→ Qualitätsmanagement).

Sowohl dem utilization review als auch dem utilization management ist gemein, dass die Leistungserbringer sich für ihre geplanten oder bereits durchgeführten Leistungen rechtfertigen müssen. An Stelle des Vertrauens steht nun die systematische Analyse seitens der Leistungsfinanzierer. Dies geht einher mit einer deutlichen Verschiebung der Kräfteverhältnisse von den Leistungserbringern hin zu den Leistungsfinanzierern.

Der Ursprung des utilization reviews liegt in den Kostendämpfungsgesetzen der Nixon-Administration Anfang der 70er Jahre. Für die staatlichen Programme Medicare und Medicaid (→ Einleitung) wurden - gegen erhebliche Widerstände seitens der medizinischen Standesorganisationen – so genannte Professional Standards Review Organizations (PSRO) eingerichtet (Ginzberg 1996, S. 17; Brown 1996, S. 2), die die Einhaltung ärztlicher Standards überprüfen sollten. Auch wenn diese Organisationen nicht zu einer durchgreifenden Kostendämpfung beitragen konnten, hat sich die Idee des Instruments durchsetzen können.

Formen von utilization review und utilization management

Das utilization review und utilization management haben in der Praxis eine Vielzahl unterschiedlicher Formen und Ansatzpunkte hervorgebracht. Folgende Graphik gibt einen Überblick über die bedeutendsten Formen:

Abbildung 3-12: *Utilization review, utilization management in der Wertschöpfungskette*

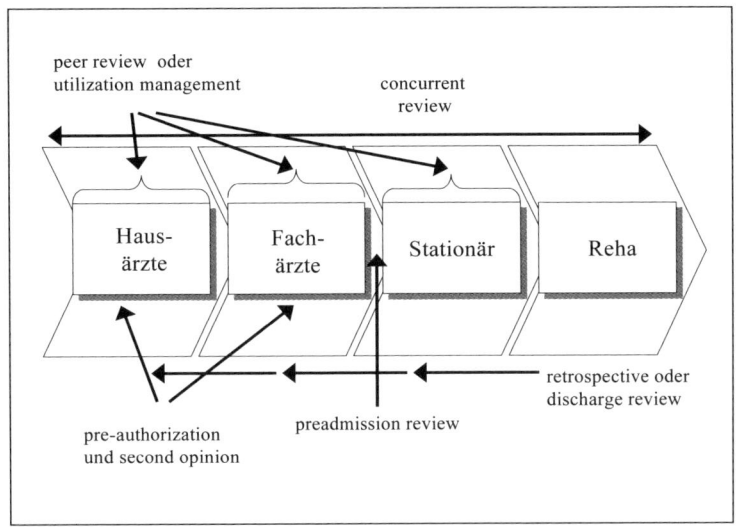

Von ihrer praktischen Bedeutung her sind der preadmission review und der preauthorization review sowie das concurrent review die vorherrschenden Reviewformen.

Das **preadmission review**, es wird auch von precertification review gesprochen, ist in der Regel der stationären Einweisung vorgelagert. Der Leistungserbringer, in der Regel ein Fach- oder Allgemeinarzt, kann nicht eigenverantwortlich über eine Einweisung entscheiden, sondern muss sich beim Leistungsfinanzierer eine Genehmigung einholen. In der ersten Stufe wird die Anfrage nicht von Ärzten entschieden, sondern meistens von nurses[38] (Krankenschwestern), die standardisierte Protokolle abarbeiten. Erst wenn es zu Konflikten kommt, wird in der zweiten Stufe auf der Seite des utilization reviews ein Arzt eingeschaltet, der den Fall individuell bearbeitet und entscheidet (Restuccia 1995, S. 253). Häufig wird auch gleichzeitig festgelegt, wie hoch die maximale Verweildauer (MaxLOS)[39] sein darf, wobei dies von der Vergütungsform abhängig ist (→ Vergütungssysteme). Darüber hinausgehende Aufenthaltstage sind dann nicht durch den Versicherungsschutz gedeckt.

Das **preauthorization review** steuert den Einsatz von Diagnose- und Therapieformen sowie medizinischen Hilfsmitteln in der ambulanten Versorgung. Der Arzt kann auch

---

38 In den USA gibt es zwei Typen von nurses (Krankenschwestern) mit sehr unterschiedlichem Qualifikationsprofil. Registered nurses (RN) haben ein Studium abschlossen, nurse practitionner (NP) eine Berufsausbildung.

39 Maximum length of stay, i. d. R. an die ICD-10 angelehnt.

hier nicht allein entscheiden, ob beispielsweise eine Gastroskopie durchgeführt wird, sondern muss sich diese vorher genehmigen lassen. Preauthorization review konzentriert sich auf eine begrenzte Anzahl sehr teurer Behandlungsformen, z. B. den Einsatz von Kernspinntomographen. Es betrachtet nicht zwangsläufig nur die ungerechtfertigte Leistungsausweitung, sondern kann auch eine Unterversorgung aufdecken.

Second opinion-Programme sind der preauthorization review inhaltlich sehr verwandt. Hier wird anstelle eines klassischen Reviewprozesses die Einschätzung eines weiteren Fachkollegen eingefordert (Rosenberg et al. 1995). Nur wenn beide zu einer einheitlichen Diagnose gelangen, darf die Operation durchgeführt werden. Second opinion-Programme sind folgerichtig nicht nur ein Kontrollinstrument, sondern können gleichermaßen als ein Instrument zur Qualitätssicherung verstanden werden.

Beim **concurrent review** legen die Leistungserbringer einen Behandlungsplan vor und lassen dessen Angemessenheit überprüfen. Im Wesentlichen soll kontrolliert werden, ob beispielsweise die Länge des Krankenhausaufenthaltes angemessen ist und die währenddessen geplanten Untersuchungen notwendig sind. Eine wesentliche Funktion ist auch die konkrete Planung der Entlassung aus dem Krankenhaus (discharge planning) und die Organisation der nachfolgenden Behandlungsformen.

Das **retrospective** oder **discharge review** ist eine klassische ex post-Kontrolle der Leistungserstellung. Die jeweilige Behandlung oder Teile derselben werden nachvollzogen und auf ihre Wirtschaftlichkeit hin überprüft. Anhand der Akten kann somit analysiert werden, ob die Vorgaben eingehalten wurden oder ob es signifikante Abweichungen zu Vergleichsgruppen (peer groups) gibt. Das retrospective oder discharge review ist Grundlage für Abmahnungen oder Vertragsauflösungen im Rahmen des → selektiven Kontrahierens. Üblich ist es, besonders kostenintensive Fälle ex post auf ihre Angemessenheit hin zu überprüfen und auch einen Abgleich zwischen Patientenakte und Abrechnung durchzuführen. (Kongstvedt 2001).

Das **peer review** und das **utilization management** unterscheiden sich erheblich von den vorangegangen Formen des utilization reviews, da hier weniger Kontrollaspekte im Vordergrund stehen, sondern vielmehr Lerneffekte (Robinson, Steiner 1998, S. 20ff). Peer review ist die Analyse individueller Fälle gemeinsam mit Fachkollegen. Die eigene Leistungserstellung wird unter Kollegen zur Diskussion gestellt, soll einen konstruktiven Dialog fördern und einen kontinuierlichen Verbesserungsprozess (→ Qualitätsmanagement) initiieren. Utilization management unterscheidet sich von allen vorangegangenen Reviewformen insofern, dass nicht mehr der Einzelfall, sondern die gesamte Leistungserstellung über eine Zeitperiode hinweg verglichen wird. Beliebtes Beispiel ist der Vergleich der Operationen in den Regionen Boston und New Haven (Wennberg 1984). Beide Regionen weisen quasi identische sozioökonomische Daten auf, unterscheiden sich aber signifikant hinsichtlich der Art der Leistungserstellung. Es ist ausgesprochen schwierig für die Ärzte in der Region Boston zu erklären, warum sie derart höhere Häufigkeiten von bestimmten Prozeduren aufweisen. Wright et al. (1999) haben auch für die Region Ontario (Kanada) trotz völlig gleicher Rahmenbedingungen des Gesundheitswesens, erhebliche regionale Unterschiede feststellen können und führen dies auf den so genannten „physician enthusiasm" zurück.

Aber auch der simple Vergleich der Krankenhaustage kann schon zu einem erheblichen Erklärungsdruck führen und ist mit benchmarking (→ Qualitätsmanagement) vergleichbar. Utilization management kann sich auf Ärzte, Krankenhäuser, Populationen oder Diagnosen beziehen. Die Ergebnisse des utilization managements können neben der reinen Information auch der selektiven Problemlösung dienen. Diejenigen Praxen oder Krankenhäuser, die signifikant schlechtere Ergebnisse aufweisen, werden z. B. einem Reengineering oder Reorganisationsprozess unterzogen.

Auch gestützt auf §5 der Bundespflegesatzverordnung, in der der Krankenhausbetriebsvergleich geregelt ist, gibt es in Deutschland eine zunehmende Diskussion über Betriebsvergleiche, mit dem Ziel, benchmarking zu betreiben (Lüngen, Wolf-Ostermann, Lauterbach 2001; von Eiff 2000).

Bedeutung und Wirkungsmechanismen

Das utilization review hat in der amerikanischen Praxis eine große Bedeutung. Im Folgenden soll kurz darauf eingegangen werden, welche und wessen Leistungen in der Praxis einem utilization review unterzogen werden und mit welcher Konsequenz.

In einer groß angelegten Studie in den USA haben Remler et al. (1997, S. 200) ermittelt, dass bei 59% der Ärzte die Verweildauer im Krankenhaus, bei 45% der Ort der Leistungserstellung und bei 39% die Angemessenheit der Leistungen betrachtet wurde. Auffallend ist auch, dass bei Chirurgen utilization reviews deutlich häufiger durchgeführt werden. Im Wesentlichen dürfte dies daran liegen, dass hier das größte Einsparpotenzial zu erwarten ist.

Robinson und Steiner (1998, S. 125ff) haben ermittelt, dass 95% der MCOs zumindest eine Form und 62% vier der fünf wichtigsten Formen von utilization reviews einsetzen. Utilization management wird von 74% der MCOs eingesetzt. Der Einsatz dieser Instrumente kann somit als charakteristisch für amerikanische MCOs betrachtet werden.

Dabei gibt es erhebliche Unterschiede, welche Leistungsbereiche vor allem einem preauthorization review unterzogen werden. Günstige Untersuchungen wie das Röntgen müssen nur in 9%, teurere wie MRIs in 95% der Fälle genehmigt werden (Robinson, Steiner 1998, S. 127). Aufgrund des hohen administrativen Aufwandes des review-Verfahren konzentrieren sich die MCOs auf ausgewählte Bereiche.

Das utilization review führt in weniger als 6% der Fälle zu einer Ablehnung der Leistungen auf der ersten Stufe des reviews. Nach der zweiten Stufe des reviews sinkt dieser Anteil auf weniger als 3% der Fälle, d. h. die Hälfte der abgelehnten Behandlungen werden nach Intervention des betroffenen Arztes doch genehmigt. Mit großem Abstand werden „Mental Health Referrals" und MRI am häufigsten abgelehnt. Auffallend ist auch, dass wenige Ärzte den überwiegenden Teil der Ablehnungen auf sich vereinigen und somit keine Gleichverteilung herrscht. Der weitaus größte Teil der Ärzte bekommt alle Anfragen genehmigt (Remler et al. 1997, S. 200f).

Die empirischen Ergebnisse zeigen, dass das Potenzial von utilization reviews nicht in den Einsparungen durch abgelehnte Leistungen liegt. Trotzdem kann daraus keineswegs gefolgert werden, utilization reviews würden sich als Steuerungsinstrument nicht eignen. Auch wenn Leistungen nicht abgelehnt werden, wird die Hemmschwelle für unangemessene Leistungen deutlich erhöht. Schon allein der Rechtfertigungsdruck und die Möglichkeit, sich zu blamieren oder unnötigen Verwaltungsaufwand zu generieren, hat positive Auswirkungen. Wickizer (1992, S. 117) kommt zum Ergebnis, dass durch utilization review die Krankenhauseinweisungen um 12%, die Krankenhauskosten um 14% und die gesamten medizinischen Ausgaben um 6% gesenkt werden können. In einer groß und langfristig angelegten Studie haben Rosenberg et al. (1995) die Wirksamkeit von second opinion-Programmen nachgewiesen. Auch hier wurde festgestellt, dass nicht die Ablehnungen, sondern die bloße Existenz des Instruments für die Einsparungen verantwortlich ist. Die second opinion-Programme wurden seitens der Patienten als Qualitätssteigerung betrachtet, was eine sehr deutlich Aussage hinsichtlich des geringen Vertrauens gegenüber Ärzten ist.

Die der Leistungserstellung vorgelagerten review-Instrumente haben aus der Sicht des Leistungsfinanzierers auch den Vorteil, dass sehr viel präzisere Prognosen über die Mittelflüsse möglich sind, und sie eignen sich somit als Instrument zur kurzfristigen Finanzplanung (Kongstvedt 2001, S. 295ff). Je größer das Sample wird, desto stärker nimmt diese Bedeutung durch das Gesetz der großen Zahl allerdings ab.

Payne et al. (1991, S.474) heben hervor, dass das utilization review nicht nur als externes Instrument betrachtet, sondern auch von den Leistungserbringern als internes Steuerungsinstrument eingesetzt werden sollte. Ein Krankenhaus kann somit überprüfen, welche Ärzte oder Leistungen besonders effizient sind oder wie sich Steuerungsinstrumente auf die Effizienz ausgewirkt haben (Evaluationsfunktion).

Kritische Würdigung

Utilization review und utilization management gehören ohne Zweifel zu den bedeutendsten Instrumenten von Managed Care (Robinson, Steiner 1998, S. 19). Durch den unmittelbaren und regelmäßigen Einfluss der Leistungsfinanzierer in die Leistungserstellung - direkt oder indirekt über Utilization Review Organizations (UROs)[40] - kann utilization review als grundlegende Neuordnung der Aufgabenteilung zwischen Leistungserstellung und -finanzierung bezeichnet werden. Auf „Genehmigungen" durch

---

[40] In der amerikanischen Praxis sind in den letzten Jahren sehr viele Beratungsunternehmen entstanden, die sich auf die Durchführung von utilization reviews und management spezialisiert haben. Ihr entscheidender Vorteil ist, dass sie über sehr große Mengen an Vergleichszahlen verfügen und deutlich besser beurteilen können, ob von der Norm abgewichen wurde (→ MCO).

den Leistungsfinanzierer angewiesen verliert der Arzt ganz wesentlich an Entscheidungsfreiheit. Schwerwiegender ist aber, dass er sich kontinuierlich rechtfertigen muss. Und zwar sowohl gegenüber dem Patienten als auch gegenüber dem Leistungsfinanzierer. Dies führt zwangsläufig dazu, dass utilization review das Arzt-Patienten-Verhältnis neu ordnet. Der Patient steht vor dem Problem, dass sein Arzt in einem Rollenkonflikt ist und gleichermaßen die Anforderungen des utilization reviews berücksichtigen muss. Sein Vertrauen ist zu Recht eingeschränkt.

Als klassischer Kritikpunkt wird auch hervorgehoben, dass utilization reviews zu einer enormen Bürokratisierung der Leistungserstellung führen. Schlesinger et al. (1997, S. 108) kommen treffend zur Aussage, dass amerikanische Ärzte die am meisten „second-guessed and paperwork-laden physicians in western industrialized democracies" seien. Dieser Konflikt wird noch verschärft, weil zumindest auf der ersten Stufe des review-Prozesses die Ärzte sich mit nicht fachqualifiziertem Personal auseinandersetzen müssen, das Checklisten abarbeitet. Tendenziell kann davon ausgegangen werden, dass das utilization review pro Leistungsnachfrage sowohl auf der Ärzteseite, als auch bei der Versicherung rund 15 Minuten beansprucht.

Viel schwerwiegender ist das Argument, dass utilization reviews, genau wie → guidelines, fast zwangsläufig zu einer „cookbook"-Medizin führt. Dies kann einerseits sowohl vorteilhaft und qualitätssteigernd sein, da MCOs bei der Entwicklung von review-Programmen darauf achten werden, dass state of the art-Behandlungsformen gefördert werden. Somit kann das utilization review auch einen Beitrag zur Diffusion medizinischer Innovationen leisten. Andererseits besteht aber die berechtigte Befürchtung, dass individuelle Besonderheiten nicht ausreichend berücksichtigt werden.

Trotz der vorgebrachten Kritikpunkte muss konstatiert werden, dass utilization review ein wesentlicher Erfolgsfaktor für das Konzept Managed Care darstellt. Nur wenn die Leistungsfinanzierer erheblich in die Entscheidungen der Leistungserstellung eingreifen, wird es möglich, durchgreifende Veränderungen zu erreichen. Utilization reviews zeigen, dass es nicht die konkreten Entscheidungen sein müssen (z. B. abgelehnte Einweisungen), sondern dass das Wissen über eine Kontrolle schon erhebliche Verhaltensänderungen hervorruft.

Literatur

BROWN, L.D. (1996), American Health Care in Transition: A Guide to the Perplexed, Grantmaker Assistance Program, Washington

GINZBERG, E. (1996), Tomorrow´s Hospital, New Haven

HEALTH CARE CONSULTANTS OF AMERICA (HCCA) (1996), Physicians Guide to Managed Care, Augusta

KNIGHT, W. (1998), Managed Care. What It Is And How It Works, Gaithersburg

KONGSTVEDT, P.R. (2001), Managing Basic Medical-Surgical Utilization, in: KONGSTVEDT, P.R., The Managed Care Handbook, 2te Aufl., Gainsburg

LÜNGEN, M. WOLF-OSTERMANN, K. LAUTERBACH, K. (2001), Krankenhausvergleich. Betriebsvergleich nach §5 Bundespflegesatzordnung, Stuttgart

PAYNE, S. ET AL. (1991), Using Utilization Review Information to Improve Hospital Efficiency, Hospital&Health Service Administration, 36 (4), Winter 1991, S. 473-489

REMLER, D.K. (1997), What Do Managed Care Plans Do to Effect Care? Results from a Survey of Physicians, in: Inquiry, Fall 1997, 34:196-204

RESTUCCIA, J.D. (1995), The Evolution of Hospital Utilization Review Methods in the United States, in: International Journal for Quality in Health Care, 7 (3), S. 253-260

ROBINSON, R. STEINER, A. (1998), Managed Health Care US Evidence and Lessons for the National Health Service, Buckingham

ROSENBERG, ST. ET AL. (1995), Effects of Utilization Review in a Fee-For-Service Health Insurance Plan, in: The New England Journal of Medicine, 333, S. 1326-1330

SCHLESINGER, M. ET AL. (1997), Medical Professionalism Under Managed Care: The Pros And Cons Of Utilization Review, in: Health Affairs, Jan./Feb. 1997, S. 106-24

SMITH, D.G. (1992), Hospital-Reviewer Relations and Effective Utilization Review, in: Hospital&Health Service Administration, 37 (3), Fall 1992, S. 359-71

VON EIFF, W. (2000) (Hrsg.), Krankenhausbetriebsvergleich, Neuwied, Kriftel, Berlin

WENNBERG, J.E. (1984), dealing with medical practice variations: a proposal for action, in: Health Affairs 3 (2), S. 6-32

WICKIZER, T.M. (1992), The Effects of Utilization Review on Hospital Use and Expenditures: A Covariance Analysis, in: Health Service Research 27 (1), April 1992, S. 103-21

WRIGHT, J. ET AL. (1999), Physician Enthusiasm As an Explanation of Area Variation in the Utilization of Knee Replacement Surgery, in: Medical Care, 37 (9), S. 946-957

ZELMAN W., BERENSON R.A. (1998), The Managed Care Blues & How to Cure Them, Washington D.C.

3.7 Qualitätsmanagement

Vorbemerkungen

Aufgabe des Qualitätsmanagements ist es, auf der Grundlage von Qualitätszielen Anreizsysteme und Organisationsmodelle zu entwickeln, die auf eine Sicherung der Qualität ausgerichtet sind. Ziel ist die Qualität der Leistungen zu verbessern und die Varianz bei der Leistungserbringung zu vermindern (Abb. 3-13). Besonders bei Umstrukturierungen der Organisation oder der Finanzierung von Gesundheitsleistungen werden systematische Bewertungen der Qualität der medizinischen Versorgung notwendig (MCGlynn 1997). Da Managed Care-Instrumente primär auf eine Kostenreduktion bei der Erbringung von Gesundheitsleistungen abzielen, erhält die Bewertung der Qualität eine wichtige Kontrollfunktion.

Abbildung 3-13:   *Qualitätsverbesserung und Verringerung der Varianz der Qualität der Leistungserbringung (A = Qualitätssicherung, B = Qualitätsverbesserung)*

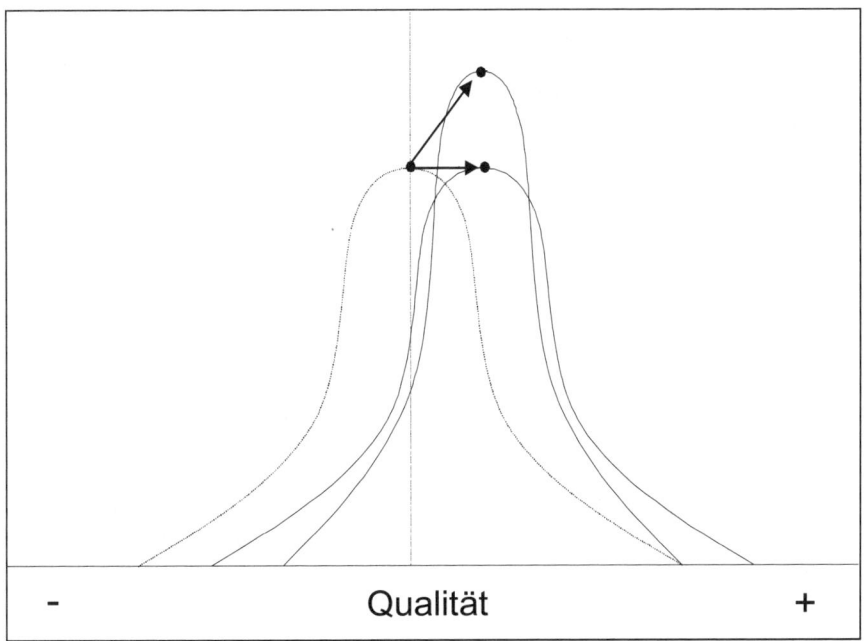

Qualität

    -                +

Zur Definition des Begriffs „Qualität" wird in der Managed Care-Literatur häufig die Definition des Institute of Medicine herangezogen. Danach ist die Qualität von Gesundheitsleistungen der Grad, bis zu dem Gesundheitsleistungen für Individuen und Bevölkerungsgruppen die Wahrscheinlichkeit gewünschter Gesundheitsoutcomes steigern und muss auf dem aktuellen professionellen Wissen basieren (Blumenthal 1996).

Nach Donabedian (1966) werden drei Ansätze zur Messung der Qualität unterschieden: der Strukturansatz, der Prozessansatz und der Ergebnisansatz (→ Outcomes-Forschung). Die resultierenden Qualitätsdaten bilden im Rahmen eines Qualitätsmanagements die Grundlage für eine intendierte Qualitätsverbesserung.

Qualitätsmanagement bezieht sich nach einer neueren Definition darauf, wie Führungskräfte im Gesundheitswesen (in Einzel- oder Gruppenpraxen, in einer Krankenhausabteilung oder als Verwaltungsleiter) ihre jeweiligen Organisationen verstehen, erklären und verbessern, um die Qualität der Versorgung und die Gesundheit in ihrer Umgebung zu verbessern (Kelly 2003).

Die folgenden Merkmale sind Bestandteil eines Qualitätsmanagementkonzepts (Al-Asaaf 1998):

- Qualität ist multidimensional und hat für die verschiedenen Beteiligten in der Gesundheitsversorgung eine unterschiedliche Bedeutung. Das erfordert die Definition von Qualitätszielen und Schwerpunktsetzungen im Qualitätsmanagement. Sie werden idealerweise gemeinsam durch die Beteiligten getroffen, um eine größtmögliche Akzeptanz zu erreichen. Da Qualität zweckgebunden ist, ergibt sich daraus die Forderung nach einer exakten Formulierung der Ziele des Qualitätsmanagements.

- Ein Qualitätsmanagement beruht auf Standards und einer geeigneten Datengrundlage. In jeder Phase des Qualitätsmanagements sind daher Daten zu erheben, mit statistischen Methoden auszuwerten und mit Referenzwerten zu vergleichen.

- Qualität entsteht im Zusammenspiel vieler Einzelprozesse einer Organisation. Die Schnittstellen dieser Prozesse verlangen daher besondere Aufmerksamkeit (Schnittstellenmanagement).

- Das Qualitätsmanagement ist mit dem Kostenmanagement abzustimmen. Eine mangelhafte Qualität zieht Folgekosten nach sich (Krankheitsfolgekosten, Verwaltungskosten). Andererseits setzen Qualitätsverbesserungen in der Regel erhöhte Kosten voraus (Investitionskosten, Kontrollkosten, finanzielle Anreize). Daher muss das Verhältnis von Qualität zu Kosten optimiert werden.

Alle modernen Ansätze des Qualitätsmanagements im Gesundheitssektor enthalten drei wesentliche Elemente (Berwick et al. 1990):

- Die Erfassung der Erwartungen der Versicherten/Patienten und ihre Berücksichtigung bei der Leistungserstellung (Kundenorientierung),

- Techniken zur Motivation der Mitarbeiter, die Qualität kontinuierlich zu verbessern und sich mit den Unternehmenszielen zu identifizieren (Mitarbeiterorientierung) und
- Techniken zur Kontrolle des Prozesses der Erstellung von Gesundheitsleistungen (Qualitätskontrolle).

Begriffliche Unterschiede betonen lediglich unterschiedliche Aspekte dieser Ansätze. So hebt der Begriff des total quality managements (TQM) die Ganzheitlichkeit und die strategische Bedeutung des Qualitätsmanagements hervor. Das Konzept des Qualitäts- und Prozessmanagements (QPM) betont die Bedeutung des Schnittstellenmanagements, während das continuous quality improvement (CQI) darauf verweist, dass das Qualitätsmanagement kein abgeschlossener Prozess ist, sondern als Regelkreis und Lernprozess zu interpretieren ist. Dieser Ansatz findet sich in Qualitätsmanagementmodellen wieder, zu denen als weit verbreitet die Normen der DIN-EN-ISO 9000-Reihe sowie das EFQM-Modell zählen.

Abbildung 3-14: *Das EFQM-Modell (nach www.efqm.org)*

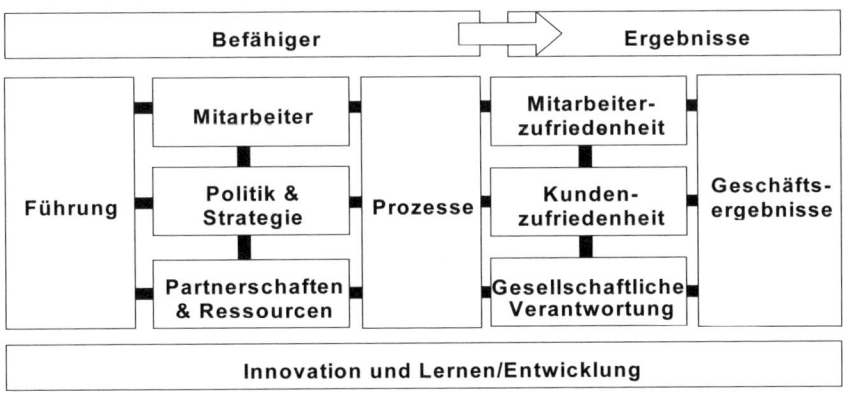

Dieser Regelkreis wird üblicherweise nach Deming als PDCA-Zyklus bezeichnet und in eine Phase der Qualitätsplanung („plan"), der Umsetzung („do"), der Qualitätskontrolle („check") sowie in eine Phase der Qualitätsverbesserung („act") eingeteilt (Abb. 3-15).

Abbildung 3-15: *Der PDCA-Zyklus nach Deming*

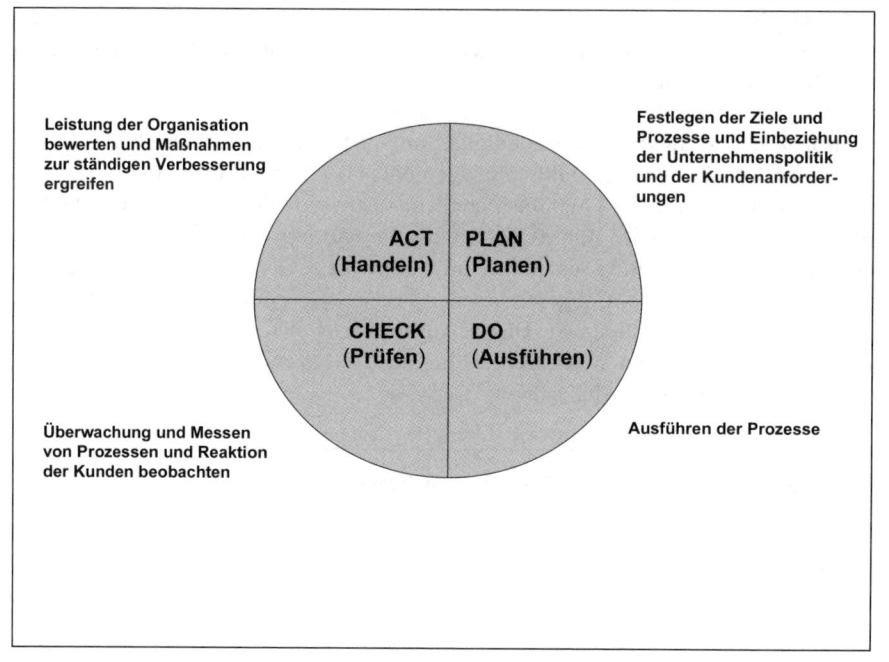

Qualitätsplanung („plan")

Identifizierung der kundenrelevanten Qualitätsanforderungen

Im Rahmen der Qualitätsplanung wird festgelegt, wer was mit welchen Ressourcen durchführt. Die Basis für eine effektive Qualitätsplanung ist das Erkennen der Bedürfnisse der Kunden. Methoden zur Ermittlung der Kundenbedürfnisse sind etwa die Anregung und Bearbeitung von Beschwerden, Befragungen zur Kundenzufriedenheit, Interviews oder die Einrichtung eines Vorschlagswesens. Mit den damit zur Verfügung stehenden Daten über Kundenbedürfnisse und Qualitätsanforderungen kann sich das Qualitätsmanagement auf jene Aspekte der Leistungserstellung konzentrieren, die für die Zufriedenheit der Kunden von größter Bedeutung sind.

Dabei sind fünf Typen von Kunden einer MCO zu unterscheiden: die Leistungserbringer, mit denen selektive Verträge bestehen, die Leistungsfinanzierer (Versicherer), die Arbeitgeber und die Patienten sowie die internen Kunden. Die internen Kunden bilden die Schnittstellen der internen Organisationseinheiten und Dienste, die als Kundenbeziehungen interpretiert werden.[41] Das Qualitätsmanagement muss dabei der unterschiedlichen Bedeutung der Kunden Rechnung tragen. Es ist nicht ungewöhnlich, dass 80% des Umsatzes von 20% der externen Kunden kommt. Auch innerhalb einer Kundenkategorie müssen Kunden unterschiedlicher Priorität beachtet werden (Siren, Laffel 1998).

Neben der Ermittlung der Kundenbedürfnisse ist die Entwicklung eines Indikatorensystems zur Abbildung der Qualität ein weiteres Element der Qualitätsplanung. Es basiert meist auf der Unterteilung in Struktur-, Prozess- und Ergebnisqualität (Donabedian 1966).

Festlegung der Ziele und Prozesse

Die Vorgaben der Qualitätsplanung liefern die Grundlage für die Formulierung der konkreten Ziele des Qualitätsmanagements einer MCO. Die Kundenbeziehungen zu den Leistungserbringern basieren auf Verträgen, die Leistungsziele definieren, Maßnahmen zur Erreichung dieser Leistungsziele aufzeigen und erfolgsorientierte Vergütungsformen beinhalten. Die Qualitätspräferenzen der Versicherten und der Arbeitgeber sind vor allem auf den problemlosen Zugang zu den Leistungserbringern und den Umfang der gewährten Leistungen gerichtet. Weiterhin schätzen diese Kunden Früherkennungsmaßnahmen, Vorsorgeprogramme und eine gute Servicequalität (Siren, Laffel 1998). MCOs haben daher ein Interesse, Qualität auf Basis vertraglich vereinbarter Ziele zu bewerten, zu verbessern und zu kommunizieren. Verträge mit Leistungserbringern müssen deshalb Vereinbarungen über zu liefernde Qualitätsdaten, deren Messung und Auswertung und über Instrumente der Qualitätsbewertung und – verbesserung beinhalten.

Instrumente

Zur Erreichung der konkreten Ziele des Qualitätsmanagements muss die MCO entsprechend den Erwartungen der Kunden Schwerpunkte setzen, die sich aus einer Stärken-Schwächen-Analyse auf der Grundlage eines performance-Vergleichs ergeben. Darauf aufbauend ist ein System der Qualitätskontrolle und –förderung zu entwickeln. Folgende Verfahren sind dafür geeignet:

Qualitätszirkel

Qualitätszirkel sind ein aus der Industrie entlehnter Ansatz zur Einbeziehung der Mitarbeiter in den Prozess der Qualitätsförderung. Sie beruhen auf freiwilliger Initiative und dienen dem kontinuierlichen interkollegialen Erfahrungsaustausch über selbst gewählte Themen und Probleme. Kollegiale Arbeitsgruppen, moderiert durch

---

41 In einem weiteren Sinne können zu den Kunden auch die Öffentlichkeit bzw. staatliche Behörden oder Verbände gehören, die die Qualität nach ethischen Kriterien oder nach ihrer Konformität mit rechtlichen und selbst gesetzten Normen beurteilen.

eine speziell geschulte Person, machen den Kern der Qualitätszirkelidee aus. Im Rahmen des Qualitätsmanagements verfolgen Qualitätszirkel das Ziel, die Motivation für die Schaffung einer guten Qualität zu fördern und durch den Informationsaustausch die Kompetenz zur Lösung von Qualitätsproblemen zu erhöhen (Bungard et al. 1992).

Audits

Das System der medizinischen Audits basiert auf einem Gremium von Fachärzten, die periodisch und stichprobenartig eine Anzahl von Krankenakten auf Vollständigkeit, Schlüssigkeit und Richtigkeit der angewendeten pflegerischen, ärztlichen und sonstigen Tätigkeiten untersucht. Dabei werden z. B. die Diagnosen und Therapien oder der Medikamentenverbrauch überprüft. Das Gremium soll die Ursachen möglicher Fehler analysieren und Vorschläge unterbreiten, wie diese Fehler künftig zu vermeiden sind. Ziel des Audits ist das Lernen aus Fehlern.

Neben den medizinischen Audits unterscheidet das Qualitätsmanagement organisatorische Audits. Der eigentliche Unterschied zu den klinischen Audits besteht in der interdisziplinären Einbindung aller am Prozess Beteiligten und der Berücksichtigung der Auswirkungen auf die Lebensqualität der Patienten. Da sich schon aus technischen Gründen nicht alle Personen auf Dauer mit Audits beschäftigen können, werden sie häufig in Qualitätszirkeln durchgeführt.

Tracer

Tracer sind ausgewählte Indikatoren, anhand derer die Stärken und Schwächen der jeweilig angewandten Behandlungs- und Versorgungsprozesse beurteilt werden. Wenn eine Vielzahl von diagnostischen und therapeutischen Prozessen vorliegt, konzentriert sich das Tracer-Konzept auf repräsentative Elemente und schließt von ihnen auf den Zustand des Ganzen. Es handelt sich somit um Indikatoren, die eine einzelne Teilqualität betrachten und anhand derer auf die Gesamtqualität geschlossen wird (Kessner 1971).

Eine Tracer-Diagnose muss häufig, reproduzierbar und wissenschaftlich allgemein gültig sein. Beispielsweise werden in einer Klinik für alle Patienten mit Leistenhernie computerisierte Fragebögen ausgefüllt und nach Entlassung einer externen Sammelstelle zur Verfügung gestellt. Da die externe Sammelstelle Daten mehrerer Kliniken verwaltet, können Qualitätsunterschiede der teilnehmenden Kliniken, etwa im Rahmen eines benchmarking, sichtbar gemacht werden.

Statistische Qualitätskontrollen

Die statistischen Qualitätskontrollen beruhen auf spezifischen Verfahren der Abweichungs- oder Varianzanalyse (Blumenthal 1993). So visualisieren control charts Informationen darüber, ob die Abweichungen bestimmter Qualitätsmerkmale von den Richt- und Sollwerten zufallsbedingt sind oder systematische, interventionsbedürftige

Abweichungen signalisieren. Flow charts, die den Ablauf einer Behandlung visualisieren, liefern Anhaltspunkte über die möglichen Ursachen von systematischen Abweichungen. Die Abweichungsanalyse liefert beispielsweise in der klinischen Versorgung Informationen über die Ursachen von Wundinfektionsraten. In der primärärztlichen Versorgung, in der die Patienten langfristig relativ stabile Zustände aufweisen (gesund oder chronisch krank), kann die Abweichungsanalyse Informationen darüber liefern, ob die Veränderungen der Zustände im Normalbereich liegen oder systematische Abweichungen aufweisen.

Cost of quality-analysis

Dieses Verfahren wird angewandt, um die Kosteneinsparungen aufzuzeigen, die mit einer Qualitätsverbesserung verbunden sind. Es besteht darin, alle Präventionskosten, die für die Aufrechterhaltung oder Erhöhung eines bestimmten Qualitätsniveaus erforderlich sind, mit den Kosten zu vergleichen, die als Folge einer schlechten Qualität auftreten. Die cost of quality-analysis hilft also bei der Suche nach solchen Verbesserungen der Qualität, die die größten Kosteneinsparungen versprechen (Hackman, Wageman 1995).

Profiling

Das profiling ermittelt die Behandlungsmuster eines individuellen Anbieters während eines bestimmten Zeitraums und für eine bestimmte Versichertenpopulation. Das individuelle Profil kann dann mit dem der Fachgruppe oder einem Standard verglichen werden. Dabei stehen im Rahmen des Qualitätsmanagement nicht die Kosten im Vordergrund, sondern das Qualitätsprofil der Leistungen. Die Ergebnisse des profiling werden den Betroffenen zur Verfügung gestellt, um sie bei der Verbesserung ihres Behandlungsstils zu unterstützen.

Für das profiling sind Leitlinien entwickelt worden (Siren, Laffel 1998): Profile müssen für eine bestimmte Population analysiert werden, und sie müssen eine hinreichend große Zahl von Beobachtungen enthalten. Weiter sollten sie um die Fallstruktur bereinigt sein. Das profiling muss schließlich für eine so kleine Einheit analysiert werden, dass Verantwortlichkeiten festgestellt werden können. Beispiele für Indikatoren des profiling sind: durchschnittliche Wartezeiten, Verweildauer, Zahl der Krankenhauseinweisungen, Zahl der Überweisungen aus dem Netzwerk heraus, Zahl der Notfallaufnahmen, Zufriedenheit der Mitglieder, Orientierung an den → guidelines.

Vergleichende Beurteilung der Qualität

Ein weiterer Schritt in der Qualitätsplanung ist die Beurteilung der ermittelten Qualitätsindikatorenwerte, indem sie mit dem professionellen Standard oder dem Standard des „best practice" verglichen werden. Die für diesen Vergleich der performance eines Qualitätsmanagement herangezogenen Instrumente sind das appropriateness review, das peer review, das benchmarking und das outcomes assessment (Siren, Laffel 1998).

Appropriateness review

Das appropriateness review untersucht das Ausmaß, zu dem eine MCO notwendige Behandlungen liefert und überflüssige vermeidet. Vor allem bei elektiven Eingriffen und bei umstrittenen, nicht evidenzbasierten und bei teuren Verfahren, z. B. Hysterektomie oder Bypass-Operationen, findet diese Methode der Qualitätsbeurteilung Anwendung. Die Indikation für das vorgeschlagene Operationsverfahren wird mit einer Liste von konsensualen Indikationen verglichen, die von einem Ärzteverband oder von der MCO selbst erstellt worden ist. Die Messung der Geeignetheit stößt allerdings auf methodische Probleme: die Daten sind durch die Fallstruktur verzerrt, und es existieren bislang zu wenig evidenzbasierte Informationen. In Reaktion darauf kann die MCO Mindestqualitätsstandards für teure Diagnosen setzen, um damit Prozesse mit hoher Inanspruchnahme zu identifizieren. Gegenüber den Kunden können positive Trends in den klinischen Indikatoren des appropriateness review herausgestellt werden.

Peer review

Das peer review beinhaltet eine Analyse der durchgeführten Behandlung eines Patienten durch Fachkollegen (peers). Die für das peer review vorgesehenen Fälle ergeben sich entweder aus gravierenden Abweichungen von spezifischen Indikatoren oder durch die Auswertung medizinischer Berichte. Dabei werden insbesondere die Behandlungsdokumentation, die verwendeten Diagnose- und Behandlungsverfahren sowie der Ressourcenverbrauch diskutiert.

Die Grenzen des peer reviews liegen zum einen darin, dass die Übereinstimmung mit Standards Innovationen verhindern kann. Zum anderen haben Untersuchungen gezeigt, dass konsensuale Entscheidungen unter den peers nur eine geringfügig höhere Wahrscheinlichkeit haben als rein zufällig gewählte Entscheidungen.

Outcomes assessment

Im outcomes assessment werden kritische Aktivitäten einer Organisation bewertet. Ein outcomes assessment kann z. B. für die zehn häufigsten oder kostenträchtigsten Diagnosen oder Verfahren durchgeführt werden. Der Zweck eines outcomes assessment ist ein quantitativer Vergleich zwischen Behandlungsprogrammen zu liefern, den typischen Verlauf einer chronischen Erkrankung abzubilden oder Varianzen im Ergebnis als Hinweise auf Prozessabweichungen zu identifizieren.

Das outcomes assessment umfasst drei Kernaktivitäten: Die Messung der outcomes zu bestimmten Zeitpunkten, die kontinuierliche Beobachtung der outcomes, um kausale Beziehungen erkennen zu können und das outcomes management, d. h. die Umsetzung der gewonnenen Erkenntnisse, um verbesserte Ergebnisse zu erhalten (Siren, Laffel 1998).

Benchmarking

Das benchmarking als Instrument des Qualitätsmanagements ist ein Verfahren zum Vergleich einer Organisation mit den erfolgreichsten anderen Unternehmen („best practice"-Unternehmen) auf der Basis qualitätsbezogener Vergleichs- und Richtwerte (sog. benchmarks). Das benchmarking kann sowohl auf klinische Prozesse als auch auf Dienstleistungsprozesse einer MCO angewendet werden. Der Informationsgewinn aus solchen Leistungsvergleichen erlaubt, die eigenen Stärken und Schwächen zu erkennen. Das benchmarking liefert Informationen nicht nur für die MCO selbst, die auf diese Weise Klarheit über ihre Wettbewerbsfähigkeit gewinnt, sondern auch für ihre Kunden (Hackman, Wageman 1995).

In der Praxis haben sich drei begrifflich abgrenzbare, sich teilweise überschneidende benchmarking-Typen herausgebildet (Gift, Mosel 1994). Beim internen benchmarking werden erfolgreiche organisationsinterne Prozesse einer Abteilung als benchmarks für andere Abteilungen herangezogen. Beim Wettbewerbs-Benchmarking geht es um den kontinuierlichen Vergleich der eigenen Leistungsfähigkeit mit der des besten Wettbewerbers. Dieser benchmarking-Typ ist aufwendiger als das interne benchmarking und lässt sich normalerweise nicht ohne einen Informationsaustausch zwischen den Konkurrenten verwirklichen.

Beim branchenübergreifenden, so genannten funktionalen benchmarking, werden Verfahren und Techniken untersucht, die in Branchen außerhalb der Gesundheitsversorgung Anwendung finden. Beispiele hierfür wären der Empfang oder das Restaurant eines Hotels, Lieferbeziehungen in der Autoindustrie oder die Organisation der Datenverarbeitung, Terminplanung und -zuordnung bei einem Autoverleiher. Bei Lösungskonzepten aus der Fremdbranche müssen die Problem- und Lösungsstrukturen auf die spezifische Problemsituation der MCOs adaptiert werden. Eine besondere Variante dieser benchmarking-Typen ist das kooperative benchmarking (collaborative benchmarking). Hier finden sich Leistungserbringer in einem Netzwerk zusammen, um netzwerkinterne, wettbewerbsorientierte und funktionale Benchmarking-Konzepte zu realisieren (Gift, Mosel 1994).

Die Vergleichsverfahren beim benchmarking haben grundsätzlich zu beachten, dass die Vergleichsobjekte i. d. R. Unterschiede in der Patientenstruktur (Alter, Geschlecht oder Krankheitsschwere) aufweisen, die außerhalb der Kontrolle der MCO oder des Leistungserbringers liegen. Die Vergleichsobjekte sind daher um diese Einflussfaktoren zu bereinigen, um Fehlentscheidungen zu vermeiden.

Neben dem Aufbau eines Systems der Qualitätssicherung und -kontrolle ist die Durchsetzung der qualitätsverbessernden Maßnahmen eine weitere Aufgabe des Qualitätsmanagements. Ist die Zielfestlegung erfolgt, z. B. in Form einer Steigerung der Impfungsrate bei Kleinkindern, erfolgt die Anpassung der Prozesse zur Zielerreichung, möglicherweise indem in diesem Fall ein Recall- oder Remindingsystem implementiert wird.

Qualitätsumsetzung („do")

In dieser Phase werden die geänderten Prozesse umgesetzt, wie z. B. das Behandeln nach neu eingeführten → guidelines innerhalb einer Gruppe von Leistungserbringern oder das Beachten neuer Servicegrundsätze.

Qualitätsüberprüfung („check")

Messung der Qualität

Nach der Umsetzung der Prozesse erfolgt die Überprüfung der Wirksamkeit der Verbesserungsmaßnahme und gegebenenfalls ihre Modifikation. Das erfordert eine Messung der Qualität durch die Erfassung der physischen und organisatorischen Eigenschaften der Rahmenbedingungen einer Organisation. Die Messung und Bewertung der Qualität kann innerhalb der Organisation als Teil des internen Qualitätsmanagements erfolgen oder auch durch externe Stellen. Qualitätsindikatoren der Struktur sind etwa die Zertifizierung der Ärzte, die Beachtung von Sicherheitsvorschriften oder Gerätezulassungen. Erwartet wird, dass ein hoher Qualitätsstandard der Struktur das Ergebnis des Behandlungsprozesses positiv beeinflusst. Regulierungsbehörden bevorzugen Strukturkriterien, weil sie leicht zu erfassen und zu dokumentieren sind. Die Strukturkriterien sind allerdings nicht differenziert genug, um mehr als nur Mindeststandards zu gewährleisten.

Innerhalb dieser Rahmenbedingungen vollziehen sich die Prozesse der Leistungserstellung, deren Qualität gesondert erfasst werden kann. Die Prozessindikatoren umfassen die patientenbezogenen Aktivitäten einer MCO wie die Zahl der Überweisungen an andere Versorgungsnetze, die Zahl der durchgeführten Früherkennungsuntersuchungen, die Existenz von Behandlungspfaden oder → guidelines). Neben den patientenbezogenen Prozesskriterien sind auch administrative Prozesskriterien einzubeziehen. Relevante Qualitätseigenschaften sind hier der Zugang (access) zu den Leistungserbringern oder die Servicequalität.

Schließlich kann die Qualität unmittelbar am Ergebnis (outcome) gemessen werden. Die Ergebnisindikatoren beziehen sich auf das eigentliche Ziel des Versorgungsprozesses, die Verbesserung des Gesundheitszustands der Patienten.

Von den Indikatoren des outcome wird von MCOs im Rahmen des Qualitätsmanagements die Patientenzufriedenheit bevorzugt (Siren, Laffel 1998). Sie kann sich auf die klinischen Ergebnisse beziehen, auf das Umfeld, in dem die Versorgung stattfindet und auf die interpersonellen Beziehungen zwischen dem Patienten und den Ärzten oder dem Pflegepersonal. Zufriedenheitsindikatoren bilden das Ergebnis der Versorgung jedoch nur unvollständig ab. Ausführlichere Informationen würden hier Indikatoren der gesundheitsbezogenen Lebensqualität liefern (→ Evaluationsverfahren), die allerdings nur sehr aufwendig zu erheben sind und von MCOs daher nur zögerlich als Ergebnisindikatoren herangezogen werden.

Die Ergebnisindikatoren erfassen die Ursachen eines unzureichenden Qualitätsmanagements jedoch allenfalls partiell (→ Outcomes-Forschung). Sie signalisieren zudem Qualitätsmängel erst dann, wenn die Schäden bereits eingetreten sind und lassen u. U. keine eindeutigen Rückschlüsse auf die auslösenden Prozesse zu. Aus diesen Gründen sind im Qualitätsmanagement neben den Ergebnisindikatoren stets auch Struktur- und Prozessindikatoren auszuwerten (Donabedian 1992).

In den USA übernimmt insbesondere das National Committee for Quality Assurance (NCQA) eine unabhängige private non-profit Organisation, die bundesweite Erhebung, Analyse und Veröffentlichung bestimmter Versorgungsdaten (performance measurement). Die MCO orientieren sich bei der Konzeption ihres Indikatorensystems an den HEDIS-Indikatoren (Abb. 3-16), die das NCQA entwickelt hat (→ Vertragsgestaltung). MCOs, die auch mit Medicare und Medicaid kontrahieren, legen ihrem Qualitätsmanagement die von der CMS[42] im Quality Improvement System for Managed Care (QISMC) entwickelten Qualitätsstandards zugrunde.

Auf der Basis der im Rahmen des HEDIS-Programms von den MCOs freiwillig übermittelten Daten erscheint jährlich ein Report zur Qualität der Gesundheitsversorgung (National Committee for Quality Assurance 2003a). Die Erfassung der Versichertenzufriedenheit erfolgt im Rahmen des CAHPS-Programms, das Befragungsinstrument der Agency for Healthcare Research and Quality (AHRQ) verwendet. In Ergänzung zum performance measurement erfolgt eine Akkreditierung der MCOs durch das NCQA. Im Rahmen einer mehrtägigen Begehung in der MCO durch ein interdisziplinäres Team aus Ärzten und Managed Care-Experten werden Gespräche mit zuständigen Mitarbeitern geführt und Einsicht in Routinedokumente und Patientenunterlagen genommen. Die Ergebnisse bilden zusammen mit weiteren Informationen die Basis für ein Zertifizierungsergebnis auf einer fünfstufigen Skala. Die darauf aufbauende Akkreditierung gilt grundsätzlich für die Dauer von drei Jahren. Eines der umfangreichsten Akkreditierungssysteme wurde von der Joint Commission on Accreditation of Health Care Organizations (JCAHO) in den USA etabliert, die ebenfalls externe Überprüfungen und Akkreditierungen von Gesundheitseinrichtungen durchführt (Gerlach 2001).

---

42 Die CMS (Centers for Medicare & Medicaid Services), früher bekannt unter HCFA (Health Care Financing Administation) ist eine Bundesbehörde, die das Medicare-Programm verwaltet und die Durchführung der einzelstaatlichen Medicaid-Programme überwacht.

Abbildung 3-16:   *HEDIS-Datensatz (Auszug, Quelle: www.ncqa.org)*

	Applicate to:		
	Medicaid	**Commercial**	**Medicare**
Childhood Immunization Status	X	X	
Adolescent Immunization Status	X	X	
Breast Cancer Screening	X	X	X
Cervical Cancer Screening	X	X	
Chlamydia Screening in Women	X	X	
Controlling High Blood Pressure	X	X	X
Beta-Blocker Treatment After A Heart Attack	X	X	X
Cholesterol Management After Acute Cardiovascular Events	X	X	X
Comprehensive Diabetes Care	X	X	X
Use of Appropriate Medications for People with Asthma	X	X	
Follow-up After Hospitalization for Mental Illness	X	X	X
Antidepressant Medication Management	X	X	X
Medical Assistance With Smoking Cessation	X	X	
Flu Shots for Adults Ages 50-64 (First Year Measure)		X	

Implementation der qualitätsverbessernden Maßnahmen („act")

In der Implementationsphase des Qualitätsmanagements sind die qualitätsverbessernden Maßnahmen als neue Regeln einzuführen. Anschließend erfolgt ein Feedback. Diese Rückkoppelungsphase kann auch als Evaluationsphase bezeichnet werden. Die Evaluationsphase mündet in eine neue Anfangsphase des Qualitätsverbesserungsprozesses mit der Planung weiterer Verbesserungsmaßnahmen ein. Dies ist in jedem Fall notwendig, wenn das Programm nicht erfolgreich war. Aber auch wenn das Programm erfolgreich war, kann der Zirkel neu beginnen, um neue oder nicht beachtete Kundenbedürfnisse zu erfüllen.

Zu den Verfahren der Implementationsphase gehören → guidelines, das → case management, das → disease management, und Instrumente wie → erfolgsorientierte Vergütungsformen und Patientenschulungsprogramme (Siren, Laffel 1998).

Im Rahmen des Qualitätsmanagements haben guidelines die Aufgabe, qualitätsmindernde Abweichungen von der optimalen Behandlung zu reduzieren. Die MCO kann die Planung und Implementation von guidelines bei den Leistungserbringern initiieren und fördern. Bei der Auswahl der zu implementierenden guidelines sind Kriterien wie die Akzeptanz seitens der Ärzte, der Qualitätseffekt für die Patienten, der Kosteneffekt für die MCO, die Größe der betroffenen Patientengruppe und die Übereinstimmung mit staatlichen Vorschriften zu berücksichtigen. Die MCO kann den Implementationsprozess unterstützen durch Erinnerungssysteme oder Instrumente der Auswertung der Patientendokumentation.

Das case management spielt im Qualitätsmanagementprozess eine wesentliche Rolle. Der case manager kann einmal qualitätsmindernde Abweichungen von einer optimalen Versorgung kontrollieren. Zum anderen kann er die Implementation und die Effektivität der guidelines evaluieren.

Das Qualitätsmanagement weist eine enge Verwandtschaft zum disease management auf. Beiden Ansätzen gemeinsam ist die Analyse interdependenter Versorgungsstrukturen, die Kontrolle von Varianzen in der Versorgung und das Verständnis als kontinuierlicher Lern- und Verbesserungsprozess (Eichert et al. 1997).

Die erfolgsorientierten Vergütungsformen setzen finanzielle Anreize, um Qualitätsverbesserungen durchzusetzen. Obwohl in der Philosophie des modernen Qualitätsmanagements finanzielle Anreize eine geringe Rolle spielen und von manchen Vertretern eher als kontraproduktiv angesehen werden, sind sie in der Praxis doch von großer Bedeutung (Hackman, Wageman 1995).

Die Aufgabe, die Ergebnisse eines Qualitätsmanagementprogramms zu implementieren, erfordert verschiedenartige Talente und Fähigkeiten, da dieses ohne Änderung der Organisationsstrukturen nicht möglich ist. Auch die Komplexität der Organisationsformen von MCOs macht Abstimmungen erforderlich. Mit dieser Aufgabe sind Einzelpersonen überfordert. Teams dagegen, so genannte quality improvement teams, die aus Mitgliedern verschiedener Disziplinen und Funktionsbereichen bestehen, können erfolgreicher mit komplexen Herausforderungen wie Innovationen und wechselnden Kundenbedürfnissen umgehen. Sie schaffen darüber hinaus Vertrauen in die gegenseitigen Fähigkeiten und sichern damit die Durchsetzung gemeinsamer Ziele. In MCOs können quality improvement teams aus MCO-Managern, Vertretern der Versicherung (Einkäufer), der Mitglieder und der Leistungserbringer bestehen, die die Qualitätsziele festlegen, oder aus cross functional teams, die die spezifischen Bedürfnisse einer Versichertengruppe ermitteln und darauf basierende Empfehlungen für z. B. guidelines entwickeln und testen (Siren, Laffel 1998). Diese Aufgabe kann auch von Qualitätszirkeln wahrgenommen werden.

Das Qualitätsmanagement einer MCO sollte auch Patientenschulungsprogramme einbeziehen. Solche Programme umfassen sowohl Maßnahmen zur Risikobeurteilung (health risk appraisal, → disease management) als auch zur betrieblichen Gesundheits-förderung sowie Informationsmaterial zur individuellen Gesundheitsförderung.

Beurteilung des Qualitätsmanagements

Die Beurteilung des Qualitätsmanagements fällt aus der Sicht der Interessengruppen (stakeholder) unterschiedlich aus.

Aus der Perspektive der MCO schafft ein effektives Qualitätsmanagement Vorteile gegenüber den Wettbewerbern. Das Interesse der Versicherten und Leistungserbringer an einer hohen, bedarfsgerechten Qualität des Versorgungsangebots wird befriedigt. Soweit durch eine Verbesserung der Qualität auch die Folgekosten einer ungenügen-den Qualität reduziert werden, können auch die Preise für die Versicherungsleistungen gesenkt, bzw. die Vergütungen für die Leistungerbringer erhöht werden.

An der Spitze der qualitätsorientierten Institutionen im Managed Care-Umfeld befin-den sich große Gemeinschaftspraxen, und hier insbesondere solche, die mehrere Dis-ziplinen umfassen und eine entsprechende Gruppengröße aufweisen. Eine Studie von Hoechst Marion Roussel (1998) hat ergeben, dass von den Gemeinschaftspraxen im Managed Care-System als Instrumente des Qualitätsmanagements zu 75% Patienten-surveys, zu 35% outcomes assessments, zu 42% benchmarking-Ansätze und zu 17% Zertifizierungen eingesetzt werden.

Andererseits ist der Aufbau und Unterhalt eines effektiven Qualitätsmanagementsys-tems mit Investitionen in Informationstechnologien und höhere Verwaltungskosten verbunden, die gegen die Vorteile abzuwägen sind. Dabei ist zu beachten, dass die Versicherten zwar eine hohe Preissensibilität aufweisen, eine Verbesserung der Quali-tät wegen der Informationsdefizite aber nicht im gleichen Maße zu schätzen wissen. Die MCO ist daher gefordert, durch Marketingmaßnahmen für Transparenz zu sor-gen. In den USA kann das etwa über report cards geschehen. Der Zweck einer report card ist es, die Kunden mit Informationen über die Kosten und Qualität auf Basis vergleichbarer Indikatoren zu versorgen, um einen Versicherungsanbieter auswählen zu können (Epstein 1998). Report cards werden durch das National Committee for Quality Assurance (NCQA) im Internet veröffentlicht. Sie basieren auf den Ergebnis-sen unterschiedlicher Datenerhebungen und ihrer zusammengefassten Bewertung in Obergruppen wie Zugang/Service, qualifizierte Leistungserbringer oder Gesundheits-förderung und Zertifizierungsstatus (National Committee for Quality Assurance 2003b).

Aus der Sicht der Versicherten ist das Qualitätsmanagement ein Instrument zur Ver-ringerung der Informationsasymmetrie gegenüber den MCOs und ihren Leistungserb-ringern. Die Sicherung bestimmter Mindeststandards in der Versorgungsqualität er-weitern ihren Spielraum bei der Wahl der preisgünstigsten Anbieter.

Für die Leistungserbringer bedeutet ein effektives Qualitätsmanagement eine Verrin-gerung des Haftungsrisikos und zukünftig vielleicht auch eine höhere qualitätsorientierte Vergütung, wie sie vom Institute of Medicine gefordert wurde (Epstein et al. 2004). Andererseits können die Instrumente der Qualitätssicherung mit einer Einschränkung der Therapiefreiheit verbunden sein. Auch ist bei ihnen ebenfalls mit einem höheren Verwaltungsaufwand zu rechnen.

Für Arbeitgeber schließlich sind Informationen über die Qualität der Versorgung und des Services einer MCO neben dem Preis ein Entscheidungskriterium für die Auswahl eines Versicherungsproduktes für ihre Mitarbeiter.

Die in der Datenbank Quality Compass der NCQA veröffentlichten HEDIS-, CAHPS- und MCO-Zertifizierungsergebnisse zeigen u. a., dass zertifizierte MCOs bei den klinischen Indikatoren und bei der Versichertenzufriedenheit bessere Ergebnisse erzielen, als nicht zertifizierte. Auch ein Zusammenhang zwischen guten klinischen Ergebnissen und der Versichertenzufriedenheit ist nachweisbar. Längsschnittvergleiche der Jahre 1996 bis 2000 stellen zudem Verbesserungen bei den meisten klinischen Indikatoren dar (Courté-Wienecke 2002).

Diese positiven Auswirkungen bringen jedoch mit sich, dass MCOs kaum willig zu sein scheinen, andere Qualitätsbewertungsverfahren oder andere Indikatoren in ihre Berichterstattung einzubeziehen (Geraedts 1999). Erzielen sie bei den NCQA-Bewertungen schlechtere Ergebnisse ist die Wahrscheinlichkeit zudem höher, dass die entsprechenden Angaben in den Folgejahren nicht gemacht werden (McCormick et. al. 2002).

Literatur

AL-ASAAF, A.F. (1998), Managed Care Quality – A practical guide, Boca

BERWICK, D.M. ET AL. (1990), Curing Health Care: New Strategies for Quality Improvement, San Francisco.

BLUMENTHAL, D. (1993), Total Quality Management and Physicians' Clinical Decisions, in: JAMA, 269, S. 2775-2778.

BLUMENTHAL, D. (1996), Quality of Health Care, Part 1, in: The New England Journal of Medicine, 335, S. 891-894.

BUNGARD, W. ET AL. (Hrsg.), (1992), Qualitätszirkel im Umbruch, Ludwigshafen.

COURTÉ-WIENECKE, S. (2002), Externe Qualitätssicherung für Managed-Care-Organisationen – Erfahrungen aus den USA, in: Gesundh.ökon.Qual.manag., 7, S. 52-59.

DONABEDIAN, A. (1966), Evaluating the Quality of Care, in: Milbank Memory Fund Quarterly, 44, Pt 2, 166-203.

DONABEDIAN, A. (1992), The Role of Outcomes in Quality Assessment and Assurance, in: Quality Review Bulletin, 18, S. 356-360.

EICHERT, J.H. ET AL. (1997), The Disease Management Development Process, in: TODD, W.E. NASH, D. (HRSG.), Disease Management. A System Approach to Improving Patient Outcomes, Chicago, S. 27-60.

EPSTEIN, A.M. (1998), Rolling Down the Runway: the Challenges Ahead for Quality Report Cards, in: JAMA, 279, S. 1691-96.

EPSTEIN, A.M. et. al. (2004), Paying Physicians for High-Quality-Care, in: JAMA, 350, S. 406-10.

GERAEDTS, M. (1999), Qualitätsmanagement in amerikanischen Managed-Care-Organisationen, in: Gesundh.ökon.Qual.manag., 4, S. 4-13.

GERLACH, F. (2001), Qualitätsförderung in Klinik und Praxis – Eine Chance für die Medizin, Stuttgart,

GIFT, R. MOSEL, D. (1994), Benchmarking in Health Care. A Collaborative Approach, AHA, USA.

HACKMAN, J.R. WAGEMAN, R. (1995), Total Quality Management: Empirical, Conceptual, and Practical Issues, in: Adminstrative Science Quarterly, 40, S. 309-342.

HOECHST MARION ROUSSEL (1998), Medical Group Practice Digest. Managed Care Digest Series, Kansas City.

KELLY, D.L. (2003), Applying Quality Management in Healthcare: A Process for Improvement, Hardbound

KESSNER, D.M. ET AL. (1971), Accessing Health Quality - The Case of Tracers, New England Journal of Medicine, 288, S. 189-94.

MCCORMICK, D. ET AL. (2002), Relationship between Low Quality-of-Care-Scores and HMOs' Subsequent Public Disclosure of Quality-of-Care Scores, in: JAMA, 288, 1484-1490.

MCGLYNN, E.A. (1997), Six Challenges in Measuring the Quality of Care, in: Health Affairs 16/3, S. 7-21

NATIONAL COMMITTEE FOR QUALITY ASSURANCE (2003a), The State of Health Quality: 2003 – Industry Trends and Analysis, Washington DC, http://www.ncqa.org, Download 04.02.2004.

NATIONAL COMMITTEE FOR QUALITY ASSURANCE (2003b), NCQA's health Plan Report Card, 31.12.2003, http://hprc.ncqa.org/index.asp, Abruf: 04.02.2004.

SIREN, P.B. LAFFEL, G.L. (1998), Quality Management in Managed Care, in: KONGSTVEDT, P.R. (HRSG.), Best Practices in Medical Management, Gaithersburg, S. 433-59.

4 Evaluationsverfahren

4.1 Überblick

Für das Qualitätsmanagement und die effektive Kostenkontrolle der Versorgungsprozesse im Gesundheitssystem werden Informationen über die Wirksamkeit und die Kosten von Behandlungsverfahren, Medikamenten oder neuen Versorgungskonzepten benötigt, die in Evaluationsstudien ermittelt werden. In Managed Care sind diese Informationen vor allem von Bedeutung für folgende Managed Care-Instrumente: → guidelines, → case management, → disease management, → erfolgsorientierte Vergütungsformen. Wenngleich Evaluationsmethoden in Managed Care noch nicht in einem breiten Rahmen angewendet werden, ist zu erwarten, dass sie in Zukunft an Bedeutung gewinnen werden (Sloan, Conover 1996).

Unter einer **Evaluation** versteht man in den Gesundheitswissenschaften eine umfassende Messung und Bewertung der Nutzen und Kosten von Gesundheitstechnologien. Der Begriff „Gesundheitstechnologien" ist hier sehr weit gefasst und beinhaltet folgende Prozesse und Produkte:

*   Programme zur Prävention und Früherkennung von Erkrankungen (z. B. Impfprogramme oder screenings von Cholesterin- und Blutdruckwerten).
*   Medizinische Verfahren zur Behandlung bestimmter Erkrankungen (Bypass-Operationen, minimalinvasive Eingriffe, Herztransplantationen, Rehabilitationsprogramme u. ä.).
*   Medikamente, medizinisch-technische Diagnose- und Therapiegeräte und sonstige Medizinprodukte (u. a. Medikamente zur Senkung der Cholesterin- und Blutdruckwerte, Computertomographen, Herzschrittmacher).
*   Die medizinische Versorgung in alternativen Organisationsformen (ambulante oder stationäre Versorgung von Dialysepatienten oder Schlaganfallpatienten).
*   Neue Organisationsformen in der Versorgung (→ HMOs, → IDS, → gatekeeping).
*   Neue Steuerungsinstrumente (disease management-Programme, Qualitätsmanagementkonzepte).
*   Informationstechnologien (Telematik).

In der Praxis haben sich verschiedene Evaluationsverfahren etabliert. Sie alle beruhen auf der grundlegenden Frage: Wie lässt sich Gesundheit und ihre Veränderung messen?

Die Evaluationsverfahren zeigen daher viele Gemeinsamkeiten bei der Definition und Messung von Gesundheit. Was die Verfahren jedoch unterscheidet, sind ihre Problemorientierung und ihre theoretische Basis (Abb. 4-1).

Abbildung 4-1: Evaluationsverfahren

	Ökonomische Evaluationsverfahren	Evidenzbasierte Medizin (EBM)	Outcomes-Forschung	Health Technology Assessment (HTA)
MERKMAL	Einbeziehung von Kosten und monetären Ergebnisindikatoren in die Evaluation	Analyse der efficacy einer medizinischen Technologie	Analyse der Beziehung zwischen Struktur-, Prozess- und Ergebnisqualität (effectiveness)	Zusätzliche Einbeziehung von ethischen, rechtlichen und sozialen Faktoren
ENTSCHEIDUNGSPROBLEM	Nutzenmaximierung bzw. Kostenminimierung von Gesundheitstechnologien	Selektion und Beurteilung relevanter Daten	Optimierung der Ergebnisse (outcomes)	Auswahl und timing von Gesundheitstechnologien
THEORETISCHE BASIS	Ökonomische Wohlfahrtstheorie, Entscheidungstheorie	Epidemiologie, Meta-Analyse	Qualitätsansatz von Donabedian, Gesundheitssystemforschung	Technologiefolgenbewertung
ANWENDUNG IN MANAGED CARE	guidelines, case management	guidelines, disease management	QM, Vergütungsformen, disease management	Leistungskatalog, Positivlisten

Dabei muss aber deutlich hervorgehoben werden, dass in der Praxis die einzelnen Methoden nicht trennscharf sind und häufig auch in Kombination eingesetzt werden.

4.2 Ökonomische Evaluationsverfahren

Bei einer ökonomischen Evaluation werden die Auswirkungen oder „outcomes" einer Gesundheitstechnologie, i. d. R. die Verbesserung des Gesundheitsstatus und die Erhöhung der Lebenserwartung von Patientenkollektiven, mit ihren Kosten verglichen.

Eine ökonomische Evaluation kann aus unterschiedlicher **Perspektive** vorgenommen werden. Die Wahl der Perspektive ist abhängig von der Fragestellung.

Es ist üblich, die ökonomische Evaluation begrifflich auf die gesellschaftliche, genauer: die volkswirtschaftliche Perspektive zu beziehen. Das verlangt die Einbeziehung aller Kosten und Effekte einer Gesundheitstechnologie, unabhängig davon, bei welchen Personen oder Institutionen und zu welchem Zeitpunkt sie anfallen. In der Praxis wird man sich allerdings mit einer begrenzten Reichweite begnügen müssen.

Von der gesellschaftlichen Perspektive zu unterscheiden ist die Vorteilhaftigkeit einer Gesundheitstechnologie aus der Sicht einer bestimmten Institution, also einer MCO, einer Krankenkasse, eines Krankenhauses oder eines staatlichen Leistungsfinanzierers. Eine Institution interessiert sich naturgemäß nur für die bei ihr anfallenden Kosten und Nutzen einer Maßnahme, soweit sie nicht mit der Wahrnehmung eines öffentlichen Interesses beauftragt ist. Das Spektrum der einzubeziehenden Kosten und Effekte ist daher enger als bei einer Evaluation aus gesellschaftlicher Perspektive. Die Evaluation auf dieser Ebene hat daher den Charakter einer betriebswirtschaftlichen Rentabilitätsrechnung. Doch ist zu beachten, dass MCOs untereinander im Wettbewerb um die Versicherten stehen. Daher sollten auch solche Kosten der von ihnen angebotenen Versorgungskonzepte, die lediglich bei den Versicherten anfallen (Zeit-, Fahrkosten, Arbeitsausfälle oder psychosoziale Kosten) in die Kalkulation einbezogen werden, weil sie für den Versicherten bei der Wahl ihrer Versicherung von Bedeutung sein können.

Die ökonomischen Evaluationsverfahren unterscheiden sich im Wesentlichen danach, wie die Effekte oder outcomes einer Gesundheitstechnologie gemessen werden. Die Ermittlung ihrer Kosten erfolgt demgegenüber bei allen Verfahren nach einheitlichen Kriterien. Die Abbildung 4-2 verdeutlicht diesen Sachverhalt. Wir beginnen zunächst mit einer Analyse der Kosten.

Abbildung 4-2: Ökonomische Evaluationsverfahren

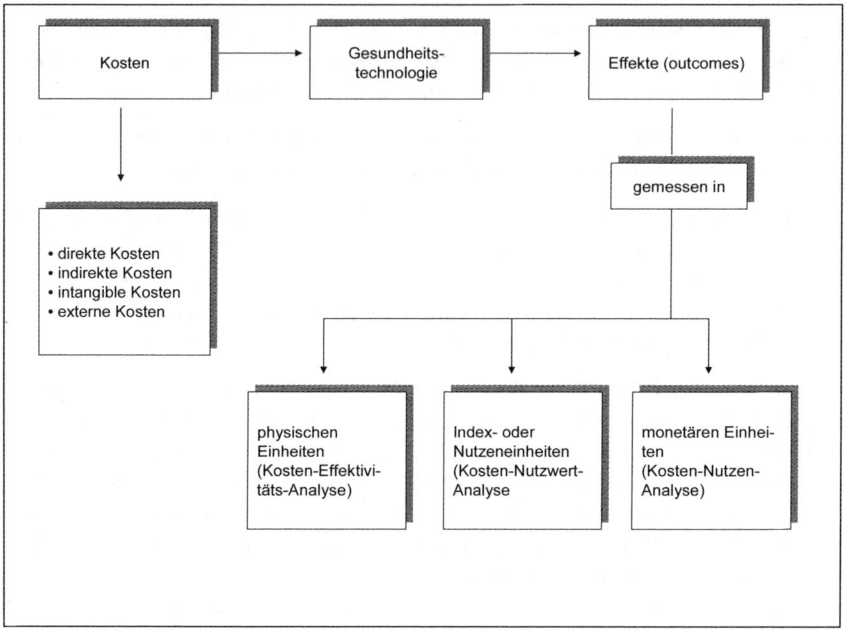

Analyse der Kosten

Die Herstellung und der Einsatz von Gesundheitstechnologien sind mit einer Inanspruchnahme von Ressourcen einer Volkswirtschaft (Arbeitsleistungen, Kapitaleinsatz etc.) verbunden. Der in Preisen bewertete Ressourcenverbrauch wird als Kosten bezeichnet. Ihre Höhe bestimmt sich durch den Nutzenverlust der Ressourcen in ihrer nächstbesten Verwendung, die nicht realisiert werden kann (Opportunitätskostenprinzip). Die Kosten werden in ökonomischen Evaluationsstudien nach direkten, indirekten, intangiblen und externen Kosten systematisiert.

Zu den **direkten Kosten** zählen grundsätzlich alle Kosten, die mit der Herstellung und dem dauernden Einsatz einer Gesundheitstechnologie verbunden sind (Kosten des ärztlichen und nichtärztlichen Personaleinsatzes, Arzneimittel- und Gerätekosten, Verwaltungskosten, Zeit- und Fahrtkosten der Patienten). Ein exaktes Wertmaß für die Kosten sind die Preise auf Wettbewerbsmärkten. Da die Märkte für Gesundheitsleistungen und Medizintechnik jedoch typischerweise monopolisierte oder staatlich regulierte Märkte sogar mit administrierten Preisen sind, ergeben sich hier zwangsläufig Verzerrungen in den relativen Preisen, wenn für die Kostenkalkulation der zu vergleichenden Technologien die tatsächlichen Preise (Einzelleistungsvergütungen, Pflegesätze, Arzneimittelpreise oder Gerätepreise) herangezogen werden. In der Evaluation sind dann möglichst fiktive Konkurrenzpreise (so genannte Schattenpreise) anzusetzen.

Zu den **indirekten Kosten** rechnen die Produktionsverluste als Folge von Morbidität und Mortalität (Arbeitsausfall, Erwerbsunfähigkeit, vorzeitiger Tod). Sie werden mit dem Humankapitalansatz erfasst.

Der Wert des Humankapitals wird in diesem Ansatz durch den Beitrag einer vergleichbaren nicht erkrankten oder gestorbenen Person zum Bruttosozialprodukt gemessen. Dieser entspricht der Summe der auf den Ereigniszeitpunkt abgezinsten zukünftigen Arbeitseinkommen, berechnet für die Restlebenserwartung vergleichbarer Personen. Da die indirekten Kosten entgangener produktiver Leistungen üblicherweise mit Hilfe des Arbeitslohns gemessen werden, sind hier Verzerrungen zu beachten, die sich durch geschlechts- und altersspezifische Lohndifferenzen ergeben können.

Der Humankapitalansatz unterstellt zudem eine Vollbeschäftigung der arbeitsfähigen Personen. Besteht die Möglichkeit, innerhalb recht kurzer Zeit die nicht dem Arbeitsprozess zur Verfügung stehenden Personen durch andere zu ersetzen, so sind hier nur die Anpassungskosten (Such- und Einarbeitungskosten) zu berücksichtigen (Friktionskostenansatz).

Zu den **intangiblen Kosten** schließlich, d. h. monetär nur schwer oder gar nicht messbare Kosten, zählen psychische Belastungen, Schmerzen etc., die mit einer Diagnose, Therapie oder Implantaten verbunden sind. Diese werden in den meisten Evaluationsstudien nicht in die Bewertung einbezogen, weil die bislang vorliegenden Bewertungsansätze unbefriedigend sind.

Schließlich lassen sich diese drei Kostenarten jeweils danach unterscheiden, ob sie nur bei den Zielpersonen oder auch als **externe Kosten** bei Dritten anfallen. Dazu zählen Familienangehörige oder ehrenamtliche Helfer, die ihre Zeit und einen Teil ihres Einkommens opfern, um einen Erkrankten zu betreuen.

Die Kosten-Effektivitäts-Analyse

In der Kosten-Effektivitäts-Analyse (cost-effectiveness analysis) werden die Effekte von Gesundheitstechnologien in physischen Einheiten gemessen. Dabei kann es sich um Zeiteinheiten (z. B. gewonnene Lebensjahre), Fallzahlen oder klinische Werte (Blutdruckwerte u. ä.) handeln.[43]

Die Kosten der Technologien werden in der Kosten-Effektivitäts-Analyse als Nettokosten kalkuliert (Nettokostenkonzept). D. h. von den direkten und indirekten Kosten, die mit ihrem Einsatz verbunden sind, werden die Krankheitskosten subtrahiert, die in

---

[43] Meist umschließt der Begriff „Kosten-Effektivitäts-Analyse" alle ökonomischen Evaluationsverfahren, einschließlich der Kosten-Nutzen-Analyse (Gold et al. 1996).

Zukunft teilweise oder ganz vermieden werden können. Informationen über die vermiedenen Kosten liefern Krankheitskostenstudien, in denen die direkten Kosten und die Produktionsverluste (Arbeitsausfall, Erwerbsunfähigkeit, vorzeitiger Tod) von Krankheiten kalkuliert werden.

Die Nettokosten werden auf das in physischen Einheiten gemessene Ergebnis bezogen, z. B. die Kosten pro gewonnenem Lebensjahr (Kosten-Effektivitätsquotient KEQ):

$$KEQ = \frac{Nettokosten}{gewonnenes\,Lebensjahr}$$

Mit den Kosten-Effektivitätsquotienten lässt sich die Kosten-Effektivität einer Technologie mit der einer anderen Technologien vergleichen. Unterschiede können auf Differenzen in den Kosten der Technologie oder auf Unterschiede in der Effektivität zurückgehen. Die Effektivität ist dabei zu unterscheiden nach der Wirksamkeit unter idealen Bedingungen (efficacy) und unter realen Bedingungen (effectiveness).

Unterschiede zwischen der efficacy und der effectiveness sind dadurch bedingt, dass die Beurteilung der **efficacy** von Gesundheitstechnologien üblicherweise für sorgfältig ausgewählte Patientengruppen, durch entsprechend ausgebildete Ärzte und in sehr guten akademischen Einrichtungen erfolgt. Bei der Beurteilung der efficacy einer Gesundheitstechnologie ist der Ökonom auf die Ergebnisse technischer und klinischer Studien angewiesen (→ evidence-based medicine).

Die **effectiveness** ist demgegenüber von institutionell- und verhaltensbedingten Abweichungen gegenüber den Idealbedingungen beeinflusst (unzureichende Gerätequalität, Organisations- und Bedienungsmängel, unvollständige compliance der Patienten, Nichteinhalten von ärztlichen Behandlungsstandards). Die Analyse der Beziehungen zwischen den realen institutionellen Strukturen bzw. Prozessen und den Ergebnissen sind Gegenstand der → Outcomes-Forschung.

Das Entscheidungsproblem der Kosten-Effektivitäts-Analyse kann so formuliert sein, dass aus mehreren Technologien jene mit den geringeren Kosten bei gleicher Effektivität auszuwählen ist, etwa bei der Formulierung von → guidelines oder es ist das Ergebnis (z. B. gewonnene Lebensjahre, Fallzahlen) eines vorgegebenen Budgets zu maximieren. Die Technologien sind dann nach ihren Kosten-Effektivitätsquotienten zu reihen. Bestimmte Leistungen, die einen relativ ungünstigen Kosten-Effektivitätsquotienten aufweisen, werden nicht in den Leistungskatalog einer MCO aufgenommen, wenn ihre Kosten das Budget überschreiten.

Im Rahmen einer Kosten-Effektivitäts-Analyse lassen sich allerdings nur solche Technologien vergleichen, deren Ergebnis mit dem gleichen (physischen) Indikator gemessen wurden. Sie gestattet daher keinen Vergleich von Maßnahmen, deren Konsequenzen in unterschiedlicher physischer Einheit ausgewiesen werden. Die Werte geben auch keine Auskunft darüber, wie sie von Betroffenen oder Dritten subjektiv beurteilt werden, obwohl z. B. ein gewonnenes Lebensjahr eine durchaus unterschiedliche Lebensqualität aufweisen kann. Diesen Mängeln versucht die Kosten-Nutzwert-Analyse Rechnung zu tragen.

Die Kosten-Nutzwert-Analyse

In der Kosten-Nutzwert-Analyse (cost-utility analysis) werden die durch eine Gesundheitstechnologie bewirkten Veränderungen des Gesundheitsstatus einer Bewertung mit gesundheitsbezogenen Maßen der Lebensqualität (health related quality of life, HRQL) unterzogen (Gold et al. 1996; Drummond et al. 1997, 139-192). Die HRQL-Maße klassifizieren Personen nach ihrem Gesundheitsstatus auf einem Kontinuum von „am wenigsten erwünscht" bis „am meisten erwünscht", bezogen auf einige oder alle der folgenden Funktionen oder Dimensionen:

- physische Funktionen: Mobilität, physische Aktivität, Fähigkeit zur Selbstversorgung,
- psychische Funktionen: kognitiv, emotional, seelisch,
- soziale Funktionen: soziale Einbindung oder Kommunikation,
- Wahrnehmung der Gesundheit: u. a. die Selbsteinschätzung des Patienten,
- Symptome: Schmerzen, Unwohlsein.

Der Gesundheitszustand kann dann entweder als Summe der Einzelwerte der Komponenten interpretiert und in einer Größe erfasst werden. Diese wird als **Gesundheitsindex** bezeichnet. Oder man fasst lediglich die Werte einzelner Komponenten oder Teilkomponenten zusammen und spricht von einem **Gesundheitsprofil**.

Andere Verfahren verzichten auf eine Zerlegung des Gesundheitsstatus in einzelne Komponenten und lassen die Probanden direkt ihren Gesundheitszustand auf einer Intervallskala, einem Thermometer vergleichbar, bestimmen.

Eine weitere Unterscheidung gesundheitsbezogener Maße der Lebensqualität besteht zwischen solchen Maßen, die für eine bestimmte Erkrankung konzipiert sind (krankheitsspezifische Maße) und solchen, die auf unterschiedliche Krankheiten angewendet werden können (generische Maße). Bekannte generische HRQL-Maße sind der EuroQol genannte Index und der MOS Short Form 36, abgekürzt SF-36 (www.sf-36.org; www.euroqual.org; Turner-Bowker, Bartley, Ware, 2002).

Der **EuroQol** ist ein Gesundheitsindex, der entwickelt worden ist, um auf europäischer Ebene eine einheitliche Erfassung der gesundheitsrelevanten Qualität des Lebens zu gewährleisten. Er beruht auf fünf Dimensionen der Gesundheit (Mobilität, Selbstversorgung, tägliche Aktivitäten, Schmerz/Unwohlsein, Angst/Depression), die jeweils in drei Beeinträchtigungsstufen unterteilt sind. Den Befragten werden von den 243 möglichen Kombinationen 16 repräsentative Kombinationen von Gesundheitszuständen vorgegeben, die den Werten einer Intervallskala zuzuordnen sind.

Der **SF-36** ist ein Gesundheitsprofil, das für die Medical Outcomes Study entwickelt wurde, um den Gesundheitsstatus im Rahmen von Umfragen zu messen (Schöffski et al. 2001, S. 331ff.). Er unterscheidet acht Komponenten der Gesundheit (physische Funktionen, physisch bedingte Rollenbeschränkung, emotional bedingte Rollenbeschränkung, soziale Funktionen, Schmerzen, geistige Gesundheit, Vitalität, allgemeine gesundheitliche Einschätzung), die durch insgesamt 36 Fragen ermittelt werden. Neben dem SF-36 existiert eine Kurzfassung, die insgesamt nur 12 Fragen umfasst, um den Beantwortungsaufwand für die Patienten gering zu halten (SF-12). Die Fragen werden in zwei Komponenten zusammengefasst (physisches und mentales Wohlbefinden).

Bei der Skalierung der Gesundheits- bzw. Funktionszustände lassen sich zwei Verfahrensansätze unterscheiden: psychometrische Verfahren und entscheidungs- bzw. nutzentheoretische Verfahren (Schumacher 1995).

Von den psychometrischen Methoden wird häufig das Verfahren des category scaling angewandt. Dabei werden den Probanden[44] Gesundheitszustände beschrieben und sie dann gebeten, diese den Werten einer Intervallskala zuzuordnen. Der „bestmögliche" Zustand wird dem einen Ende zugeordnet, z. B. 1 oder 100 (= „gesund"), der „schlechtestmögliche" Zustand dem anderen Ende (Null = „tot"). Die übrigen Gesundheitszustände werden so zwischen diesen Referenzpunkten angeordnet, dass die Intervalle zwischen ihnen den subjektiven Unterschieden zwischen den Gesundheitszuständen entsprechen. Sowohl der EuroQoL als auch der SF-36 bedienen sich psychometrischer Messverfahren.

Bei den nutzentheoretischen Verfahren, die von Gesundheitsökonomen bevorzugt werden, wird die Bewertung des Gesundheitsstatus aus dem Verhalten der Probanden in hypothetischen Entscheidungssituationen ermittelt. Sehr häufig wird hier die time-trade-off-Methode angewandt.

Im Verfahren des time-trade-off wird der Befragte gebeten, zwischen einem bestimmten eingeschränkten Gesundheitszustand Hj während einer vorgegebenen Zeitperiode t und einem Zustand vollkommener Gesundheit H* für eine kürzere Periode x ($x < t$) abzuwägen. Für beide Perioden wird angenommen, dass sie mit dem Tod abschließen. Die Periode x wird nun solange variiert bis der Befragte zwischen den Alternativen indifferent ist. An diesem Punkt ergibt sich die Bewertung des Gesundheitszustands durch die Beziehung $Hj \sim \frac{x}{t}$. Beträgt x z. B. vier Jahre und t acht Jahre, so sind acht Jahre im Zustand Hj vier gesunden Lebensjahren gleichwertig. Der Gesundheitszustand wird vom Befragten folglich mit Hj = 0,5 bewertet. Je mehr Lebensjahre im Zu-

---

[44] Zur Bewertung des Gesundheitsstatus werden in der Praxis unterschiedliche Bewertungssubjekte herangezogen: Patienten, Ärzte und Pflegepersonal, Wissenschaftler, Vertreter der Öffentlichkeit oder eine Kombination dieser Gruppen. Die Entscheidung darüber ist von der Perspektive der Evaluation abhängig.

stand Hj er bereit ist, gegen ein gesundes Lebensjahr „einzutauschen", desto niedriger bewertet er offenbar seinen Gesundheitszustand.

Da die Lebensqualität gegenüber der Lebensverlängerung als Ziel medizinischer Anstrengungen an Bedeutung gewinnt, ist es üblich, gewonnene Lebensjahre mit der Lebensqualität zu gewichten. So entsprechen beispielsweise drei Lebensjahre, die durchschnittlich in einem Gesundheitszustand von 0,5 verbracht werden, eineinhalb qualitätsgewichteten Lebensjahren („quality adjusted life years", QALYs)[45]. Das QALY-Maß ist als Bewertungsmaß besonders dann geeignet, wenn bei einer Behandlung, wie etwa bei einer Chemotherapie, ein „trade-off" zwischen Lebensverlängerung und Lebensqualität besteht.

Die Kosten-Effektivitätsquotienten werden in der Kosten-Nutzwert-Analyse als Kosten pro gewonnenem **QALY** kalkuliert:[46]

$$KEQ = \frac{Kosten}{QALY}$$

Eine höhere Zahl von QALYs kann folglich auf einer Lebensverlängerung und/oder einer Verbesserung der Lebensqualität beruhen.

Wenn auch die Kosten-Nutzwert-Analyse den Vergleich von Maßnahmen mit unterschiedlichen physischen Indikatoren erlaubt und insoweit das Vergleichsspektrum gegenüber der Kosten-Effektivitäts-Analyse erweitert wird, ist mit ihr die isolierte Beurteilung einer Maßnahme (z. B. Durchführung eines Präventionsprogramms) nur schwer möglich. Geeigneter ist dafür die Kosten-Nutzen-Analyse in der die Änderungen des Gesundheitsstatus und der Lebenserwartung in monetären Einheiten gemessen werden.

Die Kosten-Nutzen-Analyse

Theoretische Grundlage der Kosten-Nutzen-Analyse (cost-benefit-analysis) ist das wohlfahrtstheoretische Prinzip der potenziellen Paretoverbesserung. Nach diesem Prinzip wird eine Gesundheitstechnologie als wohlfahrtserhöhend bezeichnet, wenn die Summe ihrer geldwerten Vorteile (benefits) die Summe der Kosten übersteigt, so dass die Begünstigten die Benachteiligten entschädigen könnten. Die Maßeinheit der Gesundheitseffekte ist in diesem Verfahren eine der Änderung des Gesundheitsstatus äquivalente Einkommensänderung. Der monetäre Wert des Nutzens oder benefits kann dann unmittelbar den Kosten gegenübergestellt werden. Eine neue Technologie

---

[45] Daneben finden sich in der Literatur andere Ansätze zur Qualitätsgewichtung von Lebensjahren („years of well being", „disability adjusted life years (DALYs)" oder „healthy years equivalents (HYEs). Vgl. Schumacher (1995).

[46] Gold et al. empfehlen, um Doppelzählungen zu vermeiden, im Zähler nicht die vermiedenen Kosten der Morbidität und Mortalität zu berücksichtigen, weil diese bereits im Nenner in den gesundheitsbezogenen Maßen der Lebensqualität und in den gewonnenen Lebensjahren implizit erfasst seien (Gold et al. 1996).

wäre dann einzuführen, wenn der monetäre Wert des Nutzens die Kosten übersteigt oder das Nutzen-Kosten-Verhältnis größer 1 ist:

$$\text{Nutzen - Kosten} > 0 \text{ oder } \frac{\text{Nutzen}}{\text{Kosten}} > 1$$

Zwei Ansätze zur Messung des Nutzens sind in der Kosten-Nutzen-Analyse üblich: der den Ressourcenverbrauch messende kosten- oder einkommenstheoretische Ansatz und der Zahlungsbereitschaftsansatz (Schumacher 1995).

Der **kostentheoretische Ansatz** misst den Nutzen an den durch eine Maßnahme vermiedenen Kosten einer Erkrankung. Analog zur Systematik der Kosten werden direkte und indirekte Nutzen unterschieden. Der direkte Nutzen umfasst die Einsparung der mit einer bestimmten Maßnahme verbundenen Behandlungskosten, der indirekte Nutzen ergibt sich aus dem Wert der vermiedenen Minderungen des Humankapitals. Zusätzlich sind auf der Nutzenseite intangible Effekte zu berücksichtigen, die in einer Kosten-Nutzen-Analyse meist gesondert ausgewiesen werden, da sich ihre Kosten schlecht erfassen lassen.

Der kostentheoretische Ansatz ist ein in der Kosten-Nutzen-Analyse häufig verwendeter Ansatz, weil er nicht sehr aufwendig ist. Er wird insbesondere dann herangezogen, wenn Technologien evaluiert werden sollen, die größere Bevölkerungsgruppen umfassen. Die Daten können dann teilweise bereits vorhandenen Krankheitskostenstudien entnommen werden.

Ein im Sinne der Wohlfahrtstheorie methodisch exakter Messansatz ist der **Zahlungsbereitschaftsansatz** (willingness to pay-Ansatz). Hier wird die Nutzenänderung durch den Geldbetrag gemessen, den eine Person für eine Verbesserung ihrer Gesundheit höchstens zu zahlen bereit ist oder für eine Verschlechterung mindestens als Kompensation verlangt.

Bei der Ermittlung der Geldbeträge stützt sich der Zahlungsbereitschaftsansatz zum einen auf Befragungen, in denen die Befragten die Bewertungen auf der Grundlage von fiktiven Alternativsituationen vorzunehmen haben (contingent valuation-Ansatz). Zum anderen werden die Werte indirekt aus einem risikobehafteten Marktverhalten (Konsumverhalten, Wahl des Arbeitsplatzes) der Betroffenen abgeleitet (revealed preference-Ansatz)

Der Vorteil des Zahlungsbereitschaftsansatzes liegt darin, dass im Prinzip alle relevanten Effekte einer Gesundheitstechnologie erfasst werden können, einschließlich der intangiblen und der nicht gesundheitsbezogenen Effekte. Selbst die Auswirkungen der Gesundheitsänderung einer Person auf Dritte, etwa die Auswirkungen eines Schlaganfalls auf die Familienangehörigen des Patienten, kann im Gegensatz zum QALY-Ansatz gemessen werden.

Ein grundlegender Einwand gegen den Zahlungsbereitschaftsansatz beruht auf dem Einfluss des Einkommens und Vermögens auf die Zahlungsbereitschaft. Personen mit höherem Einkommen und Vermögen werden für die gleiche Verbesserung der Lebenserwartung und des Gesundheitsstatus einen höheren Geldbetrag zu zahlen bereit sein als Personen mit geringerem Einkommen oder Vermögen. Die Kosten-Nutzen-Analyse hat gegenüber den anderen ökonomischen Evaluationsverfahren ferner den Nachteil, dass sie wegen ihrer monetären Bewertung von Gesundheit und Leben von Nichtökonomen häufig abgelehnt wird.

Analyse der Sensitivität

In der ökonomischen Evaluationstheorie besteht bei der Behandlung bestimmter Probleme noch keine einheitliche Meinung. Strittig ist etwa, inwieweit auch jene Kosten in die Kostenrechnung einbezogen werden sollen, die dadurch entstehen, dass eine Gesundheitstechnologie eine Lebensverlängerung bewirkt und in dieser Zeit neue Erkrankungen auftreten, deren Behandlung weitere Kosten verursacht. Ein weiterer Dissens besteht bei der Bestimmung der Rate, mit der die Kosten und Nutzen eines Gesundheitsprogramms, die in vielen Fällen erst in der Zukunft anfallen, abgezinst werden (Diskontierungsproblem). Schließlich ist nicht geklärt, wie die Unsicherheit über den Umfang und den zeitlichen Verlauf der Kosten und Nutzen berücksichtigt werden soll.

In diesen Fällen empfiehlt es sich, Sensitivitätsanalysen durchzuführen. Sensitivitätsanalysen prüfen, wie stark die Ergebnisse einer Evaluation auf die Variation der Annahmen reagieren. Sie zeigen einerseits Bereiche auf, in denen weitere Informationen oder Festlegungen erforderlich sind, weil das Ergebnis erheblich von einer Änderung der Annahmen beeinflusst wird. In anderen Bereichen mag sich dagegen zeigen, dass durch eine Variation der Annahmen die Ergebnisse nicht entscheidend verändert werden.

4.3 Evidenzbasierte Medizin (EBM)

Unter evidenzbasierter Medizin (evidence-based medicine, EBM) wird die Anwendung wissenschaftlicher Erkenntnisse in der klinischen Versorgung verstanden (vgl. Antes, Bassler, Forster 2003). Mit den Worten eines der herausragenden Vertreters dieser Disziplin: „Evidence-based medicine ist der gewissenhafte, ausdrückliche und vernünftige Gebrauch der gegenwärtig besten externen, wissenschaftliche Evidenz für Entscheidungen in der medizinischen Versorgung individueller Patienten. Die Praxis der EBM bedeutet die Integration individueller klinischer Expertise mit der bestmöglichen externen Evidenz aus systematischer Forschung." (Sackett 1998). Die Fähigkeit, die Evidenz in der Fachliteratur zu identifizieren, zu bewerten und auf den Einzelfall anzuwenden, ist Kern der evidenzbasierten Medizin.

Der Ansatz versteht sich als eine Überwindung der „meinungsorientierten Medizin" (opinion-based medicine), die lediglich auf den individuellen Erfahrungen eines Arztes oder von meinungsführenden Personen basiert. Neuartig an diesem Konzept ist der Versuch, wissenschaftliche Informationen so aufzuarbeiten und zu beurteilen, dass sie von den praktisch tätigen Ärzten in der individuellen klinischen Entscheidungsfindung optimal genutzt werden können. Dazu gehört auch die Einbeziehung der Wünsche und Möglichkeiten des Patienten in die diagnostischen und therapeutischen Entscheidungen.

Die Erkenntnisse evidenzbasierter Medizin können als Grundlage für Evaluationsentscheidungen in der Gesundheitsversorgung und von MCOs herangezogen werden. Dafür ist der Begriff „Evidence Based Health Care", EBHC, üblich (MuirGray 1997). In den USA erstellen HMOs und Kliniken zunehmend organisationsinterne → guidelines, die nach Evidenzkriterien gewichtet sind. Auf Evidenzen basierende Leitlinien bestehen etwa für die Geburtshilfe und die Neonatologie.

Wesentliche Merkmale evidenzbasierter Medizin sind (Bucher et al. 1996):

- Die Identifikation evidenzgestützter Information erfolgt in systematischer Weise, unter Einbeziehung medizinischer Datenbanken.
- Die Beurteilung der gefundenen Evidenz geschieht auf der Grundlage epidemiologischer Prinzipien (critical appraisal).
- Die Anwendung der wissenschaftlichen Evidenz muss auf die Umsetzbarkeit im Rahmen des gegebenen Einzelfalls überprüft werden.
- Die Adäquanz der ärztlichen Leistung bezüglich des neuesten wissenschaftlichen Wissensstands und dessen angemessene Anwendung im Einzelfall muss kontinuierlich überprüft werden.

Die evidenzbasierte Medizin lässt sich in folgende Prozessphasen unterteilen (Bucher et al. 1996):

Systematische Informationsbeschaffung

Ein systematischer Ansatz, sich über die Effektivität einer Behandlung zu informieren, ist die **Meta-Analyse**. Dabei handelt es sich um eine quantitative Methode, die die Ergebnisse einzelner Studien mit statistischen Methoden auswertet. Sie lässt sich in die folgenden Schritte zerlegen (Goodman 1996): die Spezifizierung des Problems, die Spezifizierung der Kriterien für die in die Analyse einbezogenen Studien, die Identifikation aller Studien, welche die Kriterien erfüllen, Klassifizierung der Studien und ihrer Ergebnisse nach methodologischen Merkmalen und Ergebnissen, statistische Auswertung der Studien u. a. mit Sensitivitätsanalysen sowie die Präsentation der Ergebnisse.

Obgleich die Meta-Analyse eine wertvolle Methode zur Evaluation von medizinischen Maßnahmen ist, können die Ergebnisse verfälscht sein, da die Tendenz besteht, dass negative Studien weniger oft publiziert werden als solche mit positiven Ergebnissen. Deshalb ist bei einer Meta-Analyse kritisch zu prüfen, welche Ein- und Ausschlusskriterien angewendet wurden und welche Bemühungen zur Identifikation von unpublizierten Studien unternommen wurden.

Eine gute Quelle für Meta-Analysen ist die Cochrane Collaboration, benannt nach dem britischen Arzt und Epidemiologen A. Cochrane (1909-1988). Sie ist eine weltweite Organisation von Fachleuten, die systematische und kontinuierlich aktualisierte Übersichtsarbeiten zu Diagnose und Therapie in sämtlichen Gebieten der Medizin veröffentlicht. Die Meta-Analysen der Cochrane Collaboration sind eine Quelle von Informationen, die nach Evidenzkriterien evaluiert wurden. Die Suche nach relevanten Informationen kann aber auch direkt mit einem kommerziellen Anbieter oder über das Internet erfolgen. Die wichtigsten Datenbanken sind MEDLINE, EMBASE und INSPEC (Antes 1998).

Die Beurteilung der Evidenz

Die kritische Beurteilung der Qualität einer wissenschaftlichen Publikation ist der nächste Schritt, der dem Arzt eine für seine praktische Tätigkeit relevante Antwort liefern soll.

Von verschiedenen Fachorganisationen sind Kriterien entwickelt worden, mit denen sich medizinische und epidemiologische Arbeiten, gesundheitsökonomische Studien, Meta-Analysen, guidelines und Screeninguntersuchungen beurteilen lassen. Diese Kriterien sollen es ermöglichen, Verzerrungen von Studien (biases) zu erkennen, sowie den möglichen Einfluss von Störfaktoren auf ein Studienergebnis (confounding) zu beurteilen.

Als Goldstandard für die Qualität einer medizinischen Evaluation gelten **randomisierte kontrollierte Studien** (RCT). In diesen Studien werden Patienten, die von einer Intervention profitieren könnten, nach einem Zufallsverfahren einer Interventionsgruppe und einer Kontrollgruppe zugeordnet und die Ergebnisse verglichen. Bei einer guten Randomisierung unterscheiden sich beide Gruppen nur bezüglich der Interventionsmerkmale.

Eine etwas verminderte Bedeutung haben **Fall-Kontroll-Studien**. In diesen Studien haben die für die Kontrollgruppe ausgesuchten Personen die gleichen Merkmale wie die der Interventionsgruppe mit Ausnahme des zu untersuchenden Merkmals, z. B. eine Krankheit (es wird hier von matching gesprochen). Fallkontrollstudien finden Anwendung bei der Suche nach den Ursachen von Erkrankungen oder um Nebenwirkungen herauszufinden. In der Regel handelt es sich um retrospektive Studien.

Ein anderer Studientyp sind **Kohortenstudien**, in denen eine Personengruppe über einen längeren Zeitraum beobachtet wird und Abweichungen registriert werden. Kohortenstudien, die meistens prospektiv sind, werden immer dann herangezogen, wenn aus ethischen oder praktischen Gründen keine RCTs durchgeführt werden können.

Für eine erste Beurteilung der Studien ist eine Systematisierung nach **Evidenzgraden** hilfreich, bei der randomisierte kontrollierte Studien als Referenzmethoden dienen (Abb. 4-3).

Abbildung 4-3: *Evidenzgrade zur Bewertung von Studien (MuirGray 1997)*

Evidenzgrad	Art der Evidenz
Ia	Evidenz aufgrund von Metaanalysen von RCT
Ib	Evidenz aufgrund mindestens einer RCT
IIa	Evidenz aufgrund mindestens einer gut angelegten, kontrollierten Studie ohne Randomisierung
IIb	Evidenz aufgrund mindestens einer anderen Art von gut angelegter, quasi-experimentelle Studie
III	Evidenz aufgrund mindestens einer gut angelegten, nicht-experimentellen, deskriptiven Studie, wie Vergleichsstudien, Korrelationsstudien und Fall-Kontroll-Studien
IV	Evidenz aufgrund von Berichten der Experten-Ausschüsse oder Expertenmeinungen und/oder klinischer Erfahrungen anerkannter Autoren

Die Anwendung der gefundenen Evidenz im Einzelfall

In diesem letzten Schritt ist zu prüfen, inwieweit die Studienergebnisse auf die konkrete klinische Situation oder Patientengruppe übertragbar sind (externe Validität). Dazu sind die Patientenmerkmale der Studienprobanden mit denjenigen der eigenen Patienten zu vergleichen. Die daraus gewonnenen Erfahrungen können dann in die → guidelines eines Krankenhauses oder einer Arztpraxis einfließen.

4.4 Outcomes-Forschung

Unter den Evaluationsverfahren ist die Outcomes-Forschung (outcomes research) jenes Verfahren, das an der effectiveness von Gesundheitstechnologien, also ihrer Wirksamkeit unter Alltagsbedingungen, interessiert ist.[47] Es werden die Beziehungen zwischen den Strukturen bzw. Prozessen der Gesundheitsversorgung und ihren Ergebnissen untersucht. Ein weiteres wesentliches Merkmal ist die patientenzentrierte Perspektive dieses Ansatzes. Den Präferenzen der Patienten soll bei medizinischen Entscheidungen ein größeres Gewicht gegeben werden.

Relevant sind die Ergebnisse der Outcomes-Forschung für die Gestaltung des → Qualitätsmanagements und des → disease managements sowie für die Konzipierung → erfolgsorientierter Vergütungsverfahren.

Ausgangspunkt für die Outcomes-Forschung ist die zu beobachtende recht große Variationsbreite in der Versorgung mit Gesundheitsleistungen, die offenbar weniger mit der Patientenstruktur zu tun hat, sondern durch die jeweiligen institutionellen Strukturen bedingt zu sein scheint (Anderson, Mooney 1990). Die Outcomes-Forschung beruht ferner auf der Erfahrung, dass Einschränkungen der Kapazität und der Inanspruchnahme von Gesundheitseinrichtungen offenbar kaum einen nachteiligen Effekt auf den Gesundheitsstatus eines Patienten und noch weniger auf die Gesundheit und Lebensqualität der Bevölkerung haben (Anderson, Mooney 1990).

Definieren lässt sich Outcomes-Forschung als ein Forschungsansatz, der versucht, die Struktur oder den Prozess der Gesundheitsversorgung mit ihrem Ergebnis auf der Gemeindeebene, der institutionellen Ebene oder der Ebene des Patienten zu verknüpfen. Für MCOs sind insbesondere die Beziehungen auf der institutionellen Ebene (Arztpraxis, Krankenhaus, interne Verwaltung etc.) relevant. Die Unterscheidung in Strukturen, Prozesse und Ergebnisse geht auf die Qualitätstheorie von Donabedian zurück, der die theoretischen Grundlagen der Oucomes-Forschung entwickelt hat (Donabedian 1966). Das Qualitätsmodell von Donabedian beruht auf der zentralen Hypothese, dass zwischen der Strukturqualität einer Organisation, der Qualität der darin ablaufenden Prozesse und der Qualität der Ergebnisse eine kausale Beziehung besteht (Abb. 4-4).

Der Begriff „Struktur" bezieht sich auf die administrative, organisatorische und physische Ausstattung der Einrichtungen im Gesundheitssystem wie Betten- und Gerätezahl, Personalbestand, die Qualifikation des Personals und das technische Niveau der Geräte sowie die Aufbau- und Ablauforganisation. Die Annahme, die bei der Verwendung von Strukturindikatoren zugrunde liegt, ist, dass Anbieter, die bestimmte strukturelle Standards erfüllen, auch ein besseres Versorgungsergebnis produzieren. Dabei ist jedoch zu beachten, dass es sich hier nicht um eine strenge kausale Beziehung han-

---

[47] Daher wird dieser Evaluationsansatz auch als effectiveness research oder Effektivitätsforschung bezeichnet (Bitzer 1998)

delt, da die Prozesse auch von Faktoren abhängig sind, die nur schwer definierbar und messbar sind wie die Organisationskultur, Erfahrungen und nicht zuletzt Zufallseinflüsse.

Abbildung 4-4: *Qualitätsmodell von Donebedian*

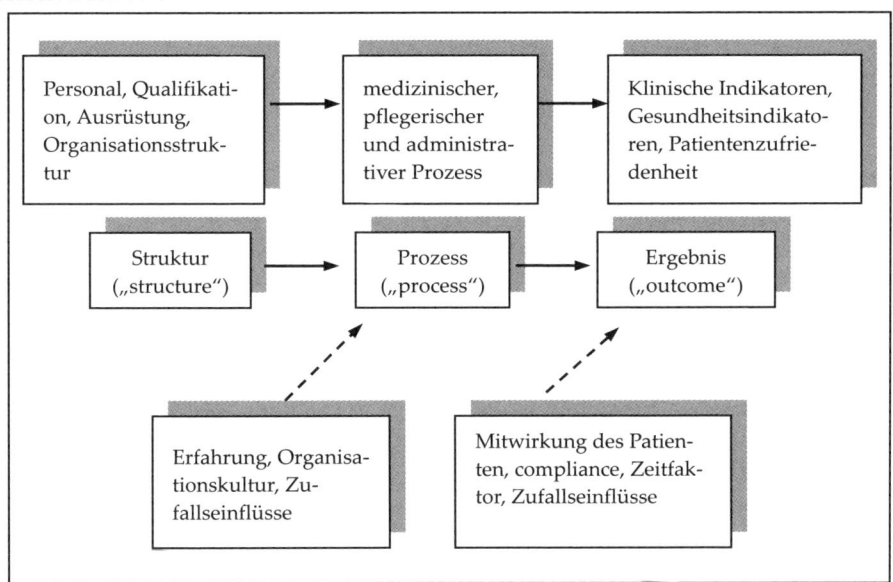

Der „Prozess" umfasst die Qualität der Behandlungs- und Verwaltungsprozesse, gemessen an Indikatoren wie die durchschnittliche Verweildauer, die Zahl der Überweisungen oder die Existenz von Leitlinien. Von der Einhaltung bestimmter Prozessstandards wird ein besseres Ergebnis erwartet.

Das „Ergebnis" (outcome) bezieht sich auf die Änderung des Gesundheitsstatus und die Zufriedenheit der Patienten. Gemessen wird das Ergebnis durch klinische Indikatoren und Indikatoren der Mortalität, durch gesundheitsbezogene Indikatoren der Lebensqualität oder durch die Patientenzufriedenheit. Die Patientenzufriedenheit ist eine wichtige Ergebnisdimension in der Outcomes-Forschung. Sie beeinflusst die Rate der compliance des Patienten und sie korreliert mit den klinischen und gesundheitsbezogenen Indikatoren.

Auch das Ergebnis der Prozesse ist von Faktoren abhängig wie z. B. den Eigenaktivitäten des Patienten als Koproduzent von Gesundheit und seine Befolgung der ärztlichen

Anordnungen, die eine kausale Zuordnung zu den Prozessen innerhalb der Gesundheitseinrichtung erschweren.

Die Vorgehensweise der Outcomes-Forschung lässt sich in folgender Weise strukturieren:

- Identifikation und Selektion der Struktur-, Prozess- und Ergebnisindikatoren,
- Auswertung und Aggregation der Daten,
- Beschreibung der Varianzen in den Ergebnissen und Identifizierung der Probleme,
- Analyse und Erklärung der Varianzen und
- Verbreitung der Ergebnisse (u. a. durch guidelines).

Die Probleme der Outcomes-Forschung liegen einmal, wie bei jedem Evaluationsverfahren, in der Messung der outcomes, weil die Ergebnisse mehrere Dimensionen des Gesundheitsstatus betreffen und die Ergebnisse eher qualitativer denn quantitativer Natur sind. Zum anderen bildet die Zurechenbarkeit der Ergebnisse zu den Strukturen und Prozessen ein Problem, weil der Gesundungsprozess von vielen Faktoren abhängt, die von den Ärzten, Pflegepersonal etc. nur bedingt beeinflusst werden können, eine eindeutige Zuordnung zu bestimmten Behandlungsmethoden nicht immer möglich ist und Unterformen einer Krankheit unterschiedliche Ergebnisse aufweisen. Daneben ist der Zeitfaktor von Bedeutung. Wann soll z. B. das Ergebnis einer Hüftgelenksimplantation gemessen werden, nach einigen Wochen oder in einigen Jahren? Im Einzelfall ist es auch schwierig zwischen Prozesseigenschaften und Ergebniseigenschaften zu unterscheiden.

Probleme bei der Messung und Zuordnung von outcomes

- Die outcomes sind mehrdimensional.
- Die meisten outcomes sind qualitativer Natur.
- Die outcomes können nicht eindeutig einer Behandlung zugeordnet werden.
- Die Unterformen einer Krankheit haben unterschiedliche outcomes.
- Die outcomes sind von dem betrachteten Zeitraum abhängig.

4.5 Health Technology Assessment (HTA)

Das health technology assessment (HTA) kann definiert werden als systematischer Prozess, durch den die direkten und indirekten Konsequenzen einer Gesundheitstechnologie bewertet werden (vgl. Gerhardus, Dintsios, 2002). Das HTA evaluiert nicht nur die Effektivität und die Kosten, sondern auch die gesellschaftlichen, ethischen und rechtlichen Auswirkungen einer Technologie. Dabei kann es sich um neue oder bereits auf dem Markt befindliche Technologien handeln. Die direkten Konsequenzen sind solche Effekte, die die Technologie bewirken soll, die indirekten oder sekundären Konsequenzen sind die unbeabsichtigten Auswirkungen ökonomischer, gesellschaftlicher oder rechtlicher Art. Gegenstand der Bewertung können medizinische Technologien wie auch die übrigen Technologien der Gesundheitsversorgung sein. Im Vordergrund steht in der Praxis allerdings die Bewertung von Medizintechnologien.

Die Definition macht deutlich, dass das HTA ein Evaluationsansatz ist, der die übrigen Verfahren, nämlich die Kosten-Effektivitäts-Analyse zur Beurteilung der Kosten-Effektivität, die evidenzbasierte Medizin zur Beurteilung der efficacy und die Outcomes-Forschung zur Beurteilung der effectiveness einschließt. Er ist folglich der umfassendere Ansatz.

Das HTA erschöpft sich nicht in der Durchführung von Evaluationsstudien, sondern ist als ein Managementprozess zu verstehen, der mehrere Stufen umfasst (Goodman 1996):

- Die Auswahl einer Technologie für eine Studie, wobei die Größe der Krankheitslast, die zu erwartenden Verbesserungsmöglichkeiten und die Präferenzen der Gesellschaft eine Rolle spielen (Bedarfsanalyse).
- Die Prüfung der Sicherheit und Wirksamkeit der Technologie unter idealen und unter realen Bedingungen, ihrer Kosten-Effektivität und ihrer ethischen, gesellschaftlichen und rechtlichen Auswirkungen auf Basis von Primärstudien unterschiedlicher Disziplinen.
- Die Synthese dieser Informationen und ihre Zusammenführung mit vorhandenen Informationen.
- Die Weitergabe dieser Informationen, Urteile und Empfehlungen an die Entscheidungsträger im Gesundheitssystem.

Die HTA kann Entscheidungen verschiedenster Art unterstützen, die wie folgt kategorisiert werden können (Goodman 1996):

- Die technologieorientierte Bewertung:

  Sie ist auf die Bewertung einer einzelnen Technologie mit allen ihren Konsequenzen ausgerichtet, wenn etwa ein Pharmaunternehmen oder ein Gerätehersteller die Zulassung eines neuen Medikaments oder eines neuen Geräts beantragt.

- Die problemorientierte Bewertung:

Hier geht es darum zu entscheiden, wie ein bestimmtes Problem am besten gelöst werden kann, für dessen Lösung alternative Technologien zur Verfügung stehen. Etwa die Diagnose von Dementia durch eine Computertomographie, eine Kernspinntomographie oder eine Positonenemissionstomographie.

- Die projektorientierte Bewertung:

  Sie konzentriert sich auf die Einführung einer bestimmten Technologie innerhalb einer Organisation. So z. B. wenn ein Krankenhaus entscheiden muss, ob ein bestimmtes Großgerät angeschafft werden soll oder eine neue Versorgungseinheit (z. B. eine stroke unit) eingerichtet werden soll.

Die Organisationen, die HTAs durchführen, sind typischerweise staatliche oder halbstaatliche Behörden, die auf ihrer Grundlage Empfehlungen zur Einführung von Gesundheitstechnologien geben (Bitzer et al. 1998). MCOs können aufgrund dieser Empfehlungen entscheiden, welche Technologien, die das Experimentierstadium verlassen haben und zugelassen sind, in ihren Leistungskatalog aufgenommen werden, bzw. welche bereits eingeführten Technologien, die sich als ineffektiv erwiesen haben, aus dem Katalog herausgenommen werden. Für MCOs kann das HTA darüber hinaus die Informationsbasis für die Festlegung von → guidelines und → Positivlisten sein.

In einer Befragung haben Luce und Brown (1995) die Anwendung des HTAs in HMOs untersucht. Sie ergab, dass das HTA für Entscheidungen über den Leistungskatalog und den Einkauf teurer Gesundheitstechnologien herangezogen wird. Diese Aufgabe wird in HMOs von multidisziplinären assessment committees wahrgenommen. Aufgreifkriterien für die Technologiebewertung sind einmal die Kosten einer Technologie, sofern sie bestimmte Grenzwerte übersteigen (gewöhnlich 100.000 $ bis 250.000 $). Ferner werden solche Technologien bewertet, deren Effektivität umstritten ist. Informationsgrundlage für den Bewertungsprozess sind Fachzeitschriften, Herstellerinformationen, Expertenmeinungen und Informationen seitens der Berufsverbände.

Die Bewertungen konzentrieren sich allerdings auf die unmittelbaren Anschaffungs- und Betriebskosten der Technologie. Die Auswirkungen auf die ökonomischen und gesundheitlichen Konsequenzen als Folge veränderter Versorgungsprozesse werden, mit Ausnahme von Medikamenten, nur selten geprüft. Als Probleme des HTAs wurde von den Befragten angegeben, dass die Informationen zu spät zur Verfügung stünden und oft die gesellschaftliche Perspektive zugrunde gelegt wird.

Kritisch lässt sich zum bisherigen Stand des HTAs generell festhalten, dass bisher vor allem Technologien bewertet werden, die der High-Tech-Medizin entstammen, welche insgesamt aber nur eine relativ geringe Bedeutung für die Versorgung haben (Bitzer 1998). Ferner werden die zukünftigen Anwender einer neuen Technologie (Ärzte, MCOs) bislang zu wenig in den Bewertungsprozess eingebunden. Und die Bewertungskriterien, die von den verschiedenen Organisationen zugrunde gelegt werden, sind noch zu unterschiedlich. Hier bedarf es weiterer Anstrengungen, diese zu standardisieren (Szczepura, Kankaanpää 1996).

Literatur

ANDERSON, T.F. MOONEY, G. (HRSG.) (1990), The Challenges of Medical Practice Variations, Houndsmith.

ANTES, G. (1998), EBM praktizieren, in: PERLETH, M. ANTES, G. (HRSG), Evidenz-basierte Medizin, München, S. 19-26.

ANTES, G. BASSLER, D. FORSTER, J. (2003), Evidenz-basierte Medizin, Stuttgart

BITZER, E. (1998), Health Technology Assessment, in: BITZER, E. ET AL. (HRSG.), Bestandsaufnahme, Bewertung und Vorbereitung der Implementation einer Datensammlung „Evaluation medizinischer Verfahren und Technologien" in der Bundesrepublik, Baden-Baden, S. 1-10.

BUCHER, H.C. ET AL. (1996), Evidence Based Medicine: Ein Ansatz zu einer rationaleren Medizin, in: Schweizer Ärztezeitung, 77, S. 1660-67.

DONABEDIAN, A. (1966), Evaluating the Quality of Care, in: Milbank Memory Fund Quarterly, Pt 2, 166-203.

DRUMMOND, M.F. ET AL. (1997), Methods for the Economic Evaluation of Health Care Programmes, Oxford

GEHARDUS, A. DINTSIOS, C.M. (2002), Der Einfluss von HTA-Berichten auf die gesundheitspolitische Entscheidungsfindung. Eine systematische Übersichtsarbeit, Hannover

GOLD, M.R. ET AL. (1996), Cost-Effectiveness in Health and Medicine, New York, Oxford

GOODMAN, C. (1996), A Basic Methodological Toolkit, in: SZCZEPURA, A., KANKAANPÄÄ, J., Assessment of Health Care Technologies. Case Studies, Key Concepts and Strategic Issues, Chichister et al., S. 29-65.

LUCE, B. BROWN, R.E. (1995), The Use of Technology Assessment by Hospitals, Health Maintenance Organizations, and Third Party Payers in the United States, in: International Journal of Technology Assessment in Health Care, 11, S. 79-92.

MUIR GRAY, J.A. (1997), Evidence-based Health Care, New York.

SACKETT, D.L. (1998), Was ist Evidenz-basierte Medizin, in: PERLETH, M. ANTES, G. HRSG), Evidenz-basierte Medizin, München, S. 9-18.

SCHÖFFSKI, O. ET AL. (Hrsg.) (2001), Gesundheitsökonomische Evaluation, Berlin.

SCHUMACHER, H. (1995), Ökonomische Evaluationsverfahren im Gesundheitssystem, in: BUDÄUS, D. (HRSG.), Public Management, Diskussionsbeiträge, Nr. 23, Hamburg.

SLOAN, F.A. CONOVER, CH.J. (1996), The use of cost-effectiveness/cost-benefit analysis in actual decision making: current status and prospects, in: SLOAN, F.A. (HRSG.), Valuing Health Care, New York, Melbourne.

SZCZEPURA, A. KANKAANPÄÄ, J. (1996), Assessment of Health Care Technologies. Case Studies, Key Concepts and Strategic Issues

TURNER-BOWKER, D.M. BARTLEY, P.J. WARE, J.E. (2002), SF-36® Health Survey & "SF" Bibliography, third edition, Lincoln

Teil IV

Bewertung von

Managed Care

1 Vorbemerkungen

„After a turbulent decade of trial and error, that experiment can be characterized as an economic success but a political failure", konstatiert Robinson (2001, S. 2622) für die USA treffend. Insbesondere stellt sich die Frage, ob MCOs Managed Care oder Managed Costs betrieben haben. Kritiker heben hervor, dass letzteres häufiger der Fall gewesen ist und den Präferenzen und Erwartungen sowohl der Versicherten, als auch der Leistungserbringer zuwenig Beachtung geschenkt wurde. Dies hat dazu geführt, dass Managed Care theoretisch als sinnvoll angesehen wird, aber erhebliche Probleme bei der Umsetzung bestehen. Verstärkt wird dies dadurch, dass den wenigsten überhaupt klar ist, welche Instrumente und Organisationsformen zu Managed Care gehören und häufig vollständig akzeptierte Ansätze wie beispielsweise das Arbeiten nach guidelines oder disease management nicht mit Managed Care in Verbindung gebracht werden. Generell verbinden sich aber mit dem Konzept des Managed Cares unterschiedliche Ziele und Erwartungen.

Die Erhöhung der Wirtschaftlichkeit der gesundheitlichen Versorgung durch eine Senkung der Kosten ist zweifellos das wichtigste Ziel, das mit Managed Care verfolgt wird. Angestrebt werden die Reduktion überflüssiger Leistungen, die Vermeidung von Leerläufen im Behandlungsprozess und die Senkung der Preise für eingekaufte Leistungen.

In zweiter Linie richten sich die Erwartungen auf eine Verbesserung der Qualität der Versorgung. Durch eine Standardisierung und Ergebnisorientierung des Versorgungsprozesses und eine Integration der Behandlungsschritte sollen die Prozess- und Ergebnisqualität verbessert werden.

Nicht zu den erklärten Zielen des Managed Cares gehört das sozialpolitische Ziel einer gerechten Versorgung der Bevölkerung mit Gesundheitsleistungen, d. h. eine Versorgung unabhängig von Einkommen, Vermögen, Bildung oder Wohnort einer Person (Buchanan 1998). Dieses Ziel kann auch nach unserer Auffassung letztlich nur durch staatliche Interventionen, etwa durch eine allgemeine Versicherungspflicht, realisiert werden. Es besteht jedoch die Gefahr, dass durch die Instrumente des Managed Care, in einem System ohne einen allgemeinen Versicherungsschutz, die Verteilung von Gesundheitsleistungen und der Zugang zu den Gesundheitseinrichtungen sich verschlechtern. Da zudem das Ziel einer gerechten Versorgung der Bevölkerung mit Gesundheitsleistungen in den gesundheitspolitischen Zielsystemen, etwa der Bundesrepublik, einen hohen Stellenwert einnimmt, soll in die folgende Beurteilung auch dieses Ziel einbezogen werden.

Managed Care kann seine Funktionsfähigkeit (performance) nur voll entfalten, wenn es von den Patienten/Versicherten und den Ärzten akzeptiert wird. Daher ist neben den genannten Beurteilungskriterien auch zu fragen, inwieweit Managed Care von Patienten/Versicherten und Ärzten akzeptiert wird und wie sich das Verhältnis zwischen Arzt und Patient verändert (Meyer, Denz 2000).

Im Folgenden soll an Hand dieser Kriterien der Managed Care-Ansatz beurteilt werden, indem die diesem Konzept zugeschriebenen Vor- und Nachteile mit den Ergebnissen empirischer Untersuchungen konfrontiert werden. Aber es muss bereits hier deutlich hervorgehoben werden, dass es nahezu unmöglich ist, eine fundierte und umfassende Beurteilung zu machen (Dudley, Luft 2001, S. 1089). Im Wesentlichen ist dies darin begründet, dass keine, wie in der Medizin üblich, wirklichen Kontrollgruppen gebildet werden können. Dies liegt nicht nur daran, dass es faktisch kaum möglich ist solche Kontrollgruppen zu bilden – in der Schweiz wurden zwar in dieser Richtung erhebliche Anstrengungen unternommen –, sondern gleichermaßen in der Relevanz weiterer, nicht zu bestimmender und qualifizierender Einflussgrößen. Hierzu gehören die Wettbewerbsintensität in den lokalen Gesundheitsmärkten und die Wechselwirkung zwischen unterschiedlichen Instrumenten. Somit bleibt nicht nur ein erheblicher Forschungsbedarf, sondern strategischer Spielraum, der durch unternehmerische Entscheidungen und Handlungen gefüllt werden muss.

2 Die Kosteneffekte von Managed Care

Der Einfluss von Managed Care auf die Kosten der Versorgung ist nicht einfach zu messen. Nur wenige Untersuchungen vergleichen die gesamten Kosten der MCOs mit denen der traditionellen fee for service-Versicherung. Untersucht werden häufig nur Teilaspekte, da ansonsten die Komplexität nicht mehr zu bewältigen wäre. So werden die Ausgaben für Krankenhausleistungen, die Inanspruchnahme der Leistungsersteller oder der Einfluss auf die Preise der Gesundheitsleistungen betrachtet. Auch ist es schwierig, die durch eine höhere Wirtschaftlichkeit und günstigere Einkaufspreise bedingten Kostensenkungen von Managed Care von den Selektionseffekten abzugrenzen. Zumindest ein Teil der Kostenvorteile von MCOs scheint auf die günstigeren Risiken in der Versichertenstruktur der HMOs zurückzugehen (Kühn 1997). Generell muss konstatiert werden, dass es nach wie vor an guten Studien mangelt (vgl. Sullivan 2000, S. 139) und fairerweise wohl auch davon ausgegangen werden muss, dass es die auch in naher Zukunft nicht geben wird.

Die empirischen Untersuchungen, die die Ausgabenunterschiede zwischen Managed Care und der traditionellen Versicherung analysieren, basieren vorwiegend auf Marktstudien, in denen Märkte mit unterschiedlichen Marktanteilen von MCOs verglichen werden. Sie zeigen, dass der Zuwachs der Ausgaben für Gesundheitsleistungen mit dem Marktanteil der MCOs, ihrer „Marktdurchdringung", negativ korreliert. Je größer der Marktanteil der MCOs, desto geringer ist das Ausgabenwachstum. Dieser kostendämpfende Effekt wird in den meisten Studien für die Krankenhausausgaben nachgewiesen (Chernew 1998). Der Effekt lässt sich aber auch bei anderen Ausgaben beobachten. In einer Studie von Melnick und Zwanziger (1995) wurden die Ausgaben für Ärzte, für Arzneimittel und für Krankenhäuser in Kalifornien, einem Staat mit einem hohen Marktanteil von MCOs, verglichen mit dem Bundesdurchschnitt und einigen Bundesstaaten mit einer geringen Durchdringung von MCOs, aber einer hohen Regulierungsdichte. Die Studie ergab, dass das geringere Ausgabenwachstum für Krankenhausleistungen in Kalifornien von einem verminderten Wachstum der Ausgaben für Ärzte und Medikamente begleitet war (Melnick, Zwanziger 1995).

In einer anders angelegten Studie wurden die Ausgabenzuwächse in HMOs mit denen des fee for service-Systems verglichen (Ginsburg, Pickreign 1996). Dabei zeigte sich, dass zwischen beiden Systemen keine Unterschiede zu beobachten waren. Jedoch reduzierte sich mit wachsender Marktdurchdringung von HMOs die Zuwachsrate der Ausgaben für beide Systeme. Zum gleichen Ergebnis kam eine Studie von Baker (1997). Untersucht wurde der Einfluss eines wachsenden Marktanteils von HMOs auf die Ausgaben von Medicare-Patienten, die nach dem fee for service-System versorgt werden. Dabei ergab sich, dass bei einer Erhöhung des Marktanteils von 20 auf 30%

die Ausgaben für diese Gruppe um durchschnittlich 5% sanken. In einer neueren Studie mit aktuelleren Daten bestätigte sich dieser Effekt (Baker 1999).

Diese Ergebnisse stützen die Vermutung, dass der zunehmende Marktanteil von MCOs die Kostenentwicklung auch im übrigen Versicherungssektor zu dämpfen vermag. Ursächlich dafür könnten der damit verbundene erhöhte Wettbewerb um die Leistungsnachfrager sowie Änderungen in den Versorgungs- und Angebotsstrukturen auf diesen Märkten sein (Baker 1997).

Weitere empirische Untersuchungen haben sich mit der Inanspruchnahme von Gesundheitsleistungen in MCOs beschäftigt. Generell ist zu sagen, dass sich für MCOs eine geringere Inanspruchnahme beobachten lässt (Miller, Luft 1994; Robinson, Steiner 1998). Allerdings variiert die Stärke der Beziehung mit den jeweils zugrunde gelegten Indikatoren. Eine enge Beziehung ergab sich mit Bezug auf die Verringerung der Zahl der Krankenhauseinweisungen und der Zahl der veranlassten Untersuchungen und Behandlungen. Weiter zeigte sich eine Verringerung der durchschnittlichen Verweildauer, wenn auch nicht ganz so klar. Nicht eindeutig ist hingegen der Einfluss auf die Anzahl der Arztbesuche und die Zahl der Medikamentenverordnungen. Die Zahl der Studien, die hier eine Verringerung in MCOs nachweisen, hält sich mit der Zahl der Studien, die höhere Werte ausweisen, die Waage.

Auch bezüglich der Inanspruchnahme von Gesundheitsleistungen zeigt sich die Tendenz, dass in Gebieten mit einer hohen Marktdurchdringung von Managed Care die Inanspruchnahme im fee for service-System ebenfalls geringer ist als in Gebieten mit einem geringen Marktanteil von Managed Care (Dudley et al. 1998).

3 Die Qualitätseffekte von Managed Care

Managed Care mit schlechter Qualität in Verbindung zu bringen gehört teilweise zum guten Ton. Insbesondere wird die Frage aufgeworfen, wie MCOs möglicherweise in Extremsituationen agieren, wenn ein Patient schwerstkrank ist. Weniger wird betrachtet, wie sie sich über die große Menge von normalen Fällen verhalten (Reschowsky, Hargraves, Smith 2002, 354). Dies dokumentiert nochmals das erhebliche Problem von MCOs Vertrauen aufzubauen, respektive generell auch die Bedeutung von Vertrauen in der Gesundheitsversorgung.

In einer umfassenden Literaturanalyse empirischer Untersuchungen zur Qualität der Versorgung in MCOs haben Robinson und Steiner (1998) insbesondere die Auswirkungen auf die Ergebnis- und Prozessqualität ausgewertet.

In diesen insgesamt 25 Studien der Jahre 1980-1996 wurde die Qualität einmal durch Ergebnisindikatoren erfasst. Diese umfassten die Mortalität oder Überlebensrate, klinische Ergebnisindikatoren (z. B. Blutdruckwerte) und Indikatoren der gesundheitsbezogenen Lebensqualität (→ Evaluationsverfahren). Dabei zeigte sich folgendes Ergebnis. In 5% der Fälle (vier Beobachtungen) waren die Ergebnisse des fee for service-Systems besser als für die Managed Care-Versicherten, in 11% der Fälle (9 Beobachtungen) waren die Ergebnisse für die Managed Care-Versicherten besser, und in den verbleibenden 84% der Beobachtungen (67 von 80) gab es keine signifikanten Unterschiede zwischen beiden Systemen.

Bezogen auf die Mortalität zeigten alle Beobachtungen mit einer Ausnahme keine Unterschiede, unabhängig von der betrachteten Zeitperiode. In dem Ausnahmefall handelte es sich um die Überlebensrate von Krebspatienten, die bei den Patienten einer IPA-HMO höher war als bei den Patienten des fee for service-Systems der gleichen Klinik.

Bei den klinischen Indikatoren wiesen 22 von 29 Beobachtungen keine Unterschiede auf. Fünf von den sieben Abweichungen bezogen sich auf die Krebsversorgung von Medicare-Patienten. Hier ergaben sich für die MCOs bessere Ergebnisse in der Früherkennung solcher Krebsarten, bei denen durch eine Vorsorge und Früherkennung gute Ergebnisse erzielt werden. In einer anderen Studie zeigte sich, dass bei der Kontrolle des Bluthochdrucks Managed Care-Patienten zwei Jahre nach der Anfangsdiagnose bessere Ergebnisse aufwiesen als Patienten im traditionellen Versicherungssystem.

Was schließlich die Indikatoren der Lebensqualität betrifft, fanden 34 der 39 Beobachtungen keine signifikanten Unterschiede zwischen den Managed Care-Versicherten und den Versicherten des fee for service-Systems. Nur zwei Beobachtungen in einer Studie lassen geringfügig schlechtere Ergebnisse bei Managed Care-Patienten vermuten.

Robinson und Steiner (1998) haben ferner Studien ausgewertet, die die Qualität der Versorgung mit Prozessindikatoren messen. Hier ergab sich, dass in 22% der Beobachtungen Patienten im fee for service-System eine bessere Qualität erhielten. In 36% der Beobachtungen erhielten Managed Care-Patienten eine bessere Versorgung und in den übrigen 42% gab es keine signifikanten Unterschiede in der Prozessqualität. Letzteres war vor allem dann der Fall, wenn lose Organisationsformen von MCOs, wie IPA-HMOs, mit der traditionellen Versicherung verglichen wurden. Dagegen war die Prozessqualität in den stärker integrierten MCOs, wie den staff-HMOs, höher als in der traditionellen Versicherung.

Die höhere Prozessqualität der MCOs ergab sich vor allem durch eine umfassendere Dokumentation der Krankengeschichte und der Risikofaktoren bei chronisch Kranken, durch eine effektivere Kontrolle der compliance der Patienten und der Einhaltung von Standards durch die Ärzte (Robinson, Steiner 1998).

Bezüglich der Zufriedenheit der Versicherten als Qualitätsindikator ergaben die Auswertungen von Robinson und Steiner, dass die Zufriedenheit der Managed Care-Versicherten, gemessen durch Prozessindikatoren, wie Behandlungsstil, Kommunikation oder Wartezeiten, durchgehend geringer war als die der fee for service-Versicherten. Von 37 Beobachtungen fielen nur 16% zu Gunsten von MCOs, 32 % fanden keine Unterschiede und 51% wiesen ein höheres Zufriedenheitsniveau bei den Versicherten der traditionellen Versicherung auf. Vorteile sahen die Managed Care-Versicherten lediglich bei den Kosten ihrer Versicherung. Dagegen bestanden Vorbehalte insbesondere gegenüber der fachlichen und kommunikativen Kompetenz der Ärzte (Robinson, Steiner 1998).

Diese Ergebnisse werden in einer Literaturanalyse von Dudley et al. bestätigt, die Studien einbezogen haben, die Robinson und Steiner noch nicht berücksichtigt hatten (Dudley et al. 1998).

Bereits eine frühere Literaturanalyse von Miller und Luft (1994) hatte ergeben, dass Managed Care die Qualität der Gesundheitsversorgung nicht verschlechtert. In einer aktualisierten Studie von 1997, die die empirischen Untersuchungen ausgewertet hat, die nach 1994 durchgeführt wurden, waren die Ergebnisse bezüglich der Qualität allerdings weniger eindeutig (Miller, Luft 1997). Die Zahl der Fälle, in denen HMOs besser abschnitten als die klassischen Versicherungen waren genauso hoch wie die Fälle, in denen sie schlechter abschnitten. Dabei zeigte sich, dass insbesondere in der Behandlung von Patienten mit chronischen Erkrankungen die HMOs schlechtere Ergebnisse lieferten. Die Verfasser räumen allerdings ein, dass nach den verschiedenen Typen von HMOs differenziert werden muss. Die tendenzielle Verschlechterung der Qualität der HMOs gegenüber den Ergebnissen der ersten Studie sei möglicherweise auf die zunehmende Bedeutung gewinnorientierter IPA-HMOs und PPOs zurück-zuführen.

Demgegenüber zeigte sich in einer anderen Studie, dass insgesamt gesehen die Ergeb-nisqualität von chronisch Kranken in HMOs und fee for service-Versicherungen gleich waren (Ware et al. 1996). Allerdings wies die Gruppe der chronisch Kranken, die 65 Jahre und älter waren und ein geringes Einkommen hatten, über einen Vierjahreszeit-raum eine signifikant größere Verschlechterung ihres Gesundheitsstatus auf als der Durchschnitt. Diese Tendenz ist bei den HMO-Versicherten ausgeprägter als bei den fee for service-Versicherten.

Eine weitere Studie zur Qualität von MCOs wurde 1997 vom National Committee for Quality Assurance (1997) veröffentlicht. Sie basierte auf Daten zur Mitgliederzufrie-denheit, der Zertifizierung und anderen Prozessindikatoren. Das wesentliche Ergebnis lautet, dass sich die MCOs, bezogen auf die präventive Versorgung, die Akutversor-gung, die Versorgung chronisch Kranker und die Mitgliederzufriedenheit, sehr stark innerhalb einer Region und zwischen den Regionen unterscheiden. Gemessen an aus-gewählten Performanceindikatoren schnitten die MCOs gleich gut oder besser ab als die traditionellen Versicherungen, auch wenn diese Vergleiche nach Meinung der NCQA keinen Schluss auf die gesamte Qualität von MCOs erlauben.

Demgegenüber gibt es allerdings eine Korrelation zwischen dem finanziellen Erfolg einer HMO und ihrer Qualitätsbewertung im Rahmen des Hedis-Qualitätsrankings (Born, Simon 2001). Entgegen der vielleicht auf den ersten Blick plausiblen Erwartung, dass wirtschaftlicher Erfolg durch geringe Qualität erreicht wird, sind die empirischen Ergebnisse genau umgekehrt. Je erfolgreicher eine MCO ist, desto höher ist auch ihr Score im Ranking. Keinen Einfluss auf die Qualität hat aber, ob es sich um ein for-profit- oder non-profit-System handelt, wohingegen aber Wettbewerb – und hier wer-den die Standardargumente von Vertretern marktwirtschaftlicher Ansätze bestätigt – sich positiv auf das Qualitätsranking auswirkt. Je mehr Wettbewerb in einem Markt existiert, desto höher ist die durchschnittliche Qualität (Born, Simon 2001). Aus diesen Ausführungen wird nochmals ersichtlich, warum es so schwierig ist, gesamte Organi-sationsmodelle, die in unterschiedlichen Märkten agieren, zu evaluieren.

4 Die Verteilungseffekte von Managed Care

Eine wesentliche Kritik an Managed Care beruht auf dem Argument, dass die gesundheitliche Versorgung bestimmter Bevölkerungsgruppen verschlechtert wird. Auch diese Frage ist von Robinson, Steiner (1998) in ihrer Auswertung empirischer Untersuchungen zu beantworten versucht worden. Untersucht wurde dabei die Versorgung von Kindern, von Frauen mit geringem Einkommen und von älteren Menschen.

Im Ergebnis zeigen die Studien, dass die Versorgung von Kindern durch MCOs gleich gut oder besser war als in fee for service-Versicherungen. Lediglich in einer Studie ergab sich, dass Kinder aus Familien mit geringem Einkommen in MCOs eine kleinere Wahrscheinlichkeit hatten, einen Arzt zu sehen als im traditionellen System. Die Qualität der Präventionsleistungen von Frauen mit niedrigem Einkommen war insgesamt in beiden Systemen gleich. Allerdings war die pränatale Versorgung im Managed Care-System schlechter, während die Ergebnisqualität der Geburten sich nicht unterschied. Aus den Studien ließen sich dagegen keine eindeutigen Ergebnisse bezüglich der Qualität der Versorgung von älteren Menschen ziehen.

Tendenziell zeigt sich aber, dass die Bereitschaft der in Managed Care eingebundenen Ärzte, mittellose Patienten zu behandeln, geringer ist als bei den Ärzten im herkömmlichen Versicherungssystem, die traditionell diese soziale Aufgabe übernommen haben. In Gebieten mit einem großem Marktanteil von MCOs nimmt diese Bereitschaft auch bei den Ärzten ab, die nicht in einem Managed Care-System arbeiten (Cunningham et al. 1999). Diese Entwicklung wird dadurch verstärkt, dass Primärärzte, die unter ihren Patienten einen höheren Anteil von Nichtversicherten haben, beim selektiven Kontrahieren diskriminiert werden (→ selektives Kontrahieren).

Eine vergleichbare Entwicklung lässt sich im Krankenhaussektor beobachten. So ergab eine Untersuchung kalifornischer Krankenhäuser, dass die Einführung selektiver Verträge durch Medicaid zu einer Schließung öffentlicher Krankenhäuser, die einen Großteil Nichtversicherter behandelt haben, geführt hat, weil sie mit höheren Kosten belastet waren (Mobley 1998). Kostensenkungen wurden hier offenbar mit einer verschlechterten Versorgung der Nichtversicherten erkauft.

Diese Entwicklungen machen noch einmal deutlich, dass ohne adäquate staatliche Rahmenbedingungen, die allen Bevölkerungsgruppen die Finanzierung bedarfsgerechter Gesundheitsleistungen sichert, Managed Care die Versorgung benachteiligter Bevölkerungsgruppen gefährdet.

5 Die Akzeptanz von Managed Care

Akzeptanz bei Versicherten und Patienten

Die Versicherten bzw. Patienten stehen einer Versorgung durch Managed Care eher skeptisch gegenüber. Managed Care verlangt von den Versicherten/Patienten eine Einschränkung der Wahlfreiheit des Arztes und der möglichen Behandlungen und die Übernahme einer größeren Verantwortung für die eigene Gesundheit, was von ihnen vielleicht gar nicht gewünscht wird. Treffend formuliert Robinson (2001, S. 2623), „Consumers experience managed care's cost control strategies in form of barriers to access, administrative complexity, and the well-articulated frustration of their caregivers."

Die bereits referierten Ergebnisse zur Zufriedenheit der Versicherten, die für MCOs tendenziell schlechter ausfallen als gegenüber der fee for service-Versorgung, lassen eine geringe Akzeptanz seitens der Versicherten in MCOs vermuten, soweit die Qualität berührt ist. Eine deutlich höhere Zustimmung finden dagegen die niedrigeren Versicherungsprämien. Schwerpunkt aktueller Klagen gegenüber MCOs ist nicht die tatsächliche Leistung, sondern die Diskrepanz zwischen der erbrachten und der in Werbebotschaften und Verträgen angekündigten Leistungen (Havighurst 2001, S. 11). Generell lässt sich aber festhalten, dass Patienten mehr Unter-, als Überversorgung fürchten (Mechanic 2000, S. 104).

Auch das Arzt-Patient-Verhältnis scheint aus Sicht der Patienten in MCOs schlechter zu sein als im traditionellen Versicherungssystem. So ergab eine Untersuchung, in der Patienten von MCOs und der traditionellen Versicherung gefragt wurden, ob sie ihrem Arzt vertrauen, dass Patienten der traditionellen Versicherung ihren Ärzten ein größeres Vertrauen entgegenbringen (94%) als Patienten, deren Ärzte nach Gehalt (77%), Kopfpauschale (83%) oder Einzelleistungen durch MCOs (85%) vergütet werden (Audiey et al. 1998).

Aber: ein Großteil der Versicherten weiß überhaupt nicht, dass sie in einer MCO eingeschrieben sind (Wagner 2001, S. 28). Dies spricht einerseits dafür, dass Managed Care schleichend den Markt erobert hat und andererseits, dass erhebliche Kommunikationsprobleme bestehen.

Akzeptanz bei Ärzten

Bedenkt man, dass die Kontrolle und Standardisierung der ärztlichen Leistungen durch externe Organisationen und die Übertragung der finanziellen Risiken auf die Leistungsersteller zu den grundlegenden Prinzipien von Managed Care gehören, so kann nicht verwundern, wenn Managed Care insbesondere seitens der Ärzte, die im traditionellen Versicherungssystem groß geworden sind, eher auf Ablehnung stößt (vgl. Mechanic 2000, S. 101). Diese Einstellung wird von den Ärzteverbänden geteilt.

Die Kritik bezieht sich vor allem auf die Kontrollen durch die MCOs, den Verwaltungsaufwand, die Abstimmungen unter den verschiedenen Leistungserbringern und die ethischen Konflikte im Arzt-Patienten-Verhältnis (Kongstvedt 2001; Donelan et al. 1997). Diese Einschätzung wird in einer Reihe neuerer Untersuchungen bestätigt.

Die Vergütungssysteme mit finanziellen Anreizen, so ergab eine Studie, senken nach Meinung der befragten Ärzte die Versorgungsqualität und mindern ihre Arbeitszufriedenheit (Grumbach et al. 1998). 57% der Befragten fühlten sich gezwungen, die Zahl der Überweisungen zu reduzieren. 17% meinten, dass dadurch die Versorgungsqualität leidet. Bei den Ärzten, die eine erfolgsorientierte Vergütung erhielten, war diese Befürchtung noch höher. Allerdings zeigte sich auch, dass die Ärzte, deren Vergütung an Qualitätsindikatoren und an der Patientenzufriedenheit ausgerichtet waren, eine höhere Arbeitszufriedenheit aufwiesen als die Ärzte, deren MCOs die Vergütung an Indikatoren der Wirtschaftlichkeit orientierten.

Die Befragung von Primärärzten, die nach unterschiedlichen Vergütungsformen honoriert wurden, in einer Untersuchung von Kerr et al. (1997) ergab eine geringere Zufriedenheit mit der Versorgung jener Patienten, deren Versorgung mit Kopfpauschalen vergütet wurde im Verhältnis zum Durchschnitt aller Patienten. Gefragt wurde nach den Beziehungen zu ihren Patienten, nach der Qualität der Versorgung und der Autonomie ihrer Entscheidungen. Jedoch waren die Ärzte in Gruppenpraxen und mit einem höheren Anteil an pauschal vergüteten Patienten zufriedener mit der Versorgung ihrer Patienten als der Durchschnitt (Kerr et al. 1997).

Eine weitere Untersuchung ergab eine geringe Akzeptanz von Managed Care, weil nach Meinung der Ärzte das Vertrauensverhältnis zwischen Arzt und Patient gestört wird und die Ärzte eine geringere Bereitschaft zeigen, die Autonomie der Patienten zu achten (Feldman et al. 1998). Weiter befürchten die Ärzte eine Einschränkung der Qualität, weil die Zahl der diagnostischen Tests und die Verweildauer im Krankenhaus reduziert und die Wahl des Facharztes beschränkt werden.

Die Ergebnisse zeigen, dass die geringe Akzeptanz der Ärzte teilweise auf die unzureichenden Informationen und Erfahrungen mit Managed Care zurückzuführen sind. Diese Vermutung wird durch eine Untersuchung von Deckard (1997) bestätigt. Sie ergab, dass die generelle Zufriedenheit der Befragten mit der Managed Care-Versorgung zwar gering war, genauere Fragen zu bestimmten strukturellen Defiziten, die einen Rückschluss auf die Zufriedenheit zulassen, diese Einschätzung aber nicht bestätigen konnten. Eine verbesserte Aufklärung böte folglich eine Chance, die Akzeptanz seitens der Ärzte zu verbessern (Deckard 1997; Kongstvedt 2001).

Neuere Untersuchungen kommen aber zu dem Schluss, dass weder die Ärzte, noch die Krankenhäuser in eine Doppelagenten-Rolle gedrängt werden wollen (Robinson 2001, S. 2624).

6 Fazit

Es überrascht nicht, dass Managed Care bei den Ärzten und den Versicherten/Patienten auf Kritik stößt. Das traditionelle System überzeugt eben vor allem durch die Großzügigkeit der zur Verfügung stehenden Mittel und die gewährte Wahlfreiheit und Entscheidungsautonomie. Die Befürchtungen der Ärzte und Patienten bezüglich der Qualitätsverschlechterung halten jedoch einer empirischen Überprüfung nicht stand. Insgesamt gesehen weist Managed Care keine schlechtere Versorgungsqualität auf. Andererseits haben sich aber auch die Erwartungen an eine qualitativ bessere Versorgung durch Instrumente wie das disease management, das Qualitätsmanagement oder die Orientierung an guidelines bislang nicht vollumfänglich bestätigt.

Demgegenüber sind die Kosteneffekte relativ eindeutig. Die größten Kosteneinsparungen ergaben sich bei den hochpreisigen Leistungen, z. B. durch die Substitution stationärer Leistungen durch ambulante Leistungen oder durch die Reduktion von Leistungen mit großem Volumen, wie die Verringerung von Arztbesuchen bei chronischen Erkrankungen durch disease management und durch Maßnahmen der Gesundheitsförderung und Patientenschulung. Allerdings können hier Selektionseffekte nicht ausgeschlossen werden.

Die empirischen Untersuchungen erlauben eine weitere Differenzierung der Leistungsfähigkeit eines Managed Care-Systems (Robinson, Steiner 1998):

So zeigen die Studien, dass der größte Einfluss auf die Leistungsfähigkeit von den stärker integrierten Formen der MCO ausgeht. Durch die enge Integration und Koordination und die Anwendung effektiver Anreize sind diese erfolgreicher als andere Formen beim Übergang zu einer kostenbewussten Kultur der Versorgung, bei einer Erhöhung der Präventionsraten und bei der Verbesserung der Versorgungsqualität.

Ferner ergeben die empirischen Studien, dass die Maßnahmen des Managed Cares dort besonders vielversprechend sind, wo die Behandlung große diskretionäre Spielräume aufweist. MCOs sind immer dann erfolgreich bei der Durchsetzung kostengünstiger Behandlungsverfahren, wenn die Ärzte den Eindruck haben, dass ihnen vernünftige Alternativen zur Verfügung stehen.

Schließlich zeigen die Studien, dass die Ärzte in MCOs einen widerspruchsfreien und nachvollziehbaren Praxisstil haben, einschließlich einer sorgfältigen Dokumentation und einer guten Diagnose- und Therapiequalität. Die Varianz in den Behandlungen wird dadurch reduziert. Allerdings kann ein negativer Einfluss auf Innovation nicht ausgeschlossen werden (Robinson, Steiner 1998).

Die Organisationen und Instrumente des Managed Cares bedürfen allerdings zu ihrer Funktionsfähigkeit der entsprechenden staatlichen Rahmenbedingungen. Ein Teil der mit Managed Care verbundenen Defizite vor allem in der Versorgung benachteiligter Bevölkerungsgruppen in den USA geht auf das Fehlen solcher Rahmenbedingungen zurück, wenngleich in den letzten Jahren eine intensivere staatliche Regulierung des Managed Care-Sektors zu beobachten ist (Knight 1998). Länder wie die Bundesrepublik, in denen eine Sozialversicherungspflicht besteht, bieten daher eher die Gewähr für eine sozial verantwortliche Ausgestaltung von Managed Care.

Neben einer Kontrolle der Ausgabenentwicklung im Gesundheitswesen bietet Managed Care die Chance, den Gesundheitsstatus der Bevölkerung durch eine Kooperation mit den Einrichtungen der öffentlichen Gesundheitsversorgung im Sinne eines Public Health Managemenst (Schumacher 1998) zu erhalten und zu verbessern. Insbesondere auf dem Gebiet der regionalen Gesundheitsförderung und Risikobeurteilung der Bevölkerung bieten sich zahlreiche Möglichkeiten der Kooperation. In den USA liegen hierzu bereits recht gute Erfahrungen vor (Halverson et al. 1997; Goldberg 1998), die auch für die Bundesrepublik nutzbar gemacht werden könnten.

Es ist mehrfach erwähnt worden, dass Managed Care - aus unterschiedlichsten, mehrfach angesprochenen Gründen - in den letzten Jahren ins Kreuzfeuer der Kritik geraten ist. In einem marktwirtschaftlichen Umfeld führt dies automatisch zu Anpassungsprozessen. So können (müssen) wir heute feststellen, dass ein erheblicher Anteil der Managed Care-Instrumente nicht mehr oder nur noch selten eingesetzt werden (z. B. gatekeeping), oder zumindest in erheblich abgeschwächter Form (utilzation review, capitation) (vgl. Draper et al. 2002; Robinson 2001). In den meistens Fällen mag dies eine richtige und insbesondere notwenige Entscheidung sein. Insbesondere ist es richtig und wichtig, nicht zu polarisieren und nur die eine Seite der Medaille zu betrachten und wie ein „Elefant im Porzellanladen" zu agieren. Dies war sicher einer der zentralen Fehler der frühen Managed Care-Protagonisten, die ohne Rücksicht auf Verluste agiert haben. Aber es darf dabei nicht außer Acht gelassen werden, dass somit auch das Potenzial von Managed Care erheblich eingeschränkt wird. „As plans move to less restiktive managed care products, they lose their ability to control costs" (Draper et al. 2002, S. 20) oder mit den Worten Robinsons (2001, S. 2627), "The retreat from managed care promotes access but also removes the brakes on health care cost inflation.". Insofern ist auch nicht verwunderlich, dass die Prämien und der Eigenanteil der Versicherten wieder massiv angestiegen sind.

Zu recht hebt Fox (2001) hervor „Whatever the critizisms of managed care in some circles, a return to an open-ended and unmanaged fee-for-service system that characterized health care financing until a few years ago will not be tolerated by either pulic or private purchaser." Aber es werden nicht allein die Krankenversicherungen sein, die die Marschrute vorgeben, da Robinson (2001) treffend anmerkt, „insurances lack the clinical skills and the ethical authority to distinguish the experimental from the accepted therapy, the appropriate from the inappropriate procedure, the qualified from the unqualified physician, or the patient who is truly ill from the worried well."

Literatur

AUDIEY, C.K. (1998), The Relationship between Method of Physician Payment and Patient Trust, in: JAMA, 290, S. 178-1714.

BAKER, L.C. (1997), The effect of HMOs on fee-for-service health care expenditures: Evidence from Medicare, in: Journal of Health Economics, 16, S. 453-481.

BAKER, L.C. (1999), Association of Managed Care Market Share and Health Expenditures for Fee-for-Service Medicare Patients, in: JAMA, 281, S. 432-437.

BORN, P.H. SIMON, C.J. (2001), Patients And Profits: The Relationship Between HMO Financial Performance And Quality of Care, in: Health Affairs March/April, S. 167-174

BUCHANAN, A. (1998), Justice, but not unjustly, in: Journal of Health Politics, Policy and Law, 23, S. 132-143.

CHERNEW, M.E. ET AL. (1998), Managed Care and Cost Growth, in: Managed Care Research and Review, 55, S. 259-288.

CUNNINGHAM, P.J. ET AL. (1999), Managed Care and Physicians' Provision of Charity Care, in: JAMA, 281, S. 1087-1092.

DECKARD, G.J. (1997), Physician Responses to a Managed Environment: A Perceptual Paradox, in: KONGSTVEDT, P.R. (HRSG.), Readings in Managed Health Care, Gaithersburg, S. 98-103.

DONELAN, K. ET AL. (1997), The New Medical Marketplace: Physicians' View, in: Health Affairs, 16, S. 183-148.

DRAPER, D.A. HURLEY, R.E. LESSER, C.S. STRUNK, C. (2002), The Changing Face Of Managed Care, in: Health Afairs January/February 2002, S. 11-23

DUDLEY, R.A. ET AL. (1998), The Impact of Financial Incentives on Quality of Health Care, in: The Milbank Quarterly, 76, S. 649-688.

DUDLEY, R.A. LUFT, H.S. (2001), Managed Care in Transition. in: N Engl J Med 344 (14), S. 1087-1092

FELDMAN, D.S. ET AL. (1998), Effects of Managed Care on Physician-Patient Relationships, Quality of Care, and the Ethical Practise of Medicine. A Physician Survey, in: Annals of Internal Medicine, 158, 1626-1632.

FOX, P.D. (2001), An Overview of Managed Care, in: KONGSTVEDT, P. R. (2001), (HRSG.), The Managed Health Care Handbook, Gaithersburg, S. 3-17.

GINSBURG, P.B. PICKREIGN, J.D. (1996), Tracking Health Care Costs, in: Health Affairs, 15, S. 140-149.

GOLDBERG, B.W. (1998), Managed Care and Public Health Departments: Who is responsible for the Health of the Population? in: Annual Review of Public Health, 19, S. 527-537.

GRUMBACH, K. ET AL. (1998), Primary Care Physicians' Experience of Financial Incentives in Managed-Care Systems, in: New England Journal of Medicine, 339, S. 1516-1521.

HAVIGHHURST, C.C. (2001), Consumer Versus Managed Care: The New Class Actions, in: Health Affairs 20 (4), S. 8-27

HALVERSON, P.K. ET AL. (1997), Not-so-strange Bedfellows: Models of Interaction between Managed Care Plans and Public Health Agencies, in: The Milbank Quarterly, 75, S. 113-137.

KERR, E.A. ET AL. (1997), Primary Care Physicians' Satisfaction with Quality of Care in California Capitated Medical Groups, in: JAMA, 278, 308-321.

KONGSTVEDT, P.R. (2001), Primary Care in Open Panel Plans, in: ders. The Managed Health Care Handbook, Gaithersburg, S. 105-119.

KNIGHT, W. (1998), Managed Care. What It Is and How It Works, Gaithersburg.

KÜHN, H. (1997), Managed Care. Medizin zwischen kommerzieller Bürokratie und integrierter Versorgung. Am Beispiel USA, Berlin.

MECHANIC, D. (2000), Managed Care And The Imperative For A New Professional Ethic. in: Health Affairs 19 (5), S. 100-111

MELNICK, G.A. ZWANZIGER, J. (1995), State Health Care Expenditures Under Competition and Regulation, 1980 through 1991, in: American Journal of Public Health, 85, S. 1391-1396

MEYER, P.C. DENZ, M.D. (2000), Sozialer Wandel der Arztrolle und der Ärzteschaft durch Managed Care in der Schweiz. in: Das Gesundheitswesen 62, S. 138-142

MILLER, R.H. LUFT, H.S. (1994), Managed Care Plan Performance since 1980, in: JAMA, 271, S. 1512-1520.

MILLER, R.H. LUFT, H.S. (1997), Does Managed Care lead to Better or Worse Quality of Care? in: Health Affairs, 16, S. 7-25.

MOBLEY, L.R. (1998), Effects of Selective Contracting on Hospital Efficiency, Costs and Accessibility, in: Health Economics, 7, S. 247-261.

NATIONAL COMITTEE FOR QUALITY ASSURANCE (1997), The State of Managed Care Quality, Washington, D. C.

RESCHOVSKY, J.D. HARGRAVES, J.L. SMITH, A.F. (2002), Consumer Beliefs and Health Plan Performance: It's Not Whether You Are in an HMO but Whether You Think You Are. in: Journal of Health Politics, Policy and Law 27 (3), S. 353-377

ROBINSON, R. STEINER, A. (1998), Managed Health Care. US Evidence and Lessons for the National Health Service, Buckingham, Philadelphia.

ROBINSON, J.C. (2001), The End of Managed Care. in: JAMA 285 (20), S. 2622-2628

SCHUMACHER, H. (1998), Public Health Management, in: DAMKOWSKI, W., PRECHT, C. (HRSG.): Moderne Verwaltung in Deutschland. Public Management in der Praxis, Stuttgart, Berlin, Köln, S. 282-300.

SULLIVAN, K. (2000), On The ‚Efficiency' of Managed Care Plans, in: Health Affairs July/August 2000, S. 139-148

WAGNER, E.R. (2001), Types of Managed Care Organizations, in: KONGSTVEDT, P.R. (HRSG.) The Managed Health Care Handbook, Gaithersburg, S. 30-42.

WARE, J.E. ET AL. (1996), Differences in 4-year Health Outcomes for Elderly and Poor, Chronically Ill Patients Treated in HMO and Fee-for-Service Systems, in: JAMA, 276, 1039-1047.

Stichwortverzeichnis